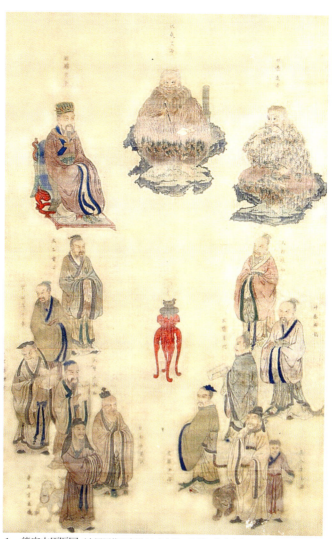

1．熊宗立原医図（中国歴代の名医 14 名を描いた図。上方中央に伏羲、右に神農、左に黄帝の三皇を配し、下方右には、岐伯・扁鵲・華佗・皇甫謐・孫思邈。左には、雷公・淳于意・張仲景・王叔和・葛洪・韋慈蔵の像がある。中国明の資料にもとづき、江戸時代に製作されたもの。本文 54 頁参照。武田科学振興財団杏雨書屋所蔵）

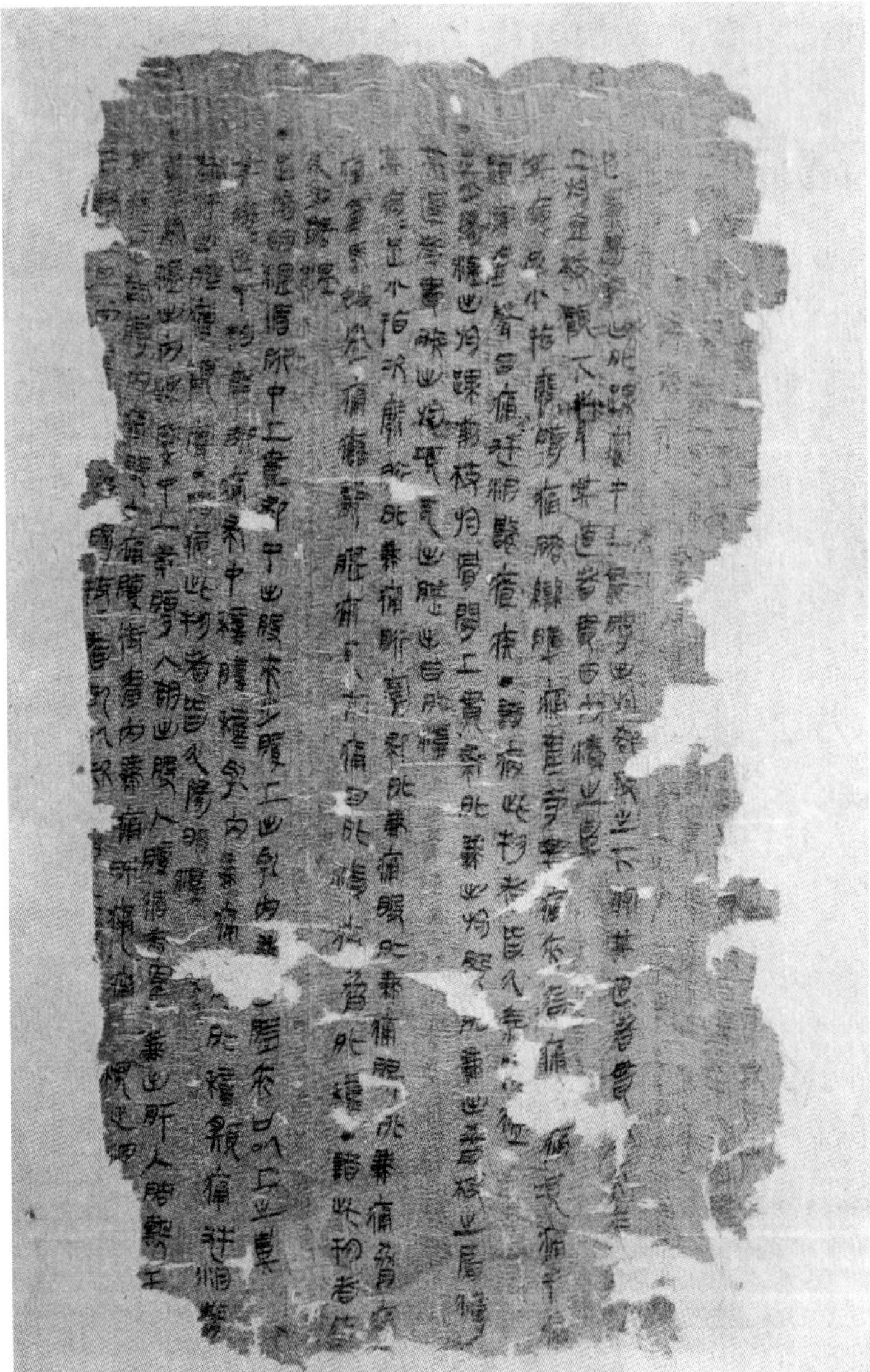

2．馬王堆から出土した『足臂十一脈灸経』(最初の頁。第1行～第15行。本文61頁参照)

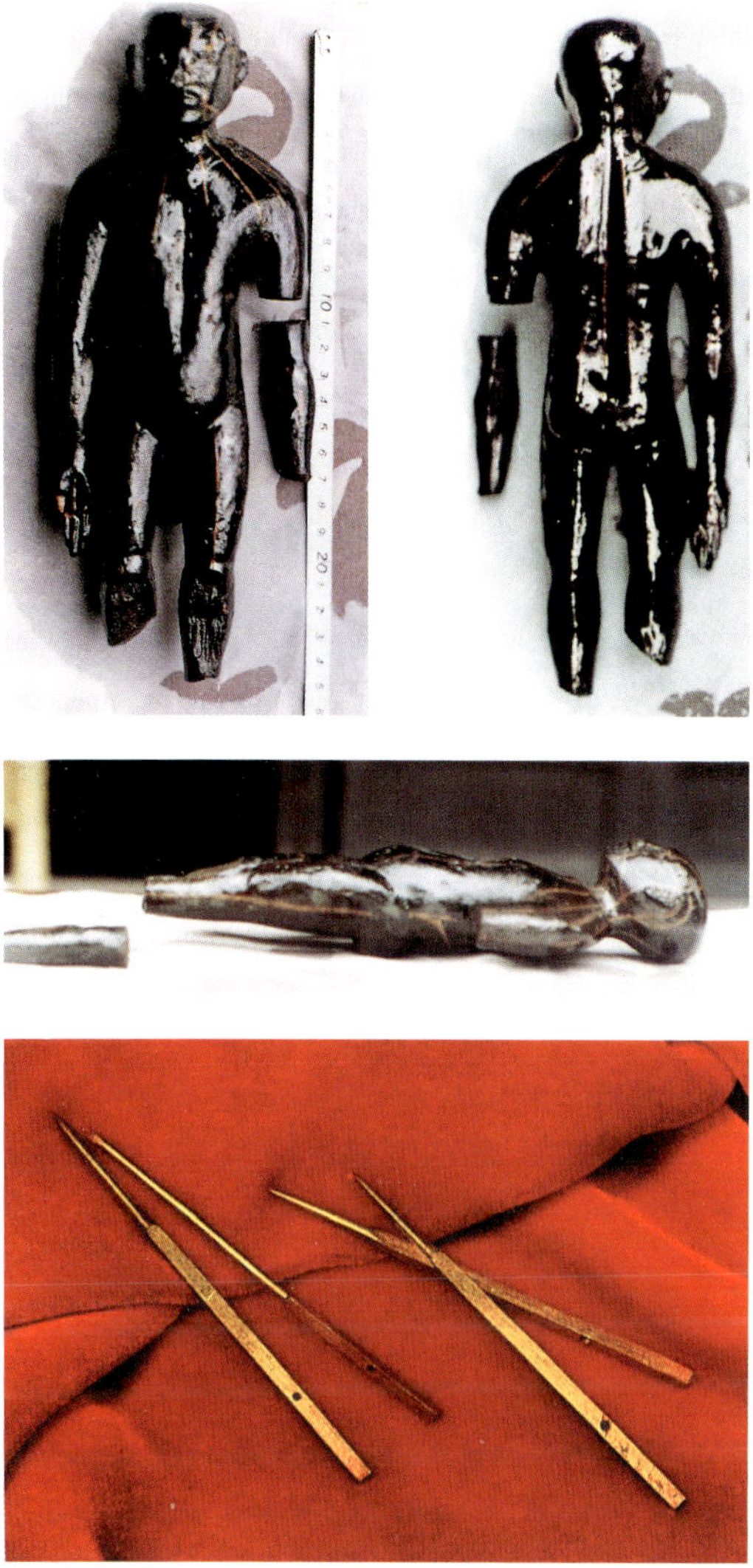

3．綿陽漢墓から出土した経脈人形（上段左：前面、上段右：後面、中段：側面。本文 67 頁参照）と満城中山王墓から出土した金針（下段。本文 69 頁参照）

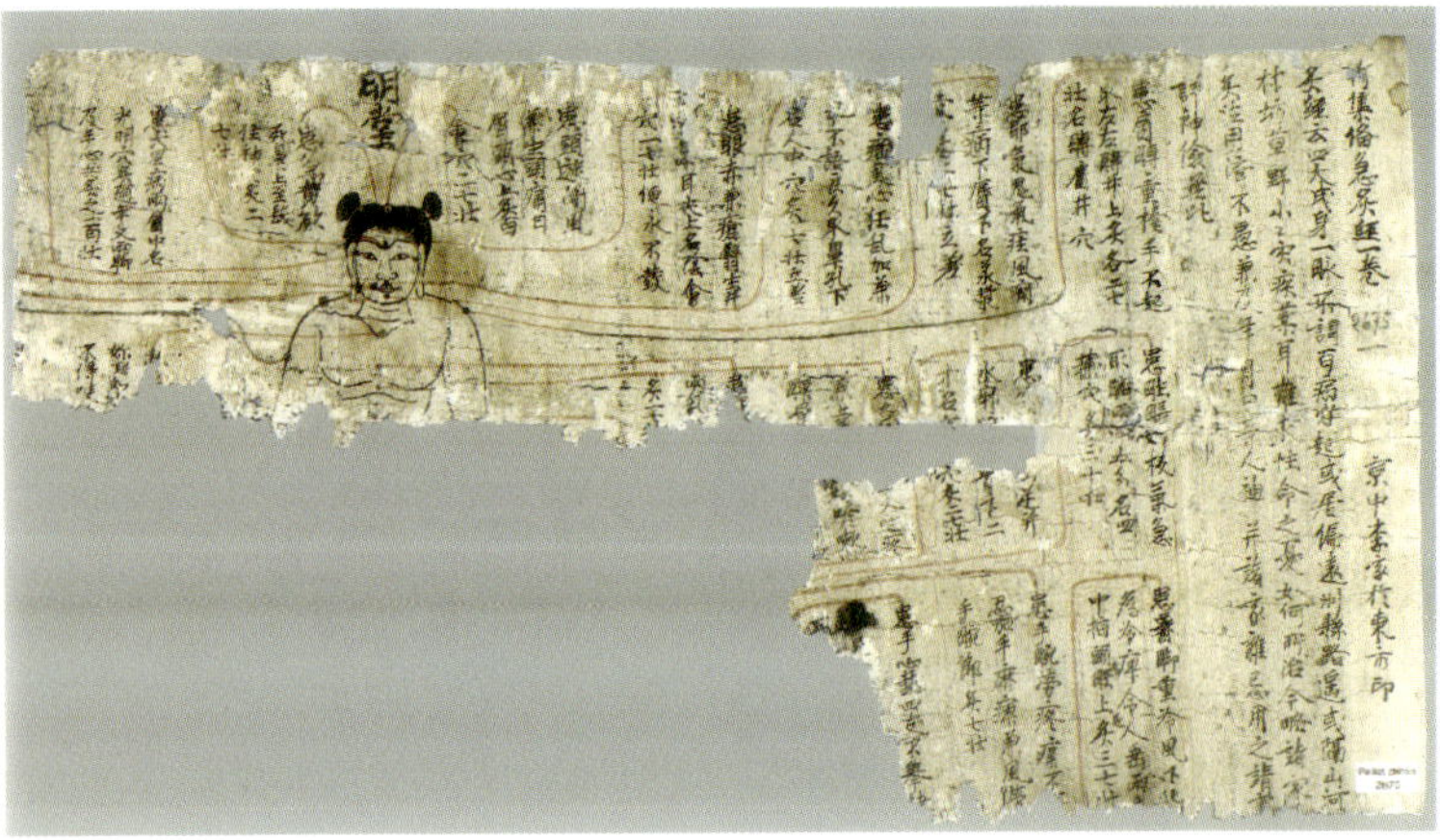

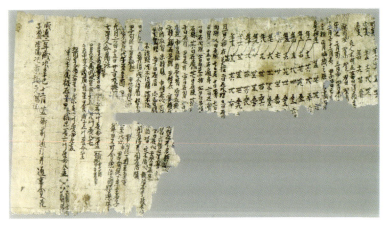

4．敦煌本『新集備急灸経』（表面・巻首と裏面・巻末。本文 114 頁参照。仏パリ国立図書館所蔵。P 2675）

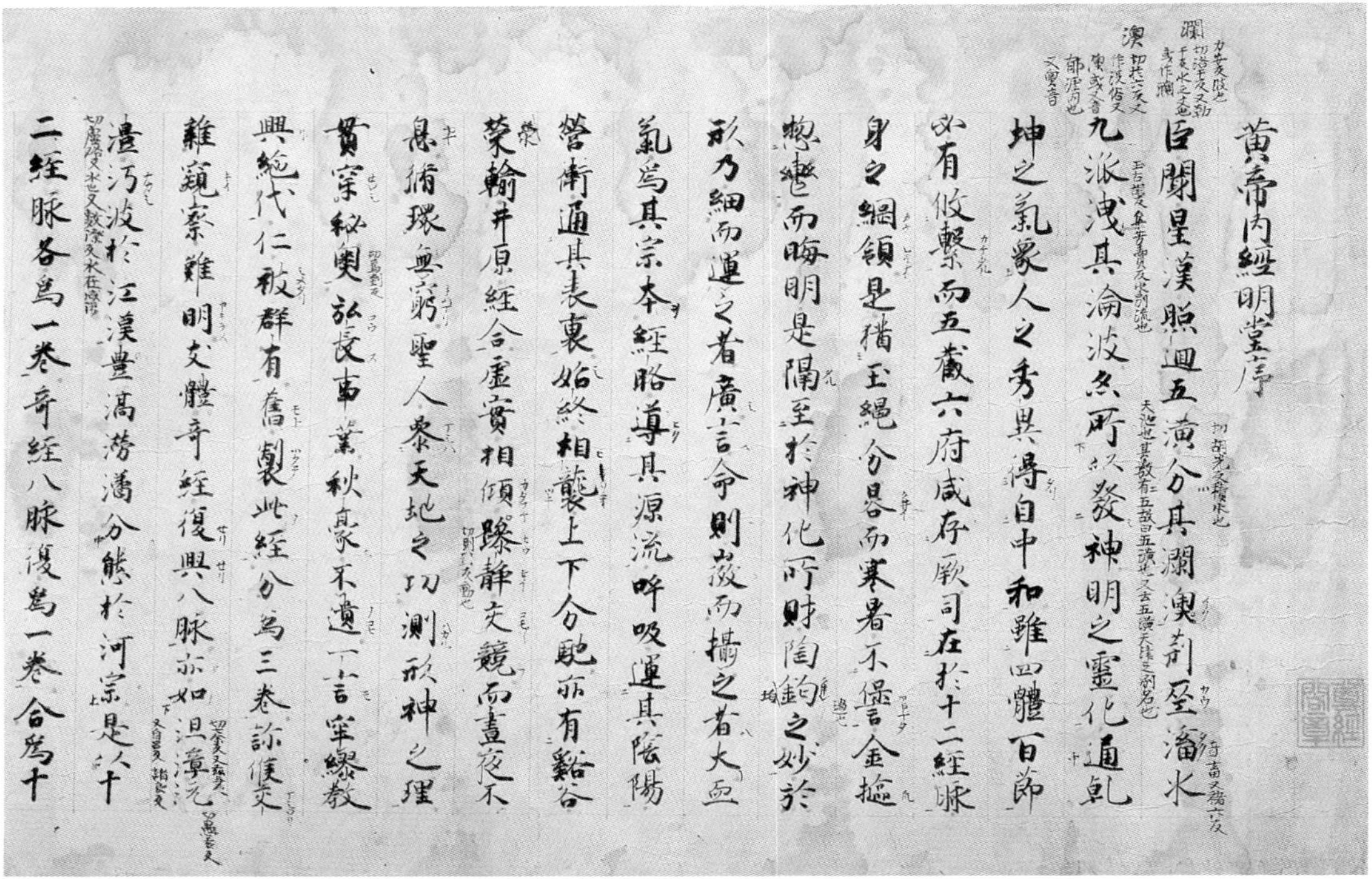
黄帝内經明堂序
臣聞星漢照迴五潢分其瀾澳荊巠滄水
九派洩其淪波然所以發神明之靈化通乾
坤之氣象人之秀異得自中和雖四體百節
以有攸繫而五藏六府咸存厥司在於十二經脉
身之綱領是猶玉繩分晷而寒暑不愆金樞
揔運而晦明是隔至於神化所財陶鈞之妙於
形乃細而運之者廣言命則淼而攝之者大血
氣爲其宗本經脉導其源流呼吸運其陰陽
營衛通其表裏始終相襲上下分馳亦有谿谷
榮輸井原經合虛實相傾躁靜交競而晝夜不
息循環無窮聖人參天地之功測神之理
貫穿秘奧弘長事業秋毫不遺下言罕繆教
興絶代仁被群有舊製此經分爲三巻詳其大
雜窺察難明文體奇經復與八脉亦如涅漳乏
漫汚波於江漢豐滈滂潏分態於河宗是以十
二經脉各爲一巻奇經八脉復爲一巻合爲十

5．『黄帝内経明堂』（楊上善序の前半。本文 81 頁参照。前田育徳会尊経閣文庫所蔵。重要文化財）

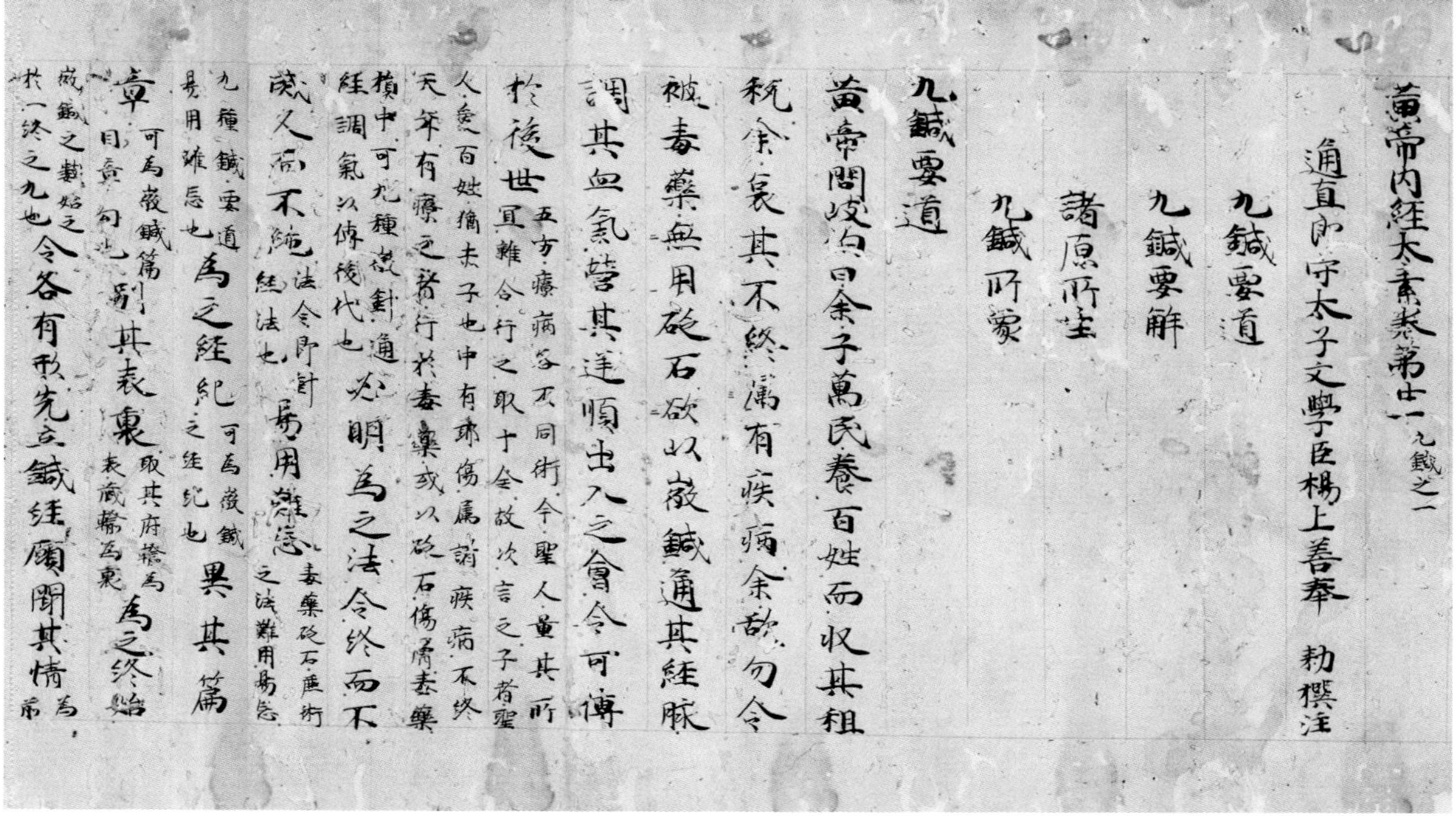

6．『黄帝内経太素』（巻 21 巻首。本文 79 頁参照。武田科学振興財団杏雨書屋所蔵。重要文化財）

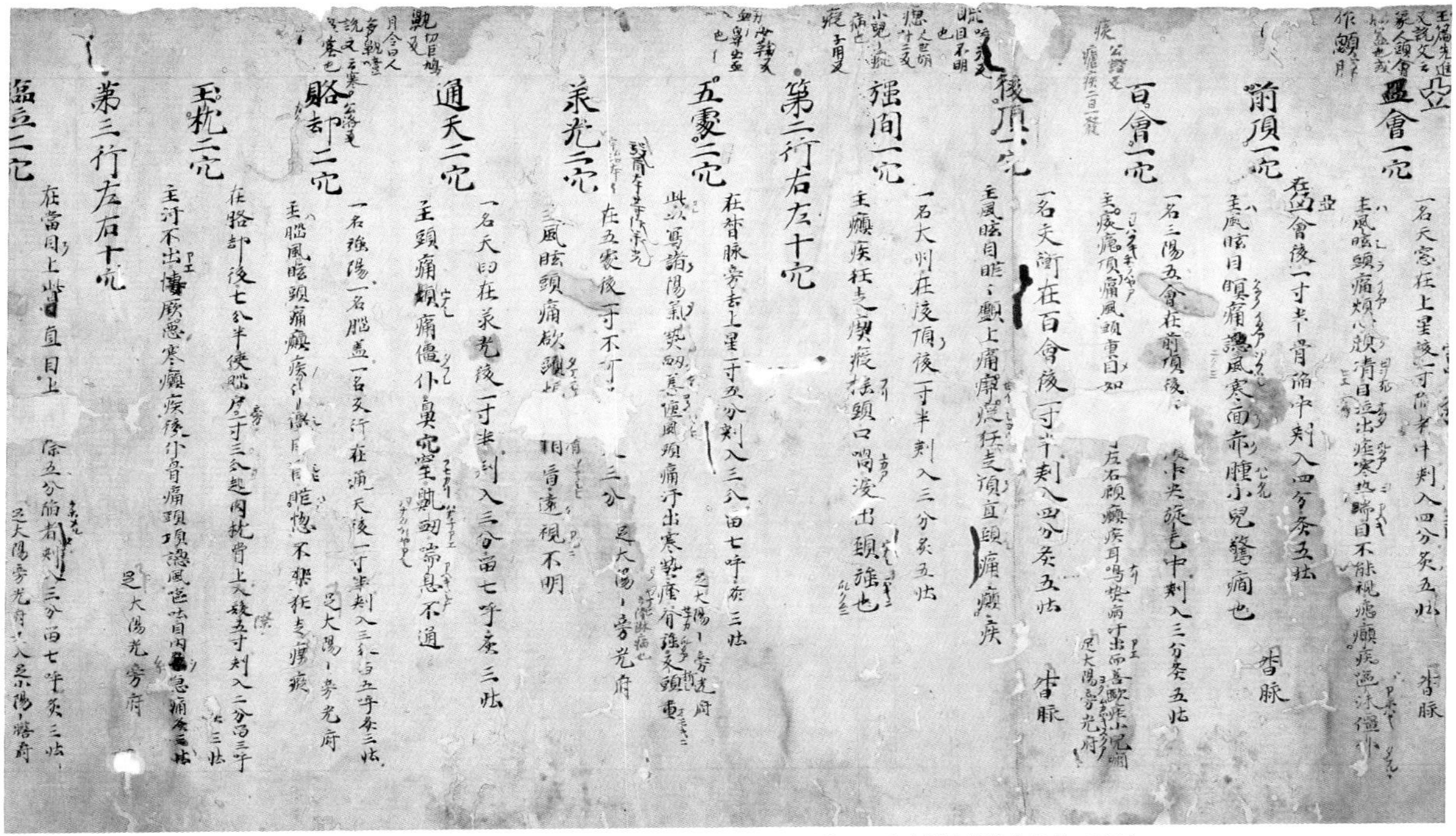

7．『医心方』巻2針灸篇（頭部諸穴の首部分。平安時代写本。半井本。本文172頁参照。東京国立博物館所蔵。国宝）

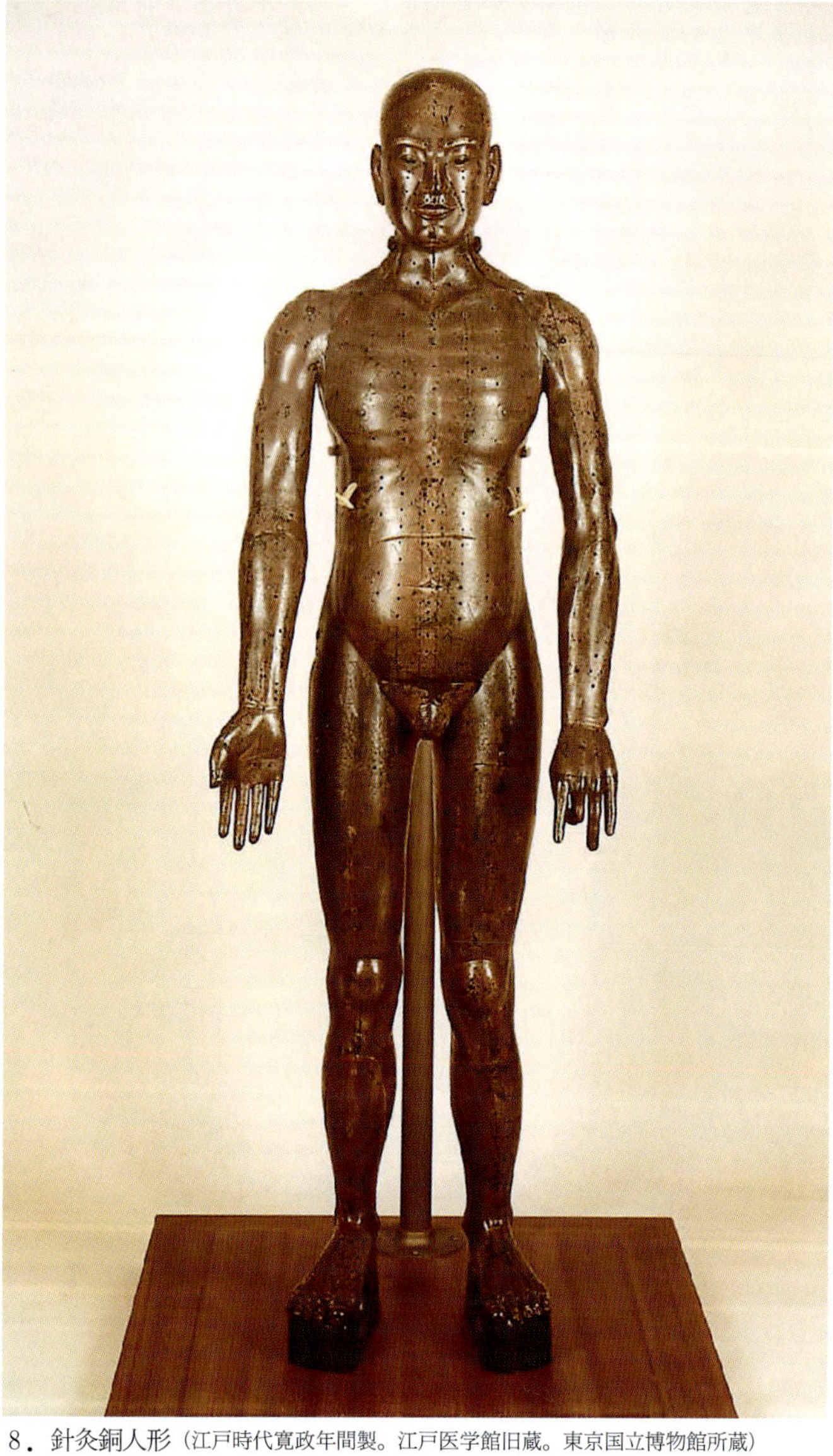

8．針灸銅人形（江戸時代寛政年間製。江戸医学館旧蔵。東京国立博物館所蔵）

[あじあブックス]
077

針灸の歴史

——悠久の東洋医術

小曽戸　洋
天野　陽介

大修館書店

はじめに

医療は全人類の誕生にともない、普遍的に発生した。それには食材に由来するであろう薬物療法、そして手当てともいうべき物理療法があるが、物理療法に属する針灸、とくに経絡概念に基づく医術は、東アジア（中国・朝鮮・日本）特有のものである。ジョセフ・ニーダムは、羅針盤、火薬、紙、印刷を中国の四大発明としたが、針灸術もまた中国独自の発明の一つにほかならない。

針術とは、鋭利な金属を用いて体表を刺激し、病気の好転を計る技術で、当初は植物、石、骨などの素材も用いられていたであろう。灸とは、燃焼物で体表を刺激し、病気の好転を計る手段である。その歴史は悠久で、二千年をゆうに遡る。本書は、古代中国で発明され、日本へも伝播し発展した針と灸による医療法の沿革を概観するものである。

伝統医学の「針」は、今日日本では「鍼」の字を用いるのが一般的である。現に日本で針灸術を教える学校はすべて「鍼灸」学校と標榜し、現代の国語辞書には、伝統医学における針は「鍼」と書くと説明しているものがある。しかし、①針は鍼と同義である。②針は旧来から鍼の俗字として用いられ、古典では区別されていない。たとえば『医心方』（平安写）や『霊枢』

（明無名氏刊）では針と鍼の字が混在し、日本律令の資料では針の字が用いられており、その使い分けに意義があるとは思えない。とくに唐代以降は一般に混用されたようである。両字は同音であるが、あるいは鍼はケン（ゲン）と発音されたふしもある（『日本国見在書目録』）。③針は現代中国の簡略字体ではない。簡略字体は针である。④針は現代日本の常用漢字である。⑤鍼は常用漢字ではなく、正字（旧字）である。以上のことからすれば、現代日本語表記では、あえて鍼の字を使う理由はなく、針の字を用いるべきであろう。よって本書の書題は『針灸の歴史』とし、本文中でもすべて針の字に統一し、固有名詞であっても鍼の字は用いなかった。

本書は針灸の歴史、すなわち時代の変遷、それを担った人物、著書、その事実を示す史料（資料）などを紹介して歴史を解くものであり、具体的技法を解説することを主要な目的とはしていない。記述は中国古代から日本現代まで、なるべく均等に頁を配するよう努めた。画像から得られる情報も有用であるから、図版も少なからず掲載した。ただ第十一章・第十二章に頻出する日本の針灸書に関しては頁数の都合上、ほとんど図版を掲載していない。これらの書影や書誌情報の詳細については『日本漢方典籍辞典』（大修館書店、一九九九）を参照いただければ幸いである。

漢方薬剤の原料は今日なお中国をはじめ諸外国からの輸入に依存するところが大きく、将来解決を迫られている難題となっている。一方、針灸は医療材料の供給についてさほどの問題はない。その点からも、今後、針灸療法が現代医療に担う役目は少なくないであろう。本文で再三述べるように、針法は専門家に委ねる必要があるが、灸法は副作用（リスク）が少なく、一般家庭での施術も容易で、健康維持のためいっそう見直されてよい療法である。小著が針灸の理解と普及にいささかでも寄与するところがあれば、著者らにとってこれ以上嬉しいことはない。

目次

はじめに　xi

第一章　序説——宇宙と自然と人……1
宇宙とは　2／生命とは　4／知のはじまり——陰陽　7／時空の認識——五行　9／相生と相剋　11／臓腑とは　12／十か十二か　13／五臓五腑から五臓六腑、六臓六腑へ　15／臓腑の機能の特徴　16

第二章　多様な診察法……19
四診——望・聞・問・切　20／望診　21／舌診　25／聞診　27／問診　30／脈診　31／腹診　37

第三章　伝説の名医たち……41
三皇——伏羲・神農・黄帝　42／扁鵲　44／医緩・医和　47／倉公　48／郭玉　50／華佗　52

第四章　針灸の成立……55
馬王堆漢墓医書　56／張家山漢墓医書　60／十一脈灸経　61／綿陽・成都出土の経脈人形　67／満城漢墓の金銀針　68／武威医簡　69／『漢書』芸文志・方技――最古の医書目録　71

第五章　『黄帝内経』……73
「素問」　74／「霊枢」　76／「太素」　79／「明堂」　81／「難経」　84

第六章　三国～六朝～隋唐の針灸関係書……87
「七録」「隋志」の針灸書　88／「脈経」　93／「甲乙経」　95／「肘後備急方」　99／「小品方」　102／「諸病源候論」　106／「千金方」「千金翼方」　106／「外台秘要方」　111／敦煌医書　113

第七章　宋元の針灸書……117
「太平聖恵方」　119／王惟一の銅人製作と著述　121／「素問入式運気論奥」　124／「存真環中図」　125／「膏肓腧穴灸法」　127／「針灸資生経」　128／「備急灸法」　129／「針経指南」　130／滑伯仁と「十四経発揮」「難経本義」　131

第八章　明の針灸関係書……137
『神応経』138／『針灸大全』140／『針灸聚英』『針灸節要』140／『針灸大成』143／『黄帝内経註証発微』145／『類経』149
第九章　清から現代中国へ……155
清の学風と政府の出版物 156／針灸学の低迷 159／中華民国から現代中国への道のり 160
第十章　日本古代の針灸……165
中国医学の伝来 166／遣唐使の開始から大宝律令の制定 167／奈良から平安へ 168／『日本国見在書目録』の針灸関係書 170／『医心方』の精華 172
第十一章　日本中世〜近世の針灸関係書……177
中世の針灸関係書 178／近世の針灸関係書 183／『黄帝内経』の解説書 197／『難経』の解説書 205
第十二章　針灸の様相……211
曲直瀬道三と針灸 212／刺絡 215／打針・管針の発明 218／近世日本の針灸流派 223／経脈経

穴の研究　227／小児針　234／中国における灸　235／日本における灸　240／考証学派の活躍　248／西欧に伝わった針灸　250

第十三章　明治〜昭和の針灸……253
明治・大正期の針灸界　254／昭和の針灸界　258／日本針灸界の現状　264

あとがき　270
針灸関連年表　272
主要書名・人名索引　277

第一章

序説

——宇宙と自然と人

宇宙とは

「宇宙」とはわれわれ人類の推知できる限りの時空すべてをいう。

「宇宙」という漢語は古く、戦国時代、楚の尸佼の『尸子』に「天地四方を宇と曰い、往古来今を宙と曰う」とある。つまり「宇」とは三次元の空間（上下・南北・東西、これを六合という）のこと、「宙」とは過去未来すなわち時間のこと。すなわち宇宙とは空間（space）と時間（time）を合わせたものをいう。まことに言い得たものである。空間も時間ものちに述べるように五行（十干）・十二支で表される。

「宇宙（万物・森羅万象）の歴史は多様化の歴史である」といわれる。そのとおりであろう。

時間は空間と並び存在（認識）の根源をなすものである。時間はどうして始まったのであろうか。ものが存在する、すなわち認識する、すなわち情報を得るためには計りが必要である。その基本が陰陽にほかならない。

時間の始まりは一日にある（夜と昼の陰陽）。現在の天文学的知識・解釈でいえば、地球が太陽に対し一回自転（約23時間56分）するのが一日である。これを細分化して時（とき）・分・秒が作られた。次に月（つき）（month）という時間の単位がある。これは月（moon＝陰）が地球に対し一公転する時間のこと。二九・五日（二九・五回地球が自転する。正確には29日と81分の43日）に相当する。

さらに年という時間の単位がある。これは地球が太陽（日、sun＝陽）に対し一公転する時間のこと。三六五と四分の一日（三六五・二五回地球が自転する。正確には三六五日と一五三九分の三八五日）に相当する。地球は太陽を公転しているが、地球の自転軸は太陽の公転面に対して六六・六度傾いている。偶然だがこれがみそである。もし地球の回転軸が太陽に対し垂直だったとしたら、太陽と地球は相対的に回っているだけで、一年は体感できない。九〇度ではなく六六・六度傾いていることによって、一年のうち陽がよく当たる時期と当たらない時期がある、つまり春夏秋冬の四季が生ずるのである。

一日のうち昼は陽、夜は陰。一年のうち春夏は陽、秋冬は陰。天体では太陽（日）は陽、月（太陰）は陰である。全く偶然なことに、太陽と月の大きさは文字通り月とスッポンほどもあるのに、地球からの距離の違いで、見かけの大きさはほぼ同じである（視角約〇・五度）。だから陰陽が消滅し復活する日蝕や月蝕が起こりうる。

地球と月と太陽、いいかえれば日と月と年のこの偶然の相関現象をいかにして合理的に解釈するか、いかに整合性をもって説明するか。これが暦というものの本質にほかならない。

中国では、太陽と月の運行を勘合した太陰太陽暦で、はじめ一年に一三カ月ある閏月を設けたが、のち一年に一二カ月を置き、閏日で調整するようになった。ちなみに今のグレゴリオ暦（太陽暦）はこれにさらに微調整を加えたもので、西暦で四で割り切れる年を閏年とし、かつ一〇〇で割り切れ、四で割り切れない年を平年とするものである。こうすると三三三三年で一日しかずれない。三三三三年というともう実用上何の差し支えもない。

現代の宇宙物理学で明らかにされているところによると、宇宙は今から一三七億年前、たったごく微小の一点からビッグバンによって始まり、一三七億年間膨脹を続けているという。ドップラー効果によって遠い天体ほど赤い。光の速度で拡大しているのであるから宇宙の大きさは一三七億光年、これが「宇」の大きさである。一三七億光年（距離）先を見るということは、一三七億年前を見る、つまり宇宙の誕生を見るという理屈になる。「宙」はいままで一三七億年。一年は三六五・二五日。これは太陽と地球の関係で測っているのであるから、地球がなければ宇宙は測れない。存在が確認できない。認識できないものは存在しない。地球がなければ宇宙は存在しない。極論すれば、人がいなければ、この世は存在しないということになろう。換言すれば、宇宙とは人間が認識できる範囲の事象ということである。人によってその認識は異なる。宇宙もまた多様なのである。

宇宙の歴史は多様化の歴史だと初めに述べた。宇宙はビッグバンの点から、素粒子を生じ、光子、電子、陽子（原子核）、元素（水素、ヘリウム……重元素）へと多様化を遂げたとされる。

生命とは

われわれの住む銀河が誕生してから一二〇億年。銀河系の端から端まで一〇万光年、太陽系は銀河の中心から二・八万光年隔てたところにあるという。そして地球（太陽系）の歴史は四五億年、地球に生命が誕生したのは約三八億年前とされている。

銀河系の歴史も、太陽系の歴史も、地球の歴史も、そして肝心の生命の歴史も、すべては多様化の歴史にほかならない。生命は生殖によって増え、存続していく過程で多様化していく。種の発生である。種はそれぞれ個体の生死をくり返し進化していく。種は誕生と絶滅をくり返す。「絶滅種を救え」などとよくいわれるが、過去誕生した種の九九・九％は絶滅したという。種が絶滅するのはあたり前のことである。人類が他種の絶滅に加担するのはよくないが、一方で人間が新種を作り出すというのもいかがなものであろう。これまで生物は大絶滅の周期をくり返してきた。偶然の隕石衝突による恐竜の絶滅もその一端に過ぎない。ところが大絶滅のあとには必ず大発生が起こる。われわれ人類の大繁栄はその結果である。しかし、種の生命の一方的有利はないともいわれる。北京原人もネアンデルタール人もクロマニヨン人も絶滅した。これを考えると、いま繁栄中のホモサピエンスが絶滅するのは必然かもしれないが、何も驚き悲しむには足りない。生命は、あるいは種は、生死をくり返すことによって存続するのである。死があってこそ初めて生が存在する。生は死のため、死は生のためにある。死は敗北ではない。次の生への当然の過程なのである。陰陽とはまさにこのことである。どちらか一方の存在はありえない。

ただし、このことは重要である。個体は生死、種は絶滅、新種発生をくり返すが、三八億年前に地球に生命が生まれてから、生命は一度だに絶えたことはない。地球のあらゆる生物は、太古に発生したたった一つの生命に由来する単一系統であるという。これは驚きである。生命は形を変えつつこれからも続くに違いない。

いま一つ。近年では、遺伝子（ゲノム）によって将来、予後が決定されており、これを解明すれば何でもわかるように説く人がいる。しかし自然とはそう単純なものではない。環境、偶然によって結果は変わる。それは過去の地球の生命の歴史が証明しているではないか。地球はもとより、宇宙は多様化と偶然の産物なのである。

もう一度整理しておこう。

・三八億年前に生じた単一系の生命は増殖・生殖により個体を増やし継続する。

・個体は短命にして滅ぶ（死）が、死を介して生命が継続することにより進化が起こる。多様性によって多くの種が派生する（進化と多様化）。

・進化した種は必ず絶滅するが、そのもとから別の種が誕生する。

・個体も、種も、もろく、永遠には続かない。しかし生命は形を変え継続する。生命が生まれて三八億年間絶えたことがない。

・死と生は陰陽。ゆえに継続する。生命とは生死の連続（転生・輪廻）である。

中国には次のような示唆的な言葉がある。

「万物皆備于我（万物皆　我に備わる）」（『孟子』尽心上）

「万物与我為一（万物と我とは一たり）」（『荘子』斉物論）

また次のような言葉もある。

「五行無常勝、四時無常位、日有短長、月有死生（五行に常勝なく、四時に常位なく、日に短長あり、月に死生あり）」（『孫子』虚実）

陰陽五行説というと、うさんくさい迷信のようにも思われがちであるが、長い歴史を通じて現代の日本文化に根づいている思想である。

最近グローバル化という言葉が流行っているが、文化においてグローバル化がその保持や発展につながるとは思えない。むしろ逆行する動きであろう。固有の文化は多様化の結果であり、一様化されればもはやそれは文化とはいえまい。グローバル化を標榜して皆が同じ方向に向かうとすればそれは文化の衰退を意味する。文化も種である。多種あってこその一種である。

知のはじまり——陰陽

混沌（漠然）としたものは認識できない。つまり無である。均衡が破れてこそはじめて有が生じ、事象が起こり、それを認識することができるのである。宇宙の創（はじ）まりとされるビッグバンとはまさにこのことであろう。

森羅万象、あらゆる事象の存在は、いずれに均衡が傾いているかを知ることによって生じる。情報（知識）とは、極論すれば分類するということである。分類の始まりは二である。これが陰陽である。ある条件で事象を二分類したとき、どちらに均衡が傾いているか、すなわち二極性いずれに属性が高いかを判断する。これによって事象ははじめて存在性を持ち、ここに知が生ずる。

正（＋）に対して負（－）がある。無（0）に対して有（1）がある（ここにいう0と1とは十進法の数字ではなく、相対する記号にすぎない）。可視光線の無を暗といい、有を明という。夜と昼、そこから一日の認識が生ずる。上下を宇宙にあてはめれば天と地がある。高低もあり、深浅もある。時間でいえば新と古があり、過去と未来もある。方向でいえば前後がある。度には長短があり、量には大小があり、衡には軽重があり、巾には厚薄があり、曲線には鋭鈍があり、観点には表裏があり、温感には寒熱があり、水分の量には乾湿があり、状態には虚実、動静、急慢があり、性には雌雄がある。

人間界においても、男女、老若、肥痩、賢愚、貧富、善悪、苦楽、勝負、往復……など、陰陽の対比は限りない。生死も同様である。

一方があってこそ他の一方が存在する。一方のみの存在はありえない。数多くの条件をもって森羅万象を分類していく。これが認識度を深めるということである。たとえ植物であろうと動物であろうと、いかなる生物でもこの方法で事象を認識し、行動する。この意味から、陰陽（二元認識法・二進法）は知の根本原理といえるであろう。

よく物性を陰性と陽性に分けるが、陰とは収斂的、消極的、内向的、負極性（マイナス・ネガティブ）の傾向をもつものをいい、陽とは発散的、積極的、外向的、正極性（プラス・ポジティブ）の傾向をもつものをいう。

しかしながら、陰陽は決して一定したものではない。対立しては統合し、また消長し転変することによって森羅万象は運行し続ける。『黄帝内経』には「陰陽とは仮の名称であって形に示すことはできないものである。分析すれば千変万化となる。陰の中にも陽があり、陽の中にも陰がある。さらに陰が極まって陽に転じ、陽が極まり陰に変わることもある」と説かれている。

時空の認識——五行

前述の陰陽は二進数のデジタルであるが、これとは別に、事物を多様化認識するために考案された思想に、五進数のデジタルともいうべき五行がある。すなわち五行とは、物質の属性およびその相互関係を理解するために想定された法則で、「五」は木・火・土・金・水に象徴される事物とその属性、「行」とは運動・運行の規律をいう（図1）。

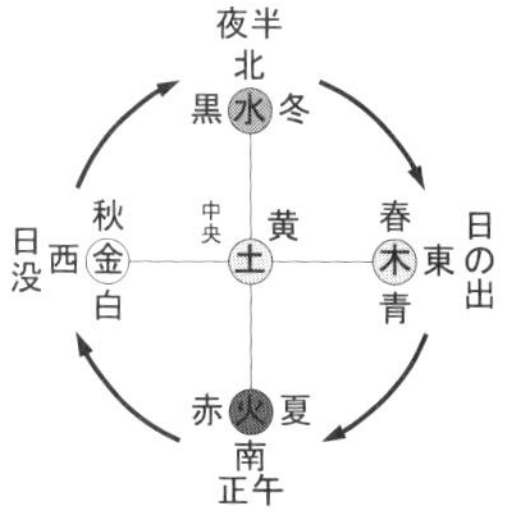

図1　五行の方位と配当

二次元の平面（地理）を認識するには、南北（陰陽）だけではなく、東西を含めた四方を考える必要がある。かつ、中央にいる主観者があってこそ四方が存在し認識できる。この東・西・南・北・中央の五部が、五行の起原である。「五」の漢字の祖形は「X」で、四方と中央の五点の象形にほかならない。

このように五行の成り立ちは四プラス一（四方と中央）で、中央の主観者があってこそ世界があるという東洋的思考がそこにある。客観を主義とする西洋の四大説とはまさに好対照といえる。

〔方向と時間〕東は木、南は火、西は金、北は水、中央が土である。一日（二四時間）でいえば、木は日の出、火は正午、金は日没、水は夜半で、一周で一日（日夜）である。今の時計の短針は一日二周するが、一日一周の時計を考えればわかりやすいであろう。方角の全周を一二や三六〇に分割するのは、地球と月と太陽との自転公転周期の関係からきている。このことはすでに「宇宙とは」の項（二頁）で述べたとおりである。

〔季節〕五行を一年にあてはめると、木は春、火は夏、金は秋、水は冬、中央は土用（四季の間にある一八日間）である。一周で一年である。

〔五色〕五官の感覚もそれぞれみな五分類した。目でみる色彩は五色。春に芽生える木（植物）は青い（青とはグリーンのこと）。火（南・夏）は赤い。金（西・秋）は白、水（北・冬）は黒のイメージである。中央は黄河の流れる中国で黄。ゆえに漢民族の祖は黄帝とされる。古墳の壁画などに描かれる四方の神獣（東に青竜、南に朱雀、西に白虎、北に玄武）はこれに基づいている。相撲の土俵の四方に、青房、赤房、白房、黒房が下っているのもそれで、黄房がないのは中央の土俵が黄色だからである。

〔五音〕耳で聞くことのできる（可聴領域）の音波の高低。これは倍音（オクターブ）間が一二音に分割されるのが節理である（十二音律）。西洋音楽ではそのうち七音を主に採ったが（ピアノの白鍵）、東洋では五音を主に採った。いわゆるペンタトニックで、木は角（E）、火は徴（G）、土は宮（C）、金は商（D）、水は羽（A）である。日本の民謡、演歌などの音階（四七抜き）はこれによるものである。

〔五味〕舌で味わう味覚も五つに分類され、木は酸、火は苦、土は甘、金は辛、水は鹹（塩）に配当された。後述のように、人体の内臓も五行に配当され、ある味はある臓器に特異的に作用すると考えられた。これが中国医学における薬理学説の基本原理である。

相生と相剋

中央に位置する土は五行のなかでも特殊な要素であるが、のちに他の元素と対等化され、五角形の関係として認識されるようになった。ここに五行の対等の相生・相剋という関係が成立した（次頁・図2）。相生とはそれぞれが次を生み出していく母と子の関係をいう。木から火が生じ、火から土が生じ、土から金が生じ、金から水が生じ、水から木が生じ、さらに木が火を生んでいくというものである。

一方、相剋とは、それぞれが抑制し、抑圧される、いいかえれば優劣（強弱）の関係である。木は土より強く、土は水より強く、水は火より強く、金は木より強く、……というものである。この五行のそれぞれが対等に相生し相剋しあうという相互関係は、あらゆる事象、すなわち、天文、物理、地理、工業、農業、建築、政治、経済などのしくみを理解する便法として応用されるようになった。

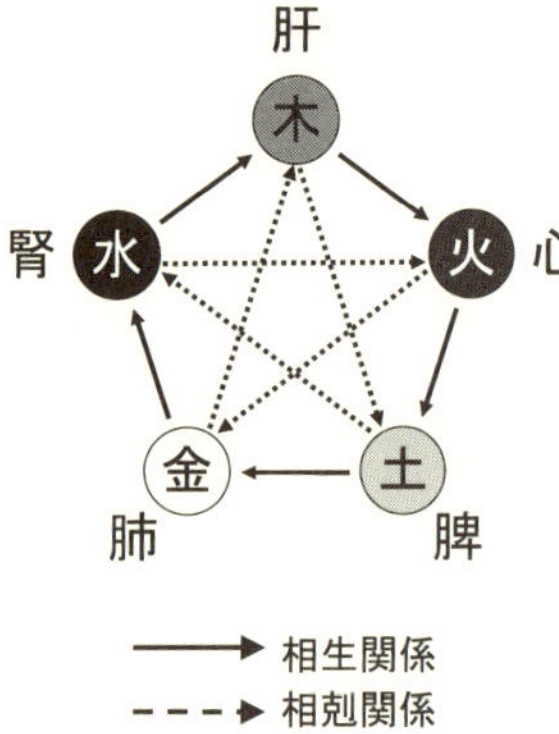

図2　五行の関係

医学（生理・病理・薬理）における臓腑説も例外ではない。中国伝統医学では、内臓を陰（臓）と陽（腑）に分け、肝・心・脾・肺・腎の五臓と、胆・小腸・胃・大腸・膀胱の五腑を定めた。陰陽五行など荒唐無稽のように思えるが、いまわれわれの生活を規律立てている日月・火水木金土の七曜もまさに陰陽五行そのものに基づく便法にすぎない。

臓腑とは

中国伝統医学では内臓 internal organ を元来、「蔵府」と称した。月（肉づき）が付いて「臓腑」と書くようになったのは中国中世以降のことである。人体の蔵府（臓腑）も陰陽説による分類にほかならない。「蔵」とは陰に属する器官をいう。文字どおり物をしまい込んでおく実質器官で、肝・心・脾・肺・腎の五臓を指す。五行でそれぞれが木・火・土・金・水に配当される。

一方、陽の器官を「府」という。これはものが出入りする中空器官で、胆・小腸・胃・大腸・膀胱を五腑と称し、それぞれ木・火・土・金・水に配当される。

つまり、肝と胆は五行では木に属し、陰陽の表裏関係にある器官である。ぴったり気が通じ合う間柄を「肝胆相照らす」というのは、ここから来ている。他の心―小腸、脾―胃、肺―大腸、腎―膀胱も同様の間柄である。

十か十二か

事物を数理的（デジタル）に理解、説明するため、古来、人類は手の指の数による十進法（5×2）を多く用いた。数を指折り数え、一〇に達したら一桁上がるというものである。

ところが、自然の摂理（法則）は十二進法（12分類、2×3×2）に制約される場合がむしろ多くある。はじめに述べたように時間の存在は、人間が明（昼・陽）と暗（夜・陰）、つまり一日を認識することによって生まれた。それを約三六五回すると四季がもとに戻る。一年である。その間、月はおよそ一二回、満ち欠けする。一年一二カ月のゆえんはすでに述べたとおりである。

女性の生理周期もこれによる。地球が自転し、月が地球を公転し、地球が太陽を公転した結果である。また、木星は一二年をかけて太陽を公転する。木星は歳星と称され、一二年周期の指標とされる。

電波や音波が、アンテナや弦に同調（共鳴）する場合、二倍・三倍波でも共鳴が起こる。音楽（楽器）が洋の東西を問わず、十二音律に帰し、音楽理論が成立するのはこの結果である。音楽は十進法では成り立たない。

二次元の方向も、あるいは一日の時間も、10に均等に割ることは不合理である。結局は方角も時計も12分割が合理的である。以上のことから、人類は十進法と十二進法を併用することになった。

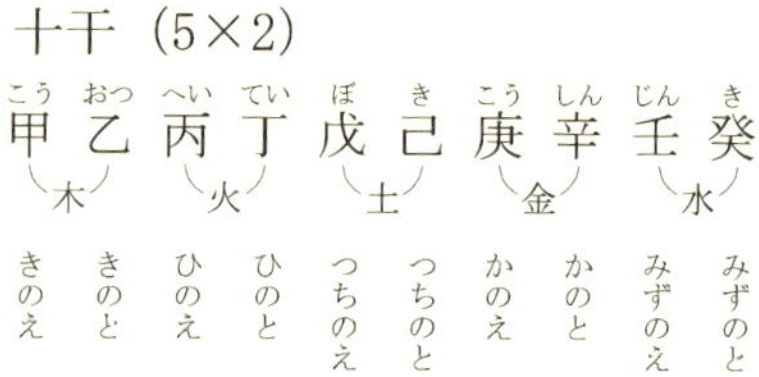

図3　十干

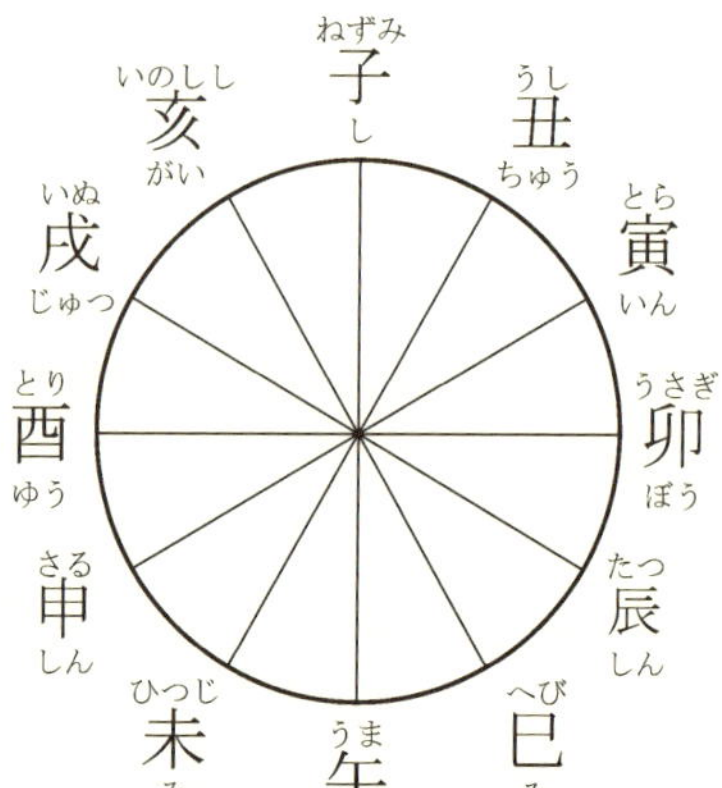

図4　十二支

十進法では、一・二・三……の数字のほか、甲・乙・丙・丁・戊・己・庚・辛・壬・癸の分類（五行×2）を用いる。これを十干という（図3）。十二進法には、子（ねずみ）・丑（うし）・寅（とら）・卯（うさぎ）・辰（たつ）・巳（へび）・午（うま）・未（ひつじ）・申（さる）・酉（とり）・戌（いぬ）・亥（いのしし）の十二支が当てられた（図4）。方角、一日の時間、一二年の周期などがこれで分割されたのである。十干と十二支の組み合わせは60通りある（甲子・乙丑・丁寅……）。六〇年で還暦となるのはそのためである。

五臓五腑から五臓六腑、六臓六腑へ

前述のように人間の内臓は、元来、陰陽五行説によって一〇の臓腑（五臓五腑）が認識された（図5）。これら臓腑のはたらきによって人体の生理（人体が機能しているメカニズム）、病理（病気になるメカニズム）が究明されるようになったが、一〇の臓腑だけでは説明できないものがある。

こうして次に第六番目の腑が想定された。目には見えないが、機能が存在する「三焦」という腑である。これが「五臓六腑」で、いまから二二〇〇年ほど前のことであった。われわれがよく「酒が五臓六腑に染み

	木	火	土	金	水
臓	肝	心	脾	肺	腎
腑	胆	小腸	胃	大腸	膀胱
感情	怒	喜	思	憂	恐
味覚	酸	苦	甘	辛	鹹
感覚器	眼	舌	唇	鼻	耳
組織	筋	血脈	肌肉	皮毛	骨

図5　臓腑の配当

渡る」などというのは当時の医学観の名残りにほかならない。

しかし五臓六腑、合わせて一一という数は、始末の悪い数である。二でも三でも割れない。そこで、さらに第六の臓（心包）を設定し、六臓六腑、計一二の臓腑をもって生理・病理を説明するに至ったのである。二〇〇〇年前のことである。

一二の臓腑にはそれぞれに連結する「経絡」が想定された。「経絡」とは気（陽）と血（陰）が流れ、人体を養う経路のことである。これを十二正経脈といっている。この「経絡」上に気が出入りする「経穴」、俗にいう「つぼ」が設定された。

十二の経脈は、陰と陽と、そして手と足とに分けられ、そして三陰三陽（三陽とは太陽・陽明・少陽、三陰とは太陰・少陰・厥陰）という医学に独特の理論が生み出されるにいたったのである。

臓腑の機能の特徴

現在、西洋医学の日本語訳として用いられている肝臓・心臓・脾臓・肺・腎臓・胆嚢・小腸・胃・大腸・膀胱などの臓器名は、江戸時代後期に西洋医学が翻訳される際、中国の古医語を借用したものであって、従来の伝統医学用語と同じ意味ではない。つまり、西洋医学のレバーと、漢方の肝、キドニーと腎は同一物ではない。この点、誤解してはならない。

漢方では精神活動は脳でするのではなく、各臓にあると考える。肝では怒りを、心では喜びを、脾では思い、肺で憂い、腎で恐れを感ずる。味覚（五味）も各臓腑に特異的親和性をもち、特定の味覚をもつ食物や薬物は特定の臓腑に入る。眼や耳などの感覚器、筋や骨などの組織もみな各臓腑に配当される。甘いものは脾胃に入る、脾胃は肌肉を栄養するから、甘いものを食べすぎると肥満するとか、しょっぱいもの（鹹）を取りすぎると腎を傷うとかの理屈は、このような医学理論に由来している。

第二章

多様な診察法

四診――望・聞・問・切

中国伝統医学でいう病気とは、人体の陰陽五行、すなわち臓腑・経絡の変調をいう。この変調には「実」と「虚」の二つがある。

「実」とは邪気が充満した状態のことである。「虚」とは正気（元気・精気・真気）が失われた状態をいう。何らかの原因（これには三因と呼ばれるものがある）で、ある臓腑に「実」や「虚」の状態が生じたとする。すると相生・相剋の関係で次々と臓腑間に不均衡が波及する。これが病気である。バランスの失調であるから、臓腑ぜんぶが「実」になったり、逆にぜんぶが「虚」になったりすることはない。

次に診断とは何かといえば、それは、どの臓腑が「実」で、どの臓腑が「虚」の状態となっているかを察知する行為にほかならない。

治療とは何であろう。それは生体内の不均衡を均衡にもどす作業である。これには二大原則がある。「実」の部分は「瀉（邪を体外に泄らす）」し、「虚」の部分を「補（精気を補填する）」することである。薬物療法では、各臓腑に特殊な親和性をもつ五味と、補瀉作用を有する四気（寒熱温涼）の薬品を用いてその調整をはかる。針灸治療においては各臓腑に関わる経絡に補瀉手技を施し、もって虚実を解消する。

以上が中国伝統医学の基本原理で、その臨床の現場では、医師が自らの五感を研ぎ澄まして診察を行ってきた。「目で見ることができない体内の状態をいかに体表から捉えるか」ということは、医師にとって治療法と並ぶ最重要事項である。そのため、診察法は古くから研究が行われた。中国最古の医学古典『黄帝内経』には、相当高度な診察法がすでに記されている。

中国伝統医学の診察法には望診・聞診・問診・切診があり、四診と呼ばれる。望診は主に視覚を用いて、佇まいや形状、皮膚の色つやを診察する。舌の状態を診察する舌診もその一つである。聞診は主に聴覚と嗅覚を用いた診察。問診は病者やその家族との問答によって行う診察である。切診の「切」は触れ合うという意味で、病者に接触し、主に触覚を用いて行う診察である。切診には、動脈の拍動を診る脈診、腹部の状態を診る腹診、背部の状態を診る背診、経絡の状態を診る切経がある。

望診

望診は病人の顔色や皮膚の色つや、また形態の変化をみて、体内の変化を推察、病の性状や予後を判定する診察法である。中国伝統医学でよく行われている、舌の状態を観察する舌診もその一つである。主に視覚を用いて行う望診は、しばしば現代の視診と呼び変えられる。しかし、望診は分析的に細部を観察するのみの診察法ではない。「望」という字には「遠くをぼんやりと見る」「遠くをながめる」という意味がある。ここから、中国伝統医学の望診には細部の観察に加え、患者全体をながめて全体の様子を把握するということも含まれていることがわかる。『黄帝内経霊枢』邪気蔵府病形篇のなかに次のような一節がある。

黄帝が（臣下の）岐伯に尋ねた。「私は次のように聞いている。病人の顔色を見て、病を知ることを明と呼ぶと。脈を按じて（押さえて）病を知ることを神と呼ぶと。病状を問うて病んでいる部位を知ることを工と呼ぶと。なぜ、見る・按じる・問うことによって病が分かるのか。その道理はどういうものなのか」と。

岐伯が答える。「そもそも病人の顔色と、脈の様子、皮膚の様子はみな疾病と相応関係があります。これは例えば、ばちと鼓が打てば響くがごとく相応じるように、どちらか一方を欠くことはできないものなのです。また例えば、樹木の根と枝葉との関係のように、根本が枯れれば枝葉もまた枯れてしまうようなものなのです。診察の時、色・脈・形態を全体として観察することが必要で、偏りがあってはならないのです。だから、そのうち一つでもできれば工（普通の医家）とされ、二つできれば神（比較的技術が高い医家）とされ、三つ全部出来れば神明（最高の医家）とされるのです」と。

ここでは、診察は望診、脈診、問診を総合的に行うことが大切であることが強調されている。また、中国の後漢頃に編まれたと考えられ、針灸学の典拠とされてきた書物である『黄帝八十一難経』六十一難には次のような一節がある。

「望んで病を知るものを神といい、聞いて病を知るものを聖といい、問うて病状を知るものを工といい、脈を診て病を知るものを巧という」という言葉がある。「望んで病を知る」というのは、病人に現れた色の変化を望み見て、その病を知ること。「聞いて病を知る」というのは、病人が発する声を聞いて、その病の性質を弁別すること。「問うて病を知る」というのは、病人の味に対する嗜好を尋ねて、その病の原因と病変のある部位を知ること。「脈を診て病を知る」というのは、病人の脈象を診て、病の状況と病変がどの臓腑にあるのかを知ることである。医経に「外部の症状から病状を察知するものを聖といい、外部の症状がまだ顕著でない時に微妙な変化を捉えて内部の病変を察知できるものを神という」とある。つまりこのことをいっているのだ。

ここで示されるように、『難経』では四診（望診・聞診・問診・切診）を並べ挙げ、かつ望診術を四診の最上位に置いた。病者を望み見ただけで病を察知・判定することは最高等技術であるというのである。

神気、いわゆる本質的な生命力あるいは精神状態を診ることを「望神」という。望神では眼光、色沢、態度、呼吸などを観察する。明・張介賓の『景岳全書』神気存亡論には次のように記されている。「眼光に精彩があり、言語が清らかで明るく、思考が乱れておらず、肌肉がやせ衰えておらず、息遣いが普通で、大小便が正常であるならば、たとえ脈に疑問点があっても心配するに及ばない。それは神が存在する表れであるからだ」と。

顔あるいは皮膚の色つやの状態を診るのを「望色」という。皮膚に表れる色は五色で表現される。この色の変化には予後がよい健康的なものと、病的なものとがある。例えば『黄帝内経素問』五蔵生成論篇によると、皮膚が赤いと言っても「白絹で朱砂を包んでいるよう」なほんのり紅く艶がある色の場合は健康的な色の変化と捉える。他の四色についても同様に表現されている。それに反して病的な色の変化は、予後がよいものと、予後が思わしくないものとに分けられる。そのいずれも、光沢があって明るく潤っている場合は予後がよく、光沢がなく艶がなくなっている場合を予後不良と捉えている。

体型や動態を観察することによっても、病や体質の診察が行われる。『霊枢』本蔵篇には五臓の大小、高下、堅脆、端正などによりその人の体質を推定できると書かれている。例えば、「口唇が大きくてしまりがないのは、脾が脆弱である」「耳が薄っぺらいのは、腎が脆弱である」「(みぞおちの)剣状突起が触れられない人は心が高い。心が高ければ肺を圧迫し、煩悶して気分がすぐれず、物忘れが多くなる」などである。あるいは、顔面の各部に五臓の状態が表れると考え、顔面の各部に五臓を配当し、それらの部位に表れた色の変化などにより臓腑の病変を診察する方法も記載されている。

江戸時代後期に活躍した医家の和田東郭は、折衷派の泰斗と称され、臨床を重視して著述は好まなかったが、門人が東郭の言を筆録した『蕉窓雑話』（一八二三・四六刊）はその医術をよく伝えている。同書には望診について次のように記されている。

> 常々言っているように、概して病人のいる部屋にツッと入ってはならない。必ず一、二間の間をおいて、まず何となくその姿を遠くから望んでおいて、それから病人に近づいて見るとよい。自分の家で診察するにも、ちょっと病人が顔を出すところから気を付け、その歩きよう座りようなどの勢いをチラチラと見て、病の軽重虚実のおおよそを心に留め置くべきである。かえってチラッと見ることでよく分かるものである。また寝ている病人ならば、その寝姿を見るとよい。必ず、俗に言う「かげ」の有り無しというあんばいが分かるものである。その「かげ」はどんなものかというと、これを言葉にするのは難しい。ただチラッと見て、その勢いの有り無しは分かるものなのである。たとえ病症が重くとも、その寝姿の勢いが何となく良いものは、治ることがある。病症が軽くとも、何となく寝姿が寂しいものは注意しなくてはならない。

この東郭の言は、望診を行う際に細部を注視観察するのみではなく、その前に遠くから病者を望み見ることで分かることがある、と強調している。

舌診

舌は、口中にあって、味覚、咀嚼（食物をかみ砕く）、嚥下（食物を飲み下す）、発声などの作用を営んでいる。中国伝統医学では早くから体調の変化が舌に表れることに着目し、診察に用いてきた。

『黄帝内経』には、舌の形態機能を観察分析していたことを示す記述が残されている。舌と発声との関わりについて、『霊枢』憂恚無言篇では「舌は音声の機（装置）なり」と述べている。ちなみに同篇では、発声に関わる器官として他に「会厭（喉頭蓋また声帯）は音声の戸（出入り口）」「口唇は音声の扇（とびら）」「懸雍垂（口蓋垂）は音声の関（からくり）」などを挙げている。舌と味覚との関わりについて『霊枢』脈度篇では「心気は舌に通じ、心和すれば則ち舌能く五味を知る」といって、五臓の心の機能が整っていればよく味を弁別することができる、と述べている。また、消化吸収と深く関係する臓である脾と舌との関係もよく重視されるところである。

病症として舌に表れる変化も認識されていた。『素問』刺熱篇では、五臓の肺に関わる発熱性疾患の症状として「まず急に寒気がし、鳥肌立ち、風や寒さを嫌がり、舌の上が黄色くなり、発熱する」と述べ、舌の色の変化を観察していたことがわかる。また『黄帝内経』には、病の症状として舌の動きや潤燥に関する記載も散見される。さらに『傷寒論』には、後に舌診の重要項目となる舌苔に関する記載が見られる。

このように、中国伝統医学の基礎が形成される三世紀頃までには、舌の機能の認識が行われ、病変として舌の変化が観察されていた。後代の舌診の基礎が形成されたといえる。

『黄帝内経』『傷寒論』以降、さまざまな疾患における舌の変化を観察、また口腔疾患の認識もすすみ、舌に関わる知識が蓄積されていった。

元代には、それまでに蓄積された舌診に関する経験をふまえ舌診の専門書が著された。代表的な書に『敖氏傷寒金鏡録』（一三四一刊）が現伝している。本書はその後の舌診の発展に大きく寄与した。

日本の江戸時代の舌診専書には、能条保庵の『腹舌図解』（一八一三自序刊）、土田敬之の『舌胎図説』（一八三五序刊）などがある。日本における舌診書の特徴としては、彩色舌象図が多く残されていることが挙げられよう。臨床において舌診を充分に活用しようという意識の表れといえる。日本の医家は、舌診や脈診、あるいは腹部に触れて診察する腹診を重視した。これは、目に見えない体内のことを無理に理論立てず、見て触れて得られる情報から病に有効な治療法を導き出そうという、実地臨床に重点を置いた日本医家の特徴ともいえる。また、痘疹（天然痘）に対する舌診が発達したことも日本の舌診の特徴として挙げられよう。

聞診

聞診は主に聴覚を用いて病者の発する音声を聞く、あるいは嗅覚を用いて病者から発せられる臭いを嗅ぐ診察法である。「聞」という漢字には「耳できく」という意味があるが、同じ「耳できく」

ことを表す「聴」にくらべ、「耳に聞こえてくる」という非主体的な意味がある。一方「聴」は「しっかりと耳を傾ける」という主体的な意味が込められている。中国伝統医学で「聴診」と言わずに「聞診」ということには、このあたりの含みがあるように思われる。望診の項でも少し触れたが、中国伝統医学の四診においては視覚・聴覚・触覚などに頼りすぎず、「感じる」ことを重視する。『素問』脈要精微論篇には、「持脈有道。虚静為保（持脈に道有り。虚静を保と為す）」とあり、何も考えずに心静かに診察することが最も大事であると説かれている。

音声を聞き分けて診察することの一つに五音がある。『難経』六十一難には「聞きてこれを知る者は、其の五音を聞きて、以て其の病を別つ」と述べられている。五音は第一章に記したように音階をいうが、発声とも結びつけられ、次のようにも説明される。角音は強く鋭い発音（カ行の牙音）、徴音は胸から出る発声で、歯を合わせて出る激しい発音（タ行・ナ行・ラ行の舌音）、宮音は五音の中では中庸の音階（ア行・ヤ行・ワ行の喉音）、商音は清くさえて悲哀の情を含む発音（サ行の歯音）、羽音は弱々しい力のこもらない発音（ハ行・マ行の唇音）。五音は五行にも配当され、そこから五臓との関わりも考えられている。すなわち、角音あるいはカ行の発音が悪い場合は肝の病である、といったものである。

また、『金匱要略』臓腑経絡先後病篇には次のようにある。

病人の語声（物言い）がひっそりと静かな中で、ふと驚くような声で叫ぶ者は、骨節の病である。語声がひっそりと静かでこもって通らない者は、胸部の病である。語声が虫が鳴くような、すすり泣くような細く長い者は頭中の病である。

江戸時代に著された本郷正豊の『針灸重宝記』（一七一八刊）四知之論には次のような記述もある。

> 病人の声を聞いて体内の病を知ることができる。例えば、哭は肺の病であり、水洟がたれ鼻をすするのは肺が冷えている。歌って、ヨダレが多いのは脾の病。怒り叫んで、涙が多いのは肝の病。唾が多く、呻くのは腎の病。喜んで笑い、戯言を言うのは心の病。声が軽いのは気が弱い、重く濁るのは風に起因する痛み、声が出ないのは肺の病、急迫なのは精神の衰え、声が塞がっているのは痰がある、震えるのは冷えがある、むせぶのは気の不順、喘ぐのは気がせいている、あくびが多いのは気が支えている。

聞診の「聞」には「きく」のほかに「嗅ぐ」という意味がある。例えば、香りを嗅ぐことや、香を嗅ぐことを「聞香」といったり、お酒の味・香りを評価することを「聞酒（利酒）」といったりすることである。

臭いを聞く（嗅ぐ）のは、病人の身体より発する臭い（体臭・口臭・腋臭など）、分泌物と排泄物（大小便、帯下、膿汁など）の臭いが主な対象となる。悪臭があって性質が濃厚な臭いは体内の熱を表し、やや生臭い感じがし希薄な臭いは体内の冷えを表している。

また、臭いと五臓の関係も知られており、臭いから五臓の変調を知る手かがりとされる。

問診

問診は病者やその家族との問答によって行う、現代でも非常に良く用いられている診察法である。張介賓の『景岳全書』（一六三六頃成）伝忠録上・十問には問診の項目、順序が簡潔にまとめられている。そこには「一に寒熱を問い、二に汗を問う。三に頭身を問い、四に便を問う。五に飲食を問い、六に胸を問う。七に聾、八に渇ともにまさに弁ずべし。九に脈色により陰陽を察し、十に気味より神見を章かにす」とある。以下、ここに挙げられている項目のいくつかを紹介しよう。

寒熱では、悪寒・発熱が単独で出現するのか、同時に出現するのか、あるいは寒熱の特色や付随症状を尋ねる。悪寒がはっきりと強いものは外感病（感冒など外因によるもの）で、外邪（外来性の病因）と体の抵抗力が争うことにより発熱が生じると考える。寒熱からは外邪の性質なども判断される。

汗は、体表の衛気（体を温め守る気）が腠理（肌のきめ）を開閉することにより出止される。よって、汗からは主に衛気の状態を知ることができる。また、少し動くとすぐ汗をかくものを「自汗」、寝汗は「盗汗」というなど、汗の状態により名が付けられている。

便を問うとは、二便つまり小便と大便を問うこと。性状、回数、量の多少などを尋ねる。小便の色が清白であるものは体内の冷えを表し、色が濃いものは体内の熱を表す。便秘は原因により分類されている。例えば、腹内の熱が原因で腹が脹痛(ちょうつう)するものを「熱秘(ねつひ)」、津液(しんえき)（体内の水分）不足が原因で腹の脹痛がないものを「虚秘(きょひ)」、虚秘の一つで冷えによる便秘を「寒秘(かんひ)」という、などである。

飲食では、口渇と飲水の状況により体内の水分と熱の状態を知り、摂食の状況（空腹感、食欲、味覚など）により胃腸の働き、病気の予後、五臓の働きなどを知ることができる。

問診は一般に優先視される診察法である。しかし、一方で「不問診」といい、問診をせずに望診・聞診・切診で患者の状態を的確に把握することを行う医家もいる。医家の診察技術が高度に達すると、患者に問うことなく、体の訴えを感じ取ることができるということであろう。

脈診

人が生きていることの証(あかし)として、呼吸と動脈の拍動（脈動）は顕著な事象といえる。呼吸は気の出入、脈動は血の運行の表れである。この脈動に着目し、診察に利用したものが脈診である。

例えば、冷えている・機能が低下している部位の脈動は弱く（または遅く）なり、熱がある・機能が亢進している部位の脈動は強く（または速く）なる。のぼせていて足が冷えている状態の場合、頭部・頸部の動脈は強く拍動し、足部の動脈は弱く拍動する。あるいは、腹内が冷えていればそれに相当する脈動に変化が見られる。

脈診は、このような単純な観察から始まった。そして、全体とそれに含まれる部分は相関し、部分から全体をとらえることもできる、という考えを背景に、陰陽論・五行論・臓腑学説・経絡学説などと結びつき、脈診は深化してきた。

脈診には大別して「脈状診（みゃくじょうしん）」と「脈差診（みゃくさしん）」の二種がある。

「脈状診」では脈動の様子・状態（脈象（みゃくしょう））を診察する。平常な脈の状態を平脈という。平脈とは、一回の呼吸で四、五回拍動し、適度な弾力があり、強くも弱くもなく、浮いても沈んでもなく、一定のリズムで拍動し、かつ季節の特徴を含んだ脈をいう。季節の特徴とは、春は伸びやかで活動的な脈、夏は万物が茂り栄えるような活発な脈、秋は草木の葉が枯れ落ちて枝だけになったような軽く軟らかな脈、冬は万物が閉じこもる様子に似て沈んだ脈をいう。人体も自然と同じく、季節によって体調は変化し、脈動もまた変化する。季節の特徴を含んだ脈とは、季節に適った脈動をしている、ということである。平脈はその人の体格や体質によって異なり、その人にとっての平常な脈をいう。画一的な標準規格の脈、という意味ではない。

脈動部位は全身に存在する。古くは全身の脈動部位を丹念に診察していたが次第に集約され、現在は手首の親指側にある脈動部（橈骨（とうこつ）動脈拍動部）で診ることが一般的である。

脈の状態は、脈の深度・強度・太さ・速度・調子・抵抗度・長さ・緊張度などを詳細に臨床観察した末、二四種（また二八種など）に分類され、それぞれに名称が付けられている。以下、その基本となる祖脈と呼ばれる脈について述べよう。

浮・沈：脈動の深度を表す。指を軽くあてるだけではっきりと感じる脈動を浮脈、深く圧迫してはじめて感じる脈動を沈脈という。浮脈は陽（熱・浅い部位・上半身・腑）に関わる徴候、沈脈は陰（寒・深い部位・下半身・臓）に関わる徴候を示す。

数・遅：脈動の速度を表す。数脈は一呼吸に六拍以上の脈で、体に熱のある徴候を示す。遅脈は一呼吸に三拍以下の脈で、体に寒のある徴候を示す。

実・虚：脈の強度を表す。実脈は指をあてると押し返してくる力がある脈で、実（身体に不要なものがある、感冒など外的要因による病、機能亢進状態）の徴候を示す。虚脈は押し返してくる力がない脈で、虚（身体に必要なものが足りない、機能低下状態）の徴候を示す。

滑・濇：脈の抵抗度を表す。流れが滑らかで円滑なものを滑脈といい、熱・実の徴候を示す。流れが滑らかでなく、渋ったりし、ざらついたような脈を濇脈といい、血の不足やその流れが阻害されている徴候を示す。

「脈差診」は複数箇所の脈動を比較するものである。その代表的な方法として「三部九候診」と「寸口脈診」を紹介しよう。

「三部九候診」は頭部・上肢・下肢（三部）にある、それぞれ三カ所の脈動部位（九候）を診る。

頭部の脈動では頭耳目口歯の状態、上肢の脈動では胸部内臓の状態、下肢の脈動では腹部内臓の状態を診る。

「寸口脈診」は手首の橈骨動脈拍動部を数カ所に分け、それらを比較する脈診法である。拍動部の分割の仕方により、いくつかの診方がある。①寸尺診：橈骨茎状突起（手首の上二～三センチメートル、親指側にある骨の隆起）を境として、手首側（寸）では陽（体の上部、浅い部位、熱の状態）を診察し、肘側（尺）では陰（体の下部、深い部位、寒の状態）を診察する。②寸関尺診：手首の橈骨動脈拍動部を三分割して診る。橈骨茎状突起部に診察者の中指を置き、その手首側に人差し指、肘側に薬指を置く。この三カ所を手首側から寸口・関上・尺中と名付ける。

寸口では横隔膜より上部の状態、関上では横隔膜から臍の間の状態、尺中では臍より下部の状態を診察する。この診察法は後に五臓論と結びつき、寸口では心と肺、関上では肝と脾、尺中では腎の状態を診るようになった。また、六臓六腑（十二経絡）と結びついて、（患者の）左寸口で心・小腸、右寸口で肺・大腸、左関上で肝・胆、右関上で脾・胃、左尺中で腎・膀胱、右尺中で心包・三焦を診察するようになった。現代において脈差診というと、この寸関尺診が一般的である。

脈診は高度な診察技能が必要であるが、そこから得られる情報は多く、熟練者になると病を未然に知ることもできるなど、とても有益な診察法とされる。今日のように検査機器が開発利用される以前、中国伝統医学では医師の五感による診察を行ってきた。それが四診である。四診の中でも、生命の象徴である動脈拍動の状態により診察する脈診はことに重視されてきた。脈診が巧みということは、診察技術の高さを意味し、名医の証となる。あるいは、名医が脈に触れただけで体内の様子を察知する姿は、人々にまるで特殊な能力を持っているかのように映ったことであろう。そこから、脈診に関わる様々な説話が生まれた。その一つを紹介しよう。

『西遊記』は、唐の高僧・玄奘（三蔵法師）が天竺に仏典を求めて旅をしたことを題材にした有名な明の長編小説である。ここに「懸糸診脈」という説話がある。

玄奘の一行が朱紫という国に至った時のこと。国王が三年の間病を患い、諸医の治療を受けたが効なく、これを治癒できる医師を捜していた。それを知った孫悟空は国王を治療すべく宮殿へ向かう。しかし、国王は悟空の容姿や粗野な態度を見てその診察を拒んだ。そこで悟空は「懸糸診脈」という診察法を提案した。

「懸糸診脈」とは、糸の一方を患者の手首に懸け、もう一方を医者が持って診察するという方法で、これならば国王と対面せず、またその手を直接触れることなく脈診をすることができる。そして国王は診察を了承した。悟空はしっぽの毛を三本抜き、呪文を唱えて三本の金糸としてから次のように指示した。寝殿の中にいる国王の左の手首の寸・関・尺の部分にこの糸を繋ぎ、糸のもう一方の端を寝殿の外にいる悟空に渡すように、と。

悟空はこの糸を手に持ち国王の脈診を行った。左手の脈診が済むと、次は右手に糸を繋がせ脈診をする。その結果、「おどろきと恐怖、憂いと悩みに起因する病」と診断した。果たして国王は、三年前の宴会中に后妃を妖怪にさらわれて以来、驚きと恐怖でその時の食物が腹中に凝固してこなれず、また后妃の身を案じて気持ちが塞がっていたとのことであった。この後、悟空が調合した薬を服用した国王は、滞った食物を排出し、気分は爽快となり快癒した。

わが国にも糸を用いた脈診法に触れた一文が残されている。曲直瀬道三の『啓迪集』に寄せられた策彦周良の題辞の一節で、次のようにある。「……日本においても医匠として有名な人々は、その名が国史に輝いて、いつの時代にもあった。……屏風を隔てても糸をひいて脈をとる脈診の奥義をきわめた」と。これについて、幕末の考証医家である多紀元簡は『医賸』（一八〇九刊）の引線候脈という項目で、次のように考証している。「世に翠竹翁（曲直瀬道三）の引線診脈なるものが伝わっているが、医書には記されていない。…（中国にも引線診脈の逸話があるが）これは『西遊記』の孫悟空の事より伝わったものであろう」と。

脈診では、診察時の体内の状況のみでなく、予後の推定もされる。医書の中では難治性、予後不良の病を表す脈は「死脈」と表現される。患者の予後をも推察する脈診技術は、のちに天災をも予知できるという説話を生み出した。

曲直瀬道三には、脈診によって山崩れや津波を予知した説話が残されている。例えば、「道三が関東へ向かう途中に新井宿で一泊したとき、宿の主人や奉公人が災難に遭うという脈を呈していた。道三は怪しく思い、そのまま宿を出発、数里離れたところに宿を取った。こちらの宿の者は、みな通常の脈であった。その夜、新井宿では山崩れが起こった」というものや、あるいは「とある浦を通りかかったとき血色の悪い漁師を見かけたので、その男の家に立ち寄り家族の脈を診るといずれも死脈であった。道三は一家に勧めて山の上に避難させたところ、津波が起こった」という話である。

これに似た説話は道三の他にも残されている。それらの説話に共通する点は、旅行中に自身もしくは主人の脈診をしたら死脈であり、怪しんで周囲の人を脈診したら皆死脈であったことから、その地に大きな天災が訪れることを察し、周囲の者に避難を呼びかけ多数の人命を救っているということである。これらの説話をそのまま鵜呑みにすることはできないものの、名医が脈診に精通して予後を的確に推定していたことから出た説話といえよう。また、医家にとって脈診を精究することが必要であることを訴えた説話ともいうことができよう。

腹診

腹診も古代中国ですでに行われていた。後漢の『傷寒論』には腹診を行っていたことを示す記述が残されている。そのいくつかを挙げよう。

「心下痞、按之濡、其脈関上浮者、大黄黄連瀉心湯主之（心下痞これを按じて濡、その脈関上浮なる者は、大黄黄連瀉心湯これを主る)」(弁太陽病脈証并治下)。心下部(みぞおちのあたり)が痞えたような感じがし、これを按じると軟らかく、脈は関上部が浮いている者は、大黄黄連瀉心湯を用いて治療をする。

「下利、三部脈皆平、按之心下鞕者、急下之。宜大承気湯(下利し、三部の脈皆平、これを按じて心下鞕きものは、急いでこれを下せ。大承気湯に宜し)」(弁可下病脈証并治)。下痢をしていて、脈診では(寸関尺の)三部がみな平(でこぼこが無く異常箇所がない)であり、腹部を按じて硬いものは、急いで下させよ(下痢をさせて不要な物を排出させよ)。大承気湯を用いるとよい。

腹診では腹部の異常な箇所を探る。では、健康な人の腹部はどの様な状態なのだろう。針灸専門学校の教科書『東洋医学概論』(二〇一一第一版一九刷)には次のように記されている。

「平人無病の腹。健康な人の腹は、腹部全体が温かく、適度の潤いがあって、硬からず軟らかからず、ちょうどつきたての餅のようであり、また上腹部が平らで臍下がふっくらしていて、手応えのあるのがよいとされる」。

理想的な腹部は、乳児のお腹のような柔らかでふっくらした腹部、などと表現されることもある。仙人や仏の図像に描かれる腹部は、下腹部がふっくらとした理想的な腹部を描いているものが多く見られる。生まれた時、健康な乳児は理想的な腹部をもっている。しかし、年齢を重ねるにつれ、精神的ストレスに曝され、あるいは肉体的疲労が蓄積されていき、それが腹部に冷えや硬さなどとして表れてくる。

上腹部・みぞおちのあたりには胃がある。そのあたりはへこんでもいなく、ふくらんでもいなく、冷えや熱もないのが良い状態といえる。

臍下・下腹部はふっくらしているのが良い状態である。下腹部というのは、中国伝統医学では元気や五臓の腎などと関係する部位として重要視される。臍下丹田という言葉はよく知られているが、これは、下腹部（臍の下三寸）のところをいう。ここに気力を集めれば健康を保ち、勇気を得ることができるといわれている。下腹部がしっかりしていると、気力（精神状態）も充実してくる。慣用句の「腹が大きい・太い」（心が大きく許容力がある、度量が大きい）、「腹が据わる」（心が決まっていて物事に動じない）などは、こういった考えが背景にある。

ところで、臓腑の気が集まる経穴（ツボ）として募穴（ぼけつ）というものがある。この募穴の状態を診察することによって臓腑の状態を把握する診察が行われる。募穴の位置は、おおよそ各臓腑（内臓）の存在する位置と対応している。臓腑（内臓）の状態が体表に変化を表すことを認識し、診察に応用したと考えられる。

あるいは、五臓の病変をみる腹診法として、『難経』十六難では次のように腹診部を割り当てている。

肝の病は、臍の左に動気があり、これを按ずれば硬くあるいは痛む。

心の病は、臍の上に動気があり、これを按ずれば硬くあるいは痛む。
脾の病は、臍の部に動気があり、これを按ずれば硬くあるいは痛む。
肺の病は、臍の右に動気があり、これを按ずれば硬くあるいは痛む。
腎の病は、臍の下に動気があり、これを按ずれば硬くあるいは痛む。

このように、『難経』では腹部に見られる動気（動脈拍動）の部位によって五臓の病を診察している。先に募穴を用いて胸腹部で臓腑を診察する方法を挙げたが、『難経』では腹部に五臓の見所を集約させた。すなわち肺と心は胸部に存在する臓であるが、ここでは、胸部は用いずに腹部のみで五臓の状態を診察している。なおここでは省略したが、『難経』十六難の診療法は、腹診のみでなく、脈診と問診などを組み合わせて診断を行っている。

御薗意斎（二一九頁参照）が行った意斎流（夢分流）の『針道秘訣集』（二八七頁参照）では、臓腑および身体各所の部位を腹部に集約させ、見所を配当している。この流派の治療は、これら腹部の見所に異常が見られた場合、それに対応する経穴に針治療を施すもので、臓腑（内臓）の位置や臨床経験の蓄積によってこのような配当がなされたと考えられる。

第三章

伝説の名医たち

三皇――伏羲・神農・黄帝

中国を創始し、人民を支配、指導したという伝説の帝王に三皇がいる。古来諸説はあるが、医学の分野では、伏羲・神農・黄帝を三皇と定めている。

伏羲の姓は風。太昊・庖犧・炮犧などとも書く。森羅万象の変化を説明し、予測するため、陰陽・八卦（乾☰・兌☱・離☲・震☳・巽☴・坎☵・艮☶・坤☷）を発明し、易の基本を作った。火を使うことを始めたともいう。陳に都して一五〇年間在位したと伝える。

神農は、農耕・医薬・商業の創始者として神格化される帝王で伏羲に次いで世を治めた。火徳を持つので炎帝とも、烈山に起きたので烈山氏とも、また厲山氏・連山氏・伊耆氏・大庭氏・魁隗氏などとも称する。人身牛頭で角を持つとされる神農は、『淮南子』修務訓によると「古代、人々は草を食べ、水を飲み、木の実を採り、肉を摂取して生活していたが、しばしば疾病や毒傷に苦しめられていた。そこで神農ははじめて農耕を教え、種々の植物の滋味や飲料水の良否を調べ、その鑑別を知らしめた。これによって神農は一日に七〇回も中毒した」と言う。この説話は、古代中国人の数限りない経験の集積を一人物の業になぞらえ神格化したものにほかならないであろう。中国では、神農を医薬祖神として祀る風習が後代まで行われた。日本でもその風習は取り入れられ、とりわけ鎌倉時代以降、神農の像を描き、それに賛詩を施した神農画賛を作って崇拝する習慣が医薬業界に定着し、これは明治時代まで続いた。

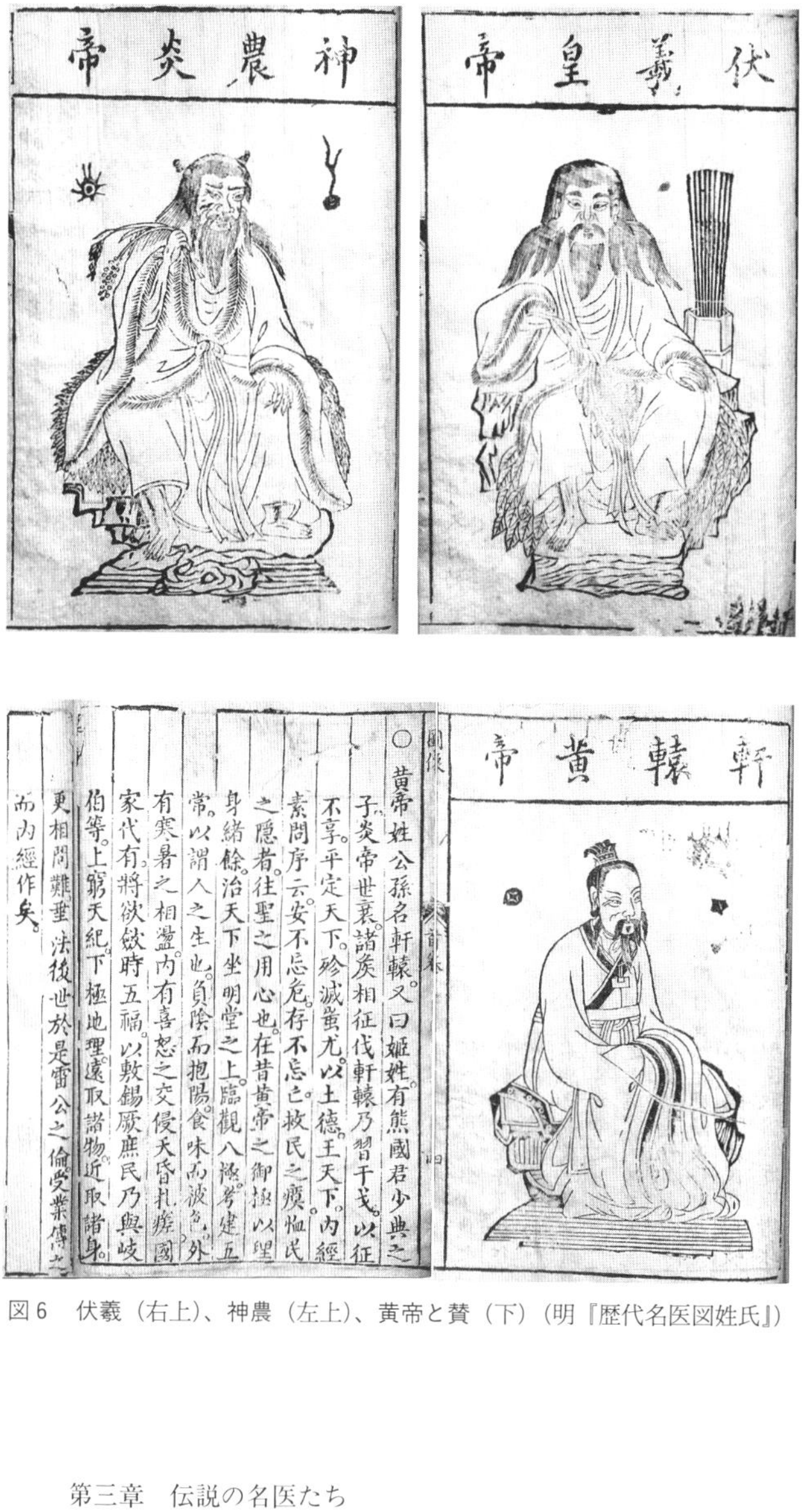

図6　伏羲（右上）、神農（左上）、黄帝と賛（下）（明『歴代名医図姓氏』）

『黄帝内経』で知られる黄帝は、三皇とも、あるいは五帝の始祖ともされる帝王である。父は少典、姓は公孫、名を軒轅という。生まれながらにして神のような霊徳があり、幼くして言語に堪能、聖徳の閃きがあり、少年にして心篤く、鋭敏。聡明な人物に成長した。

当時、世の中は神農の子孫が支配していたが、その徳は衰え、人望を失い、天下争乱の状態となった。徳を修めた黄帝は、軍備を整え、各地で兵乱を平定していき、ついに天下を統一した。黄帝は木・火・土・金・水の五行の気を治め、五穀を植え、万民を鎮撫して、天下太平の世を実現した。暦を作り、天地の大法、陰陽五行の運行に順応し、食物の栽培生産を促進。慈愛は鳥獣虫蛇の類に及び、徳は日月・星辰・水波・土石・金玉の万物にまで至った。土徳の瑞祥があったので、天下を平定してから黄帝と号したのである。

黄帝には二五子があり、黄帝の跡は孫の高陽（顓頊）が継ぎ、その跡は曽孫の高辛（嚳）が継承した。高辛の跡はその子の摯が継ぎ、その跡は摯の弟の放勲が継いだ。この放勲こそ名君として有名な帝 堯である。

扁鵲

扁鵲は中国の春秋戦国時代（前八～前三世紀）に生きたとされる名医である。司馬遷の『史記』（前九〇年頃）によると、勃海郡鄚（現在地不詳）の出身。姓は秦、名は越人といった。

若いとき長桑君（ちょうそうくん）という隠者と知り合い、一〇年余り接した後、その医術の秘伝を受けた。長桑君は扁鵲に秘薬と秘伝の書を授けると、ふっと姿を消した。秘薬を飲んだ扁鵲は、三〇日経つと塀の向こう側の人を透視できるようになり、病人を診ると一目で内臓の病変が見えるようになったという。まさに超能力者である。こうして扁鵲は世に名声を博し、諸国を遍歴して医療を施す名医へと転身を遂げたのであった。

『史記』の説話によれば、扁鵲は紀元前五世紀の前後、数百年を生き続けたことになる。しかし、その実体は、何代にもわたり中国の大地を遍歴し、医療活動を行って廻った医師団のことではあるまいか。扁鵲はそれらの人々の業績を一人の医師像として理想化したものであろう。

『史記』は扁鵲伝の最後を次のような語で結んでいる。「今日この世で脈を論ずる者、もとをただせばことごとく扁鵲に始まる」と。

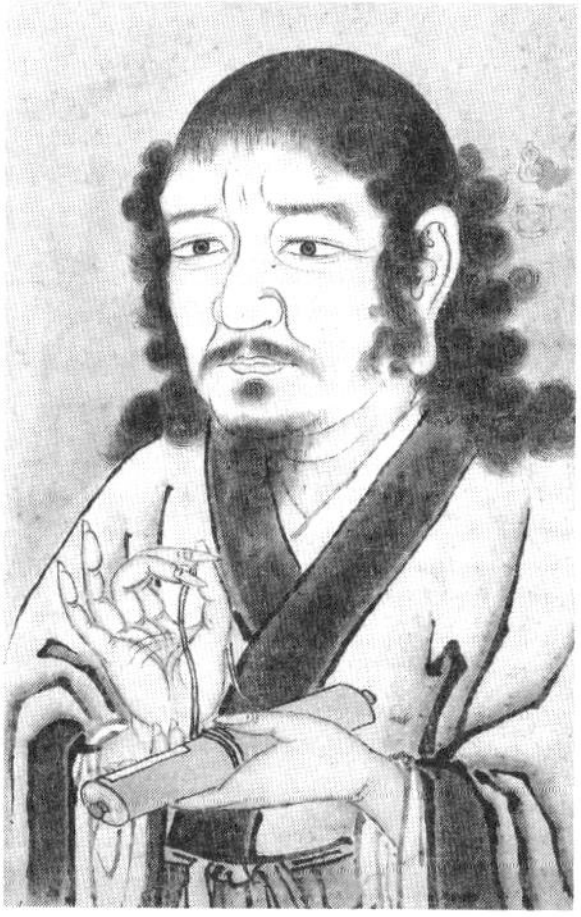

図７　江戸時代に描かれた扁鵲像（武田科学振興財団杏雨書屋所蔵）

斉（せい）、趙（ちょう）、晋（しん）の国を経て、虢（かく）という国に立ち寄ったときのこと。その国の皇太子が突然死し、人民が葬式の準備をしているところにたまたま遭遇した。扁鵲は侍従に死亡したときの状況を聞いて、これは尸蹶（しけつ）という症状で、まだ仮死状態にあると判断した。しかし周囲は容易に信じ

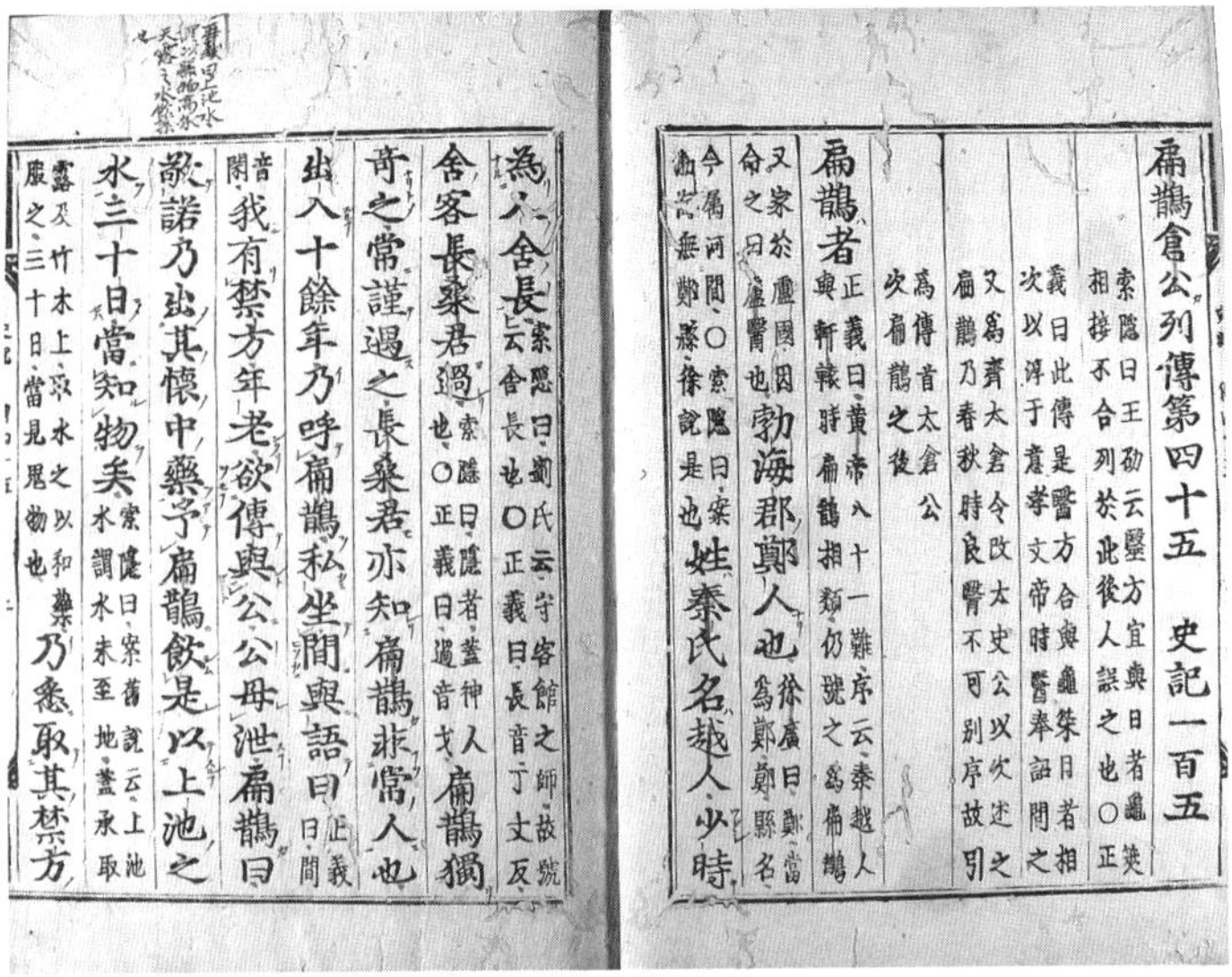
扁鵲倉公列傳第四十五　史記一百五
索隱曰王劭云醫方宜與日者龜策相接不合列於此後人誤之也○正
義曰此傳是醫方合與龜策日者相次以淳于意孝文帝時醫奉詔問之
又為齊太倉令改太史公以次述之扁鵲乃春秋時良醫不可別序故引
為傳首太倉公次扁鵲之後
扁鵲者正義曰黄帝八十一難序云秦越人與軒轅時扁鵲相類仍號之為扁鵲
又家於盧國因命之曰盧醫也勃海郡鄭人也徐廣曰鄭當為鄚鄚縣名
今屬河間○索隱曰案渤海無鄭縣徐說是也姓秦氏名越人少時
為人舍長索隱曰劉氏云守客館之帥故號云舍長也○正義曰長音丁丈反
舍客長桑君過索隱曰隱者蓋神人也○正義曰過音戈扁鵲獨
奇之常謹遇之長桑君亦知扁鵲非常人也
出入十餘年乃呼扁鵲私坐間與語曰正義曰間音閑
我有禁方年老欲傳與公公毋泄扁鵲曰
敬諾乃出其懷中藥予扁鵲飲是以上池之
水三十日當知物矣索隱曰案舊說云上池水謂水未至地蓋承取
露及竹木上取水之以和藥服之三十日當見鬼物也乃悉取其禁方

図８　『史記』扁鵲倉公列伝（慶長古活字版）

ない。そこで「死体をよく診ればきっとかすかな息があり、股ぐらを探れば温かいに違いない」といって確認させたところ、そのとおり。扁鵲の薬と針の治療を受けた皇太子はみるみるうちに全快。人々は驚嘆し、扁鵲は死人をも生き返らせることができると信じたが、扁鵲は「自分は当然生きるべき者の手助けをしたに過ぎないのだ」と言った。

斉の国に行ったときのこと。王の桓公（かんこう）に招かれた扁鵲はその顔色を一見して病を察し、「いまの王の病気は肌にとどまっていますが、早く治療なさいませんとどんどん進行しますす」と進言。しかし王は扁鵲が診療費を取ろうとして嘘を言っていると思い、信じなかった。扁鵲は五日ごとに会うたび、病が肌から血脈へ、血脈から胃腸へ進行したことを指摘するが、王は立腹するばかり。一五日後には、扁鵲は王の顔を遠くから見ただけで、すばやく退出した。王は気になって人を遣って訳を尋ねさせたところ、扁鵲曰く「病が体表にあるときは湯液や膏薬が効く。血脈にあれば針が効く。腸胃にあれば薬酒が効く。しかし骨髄まで進行すれば神様でも救えない。王の病気は骨髄まで入ってしまったのだ」と。王はまもなくあの世へ旅立った。

扁鵲は次のような患者は治せないと断言した。①驕り高ぶって道理のわからぬもの、②身体を粗末にして財産を重んじる者、③衣と食の節度が保てない者、④陰陽ともに病み、内臓の気が乱れきった者、⑤痩せ衰えて薬を服用できない者、⑥巫（拝み屋）を信じて、医を信じない者。

これは扁鵲の「六不治の病」と言われ、特に最後の言葉は、宗教と医学の分離を説いたものとして、後世しばしば引用されるところとなった。患者に対する警告とも言えよう。

漢代には扁鵲の名医としての評価は確立し、『扁鵲内経』『扁鵲外経』が『黄帝内経』『黄帝外経』と並んで存在した。漢代には鳥人の扁鵲をモチーフとした石刻レリーフも多く作られた。

漢の張仲景は『傷寒論』を著すにあたり、序文の開口一番に、「私は扁鵲の名治療の逸話を読むたびに、いつも深い感動をもってせずにはいられない」と述べている。

医緩・医和

医緩は春秋時代の医家。晋の景公が病んだとき秦に医を求め、医緩が遣わされた。医緩の到着前、景公は夢に二人の童子となった病が良医の到着を知り、肓の上、膏の下に隠れるのを見た。医緩が景公を診察すると、病は肓の上、膏の下にあり治療は及ばないと診断したという。ここより「病膏肓に入る」の語が成った。『春秋左氏伝』成公十年にそのことがみえる。

医和も春秋時代の医家。晋の平公の治病に秦から遣わされ、その病を女色によるものと診断、その病機を「鬼に非ず、食に非ず、惑いて以て志を喪う」とした。また、六気（陰陽風雨晦明）の節度を過ぎる変化が病を引き起こす要因となることを説き、趙孟をして良医と言わしめた。『春秋左氏伝』昭公元年にそのことがみえる。

倉公

倉公は前漢時代の名医。紀元前二〜三世紀、斉の臨（山東省臨淄）の人。姓名は淳于意で、淳于は複姓。意が名。斉の太倉の長官をしていたので倉公と称されるようになった。『史記』扁鵲倉公列伝に伝記がある。それによると、若い頃から医を学び、さらに高后の八年（紀元前一八〇年）に公乗の職位にあった陽慶に師事し、その秘法を授かり、黄帝・扁鵲の脈書を伝えられたという。孝文帝の十三年（前一六七）に罪に問われたが、末娘の上申によって許され、代わりに倉公自身の医案（治療経験録）の提出を求められた。扁鵲倉公列伝には帝の下問に答えた医案二五項が記録されており、中国最古の診療録として古来注目され、古代医学の実際をうかがう研究資料として用いられる。ただ、これらの医案類は、倉公の手記を後人が追録したとする説もある。

この医案には刺灸部位として「足少陽脈口」「少陰脈」(第六医案)、「足少陽脈」「足蹶陰之脈、左右各一所」(第十医案)、「足心各三所」(第十一医案)、「左大陽明脈」(第十三医案)、「足陽明脈、左右各三所」(第十六医案) がみられる。そのほとんどが脈名をもって施術部位としている。馬王堆『足臂十一脈灸経』や張家山『脈書』などにも見られるこの記述法について中国人学者の中には、各経脈の脈口部がその経脈の第一穴であり、早期にあってはその名称が十二経脈名と同じであったとし、これを経脈穴と名づけるという考えもある。このほか倉公の医案中には、脈と臓腑との関連らしきものも、うかがわれる。

扁鵲倉公列伝は日本では古くから古医学資料として注目され、いくつもの注釈書が作られた。現

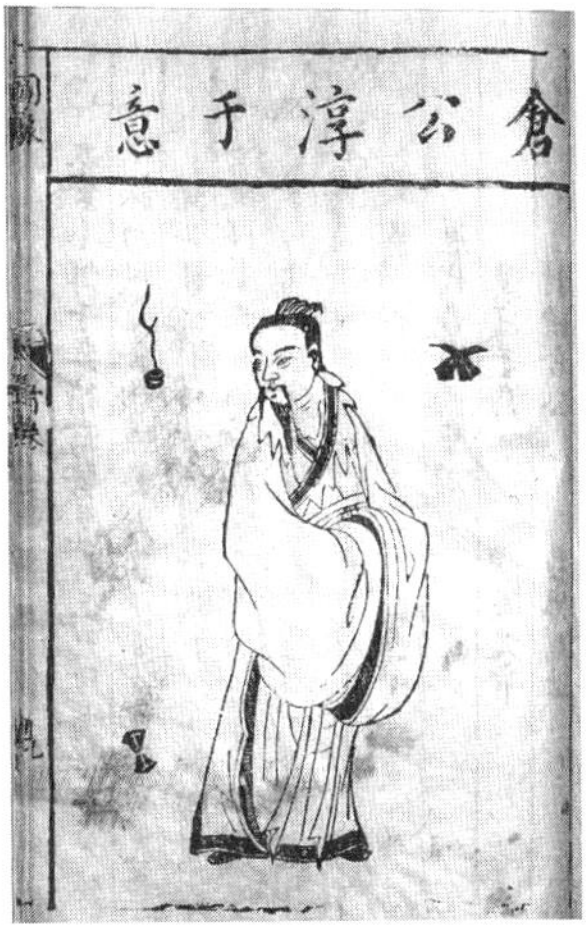

図9 倉公(明『歴代名医図姓氏』)

代中国でも医古文の教材として活用されている。

郭玉

郭玉は「医は意なり」の格言を遺して後世に教訓を与えた名医である。華佗と同じく『後漢書』に伝がある。郭玉は広漢郡雒県（四川省広漢県）の出身である。

その昔、涪翁と呼ばれる貧しい老人がいた。いつも涪水（四川省に流れる河）で釣りをしていたのでそう称されたのである。ときには病人に針をして治療を行い、必ず卓効を奏した。涪翁は針術・脈診の書を著して世に伝えた。程高という人物は、長年この涪翁の著述を捜し求め、ついに涪翁にあって弟子となり、その奥義を授かった。程高も隠者で、出仕しなかった。

郭玉は若くして程高に師事し、その医の秘技・秘術を修得した。郭玉は後漢の和帝（在位八九〜一〇五年）のとき、太医丞（太医の次席）に任官し、多くの治療成績を挙げ、和帝に高く評価された。郭玉は年老い、涪翁や師の程高と違って在職のまま没した。

和帝はあるとき、霊験あらたかな郭玉の腕を試そうと思った。そして手がきれいでつやつやした男の小姓と女子とを帷（カーテン）の後に隠れさせ、小姓には左手を、女子には右手を出させて、あたかも一人の人間が両手を出したかのように見せかけた。和帝は郭玉に脈診させて病状を問うた。郭玉は脈を診て答えた。

「左は陽の脈、右は陰の脈。脈に男と女の両方が出ています。普通の人間の脈ではないようです。変ですなぁ……」

患者の姿を見ることなく、ただ脈状のみで真相を突いた郭玉に、和帝は感嘆し、その才を誉めた。郭玉は慈愛深く、決して威張らなかった。貧乏で身分の低い者でも、治療にあたっては全力を尽くした。むしろ高貴な身分の患者のほうがときには治らぬことがあった。

和帝はある高貴な身分の患者に命じ、ボロを着させ、あばら屋に寝させて、郭玉に治療を求めさせた。郭玉の一針で病気はたちまち治った。一体何が郭玉の治療の成否を分けるのか。郭玉は帝に次のように答えた。

「医とは意ということです。意を尽くすということです。理（皮膚）はきわめて微妙なものです。気を察し、それに従って術を施さねばなりません。針を行うにあたっては、寸分でも狂えば駄目です。神霊の業は心と手の一瞬の絶妙さにかかっています。これは自身で会得するもので、口で伝えることはできません」と。郭玉は続けて帝に言った。

「高貴な人の多くは、私より高い立場で私に接するものです。私は怯えながらその要求に従い、治療を行います。その際、四つの難があるものです。第一は自我を張って私にすべてを委ねようとしないこと。第二は自分の養生に留意しないこと。第三は体格が弱くて薬が使いづらいこと。第四は楽ばかり求めて労を嫌うこと。針の刺入には一定の深さがありますが、ときには危険を伴います。気持ちがおののいていて遠慮がちでは、意を尽くし思い通りのことはできません。こんなことでどうして病気に対抗できましょう。これが貴人の治療が難しい理由です」。帝はなるほどと感心した。

華佗

華佗は漢代を代表する名医で、張仲景と同時代、すなわち二世紀から三世紀初頃に活躍した人物とみられる。その伝記は中国の正史の一つである『後漢書』の方術伝に載っている。

華は姓、佗は名。字（あざな）は元化、また名は旉（ふ）ともいった。出身は沛（はい）国譙（しょう）県（安徽省亳県）で、徐州（江蘇省および山東・安徽の一部）を遊歴した。

華佗はいく通りもの医術を会得しており、不老長寿の術に精通していた。百歳近くになっても、容姿は壮年のままで、周囲の人からは仙人と言われた。官職に就くよう招かれたが、自由を好む華佗は応じなかった。

薬剤の処方は巧みで、配合する薬物の種類は多くない。量も目分量で秤（はかり）は使わない。針灸も巧みで、施術部位は数カ所のみである。針灸や薬剤が及ばぬとなれば、麻酔薬の麻沸散を飲ませ、腹部あるいは背部を切開し、病巣を切除。患部を洗浄したのち、縫合し、膏薬を塗布する。すると傷口は四、五日で癒え、一カ月ほどで病気は全快したという。

かの『三国志』で有名な魏の曹操は華佗の患者だった。しかし華佗は曹操の束縛を嫌って仕えなかったため、曹操の怒りを買って投獄され、ついに殺された。

華佗は体操療法である「五禽の戯（ぎ）」を考案し、弟子の呉普（ごふ）に授け、こう言った。

「健康を保つには運動が必要である。とはいえ疲労困憊するほどではいけない。戸の枢（くるる）はいつも使っていれば錆びつくことなく動く。人もこれと同じで、身体を動かすことによって食物の気は消化され、血脈は流通する。さすれば病にはならぬ。昔の仙人は導引の術によって不老長寿を保ったのである。私の五禽の戯はそういうものである。第一は虎。第二は鹿。第三は熊。第四は猿。第五は鳥。これを適宜行えば、体調がよくなり、気がめぐり、汗が出、軽快になり、食も進む」と。

弟子の呉普は五禽の戯を実行し、九十歳を過ぎても、耳・目・歯ともに健全であったという。

呉普は薬物学にも通じ『呉普本草』という書を著して後世に伝えたが、もう一人の弟子の樊阿（はんあ）は針の達人であった。当時の針医は背部や胸部に針を打つことを恐れ、めったなことでは胸背部に針はせず、したとしても四分（九ミリメートル）にすぎなかった。しかし樊阿は背部では一、二寸（五センチメートル弱）、胸部や腹部にいたっては五、六寸（一四センチメートル弱）ほども刺した。そしてすべての病気を治療したという。

樊阿は華佗に願って不老長寿の秘薬処方を授かった。樊阿はそれを服用し、百余歳まで元気に生きた。華佗の医術はこのように驚くべきものであった。『後漢書』方術伝には華佗の卓抜した治験の数々が記されている。

名将・曹操は、持病の頭痛・眩暈に日頃苦しめられていた。華佗の評判を聞いた曹操は華佗を召した。華佗が針を刺すと、曹操の苦痛はうそのように治った。

華佗は曹操に使われるのが嫌で、しかも遠い故郷が恋しくなり、家に置いてある医書を取りに帰ると偽って、帰郷した。曹操は華佗に早く自分の許(もと)に戻るよう何度も使者をやって催促したが、こんどは妻が病気だといって何年たっても戻らない。ついに業を煮やした曹操は華佗を逮捕させ、牢屋に入れた。曹操の臣下は華佗の超絶した腕を惜しんで助命を乞うたが、曹操の怒りは収まらない。

華佗は死刑の直前に、牢番に一巻の書物を示し、世に伝えるよう願ったが、後難を恐れた牢番はこれを拒否。華佗は書物を焼き捨てた。華佗の秘術はこれで絶えたのであった。

曹操はのち華佗を殺したことを深く悔やんだ。

上記のほか、針灸に関しては、六朝時代の王纂(おうさん)・徐熙(じょき)、唐代の甄権(しんけん)・秦鳴鶴(しんめいかく)、北宋代の許希(きょき)などの逸話が伝えられており(『医説』)、唐代の韋慈蔵(いじぞう)は、孫思邈(そんしばく)と並ぶ名医として後世に名を残した(口絵1参照)。

第四章

針灸の成立

馬王堆漢墓医書

中国最古の医書の現物といえば、紀元前、今からおよそ二二〇〇年前の墓から出土した馬王堆漢墓医書がとびきり古い。

馬王堆は湖南省長沙にある紀元前二世紀の墓で、三つの墓の集合体。一九七二〜七四年に発掘調査された。その成果は二十世紀中国考古界最大級といわれる。一号墓からは水に漬かった五十歳くらいの婦人の遺体が出てきた。みずみずしく弾力性のある屍体は当時ビッグニュースとして世界の人々を驚かせた。手には漢方薬を握っており、病理解剖によってさまざまの既病歴が知られた。二号墓はこの婦人の夫で長沙の王侯のもの。三号墓は夫妻の男子のもの。ともに遺体は腐敗していたが、三号墓の男子は医療に関心が深かったらしく、ここからは大量の古代医学書が出土した。次の一四種である。

『足臂十一脈灸経』『陰陽十一脈灸経』『脈法』『陰陽脈死候』『五十二病方』『養生方』『雑療方』『胎産書』『却穀食気』『導引図』『十問』『天下至道談』『合陰陽方』『雑禁方』

中国四大発明の一つ、紙の発明は紀元後（後漢）であるから、このときには紙はまだなく、『足臂十一脈灸経』〜『導引図』の一〇書は絹に書かれていた。蚕の繭を原料とした絹織物の歴史は紙よりもはるかに古く、三〇〇〇年前の殷代からといわれる。古代、上等の書物は絹織物に墨で記された。絹は帛（はく）ともいい、絹に書かれた書物を帛書と称する。

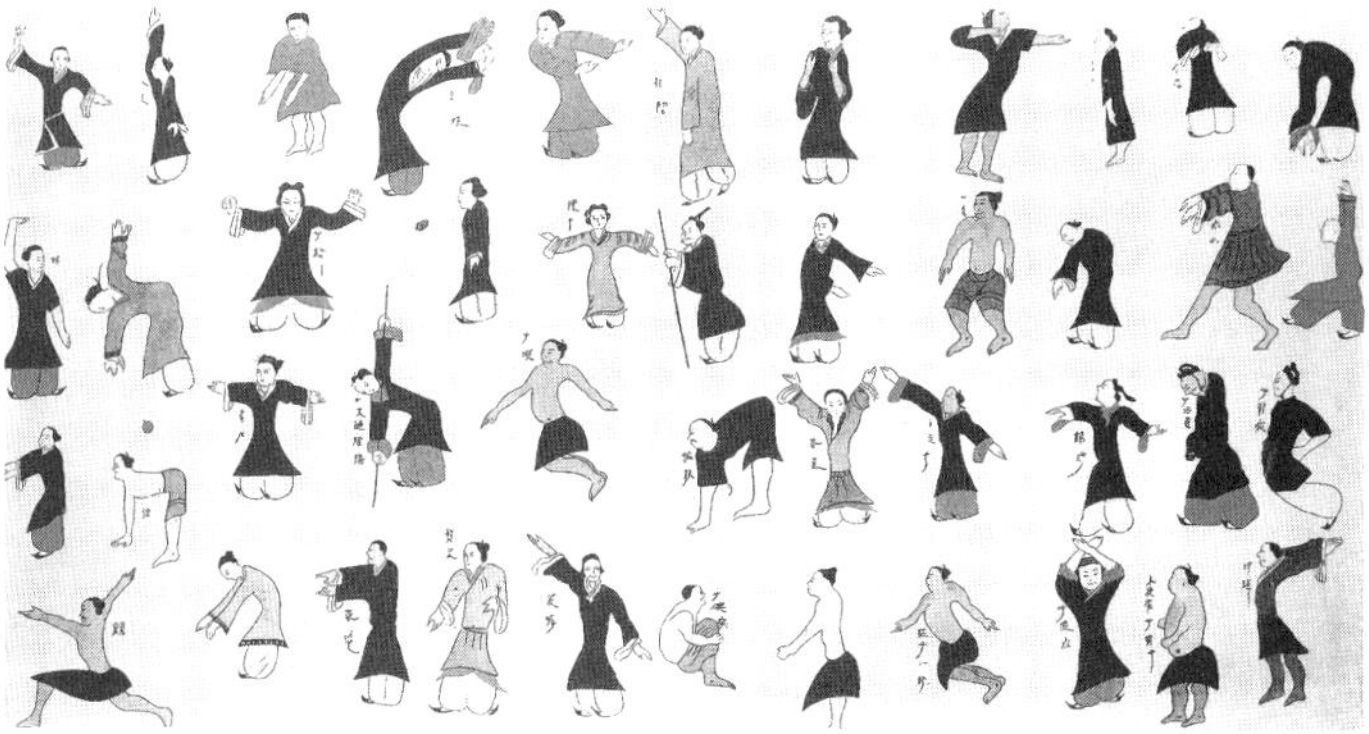

図10　馬王堆帛書『導引図』（彩色原画にもとづく復元）

『十問』〜『雑禁方』の四書は竹を割って作った札に書かれていた。竹を素材としたものは竹簡といい、木を素材とすれば木簡と呼ぶ。南方は竹が豊富だから竹簡が多く使われ、西北ではほとんどが木簡である。

実は馬王堆の書物にはもともと書名というものがついていない。上記の一四種の書名は現代中国の学者によって内容的に分類され、新たに与えられたものである。書物の形態としては、一つの帛書や竹簡巻物の中に複数の書が存在している。なお、昔の中国の書には特有の書題（タイトル）を命名するという通念はそう強くなかったのであろう。「某氏の書」という書名が一般的であったのはその結果かと思われる。

古代中国では医書を「医経」「経方」「房中」「神仙」の四つに分類していたこと（『漢書』芸文志）はあとで述べるが、馬王堆出土の医書にはこれらの分野がすべて揃っていた。大ざっぱにいって『足臂十一脈灸経』〜『陰陽脈死候』は「医経」、『五十二病方』〜『胎産書』は「経方」、『却穀食気』『導引図』は「神仙」、『十問』以下は「房中」に属するといえるだろう。これらはまさしく二二〇〇年前の医療の様子を伝える実物として、古代中国医学史の空白を埋める超一級の資料となったのである。

紀元前、まだ紙がない時代には、書物の多くは竹簡や木簡に書かれ、紐で綴じて巻かれていた。また高級なものは絹に書かれ、芯をつけて巻かれていた。紀元後、後漢の時代に紙が発明されてからも形態はそのままで、やはり紙を貼り継いで巻物の形式であった。いまでも本のvolumeを一巻・二巻……というのはその名残りである。

巻物にすると、始めのほうはいいが、後のほうはパッと見たくても、最初から広げていかなくてはいけないから、手間がかかって不便である。ちょうど従前のテープレコーダーと同じで、各項目の頭出しに時間がかかる。これを解消すべく考え出されたのが折本（おりほん）である。つまり巻かずに一定の幅で襞をつけて折り畳むのである。これだと長く使っていると破れやすいから、谷折り（のど）の部分を糊付けしたり、糸で縫ったり工夫して、後代のいわゆる冊子本へと発展していったのである。

以上が書物発展史の従来の定説であるが、馬王堆帛書の出現によってこの定説は覆り、折本は紀元前、戦国時代から存在したことが明らかになった。この点、書物形態学史の面からも馬王堆医書の意義は大きい。

写真（図11）は近年、我々の研究室で馬王堆医書を研究するにあたり、試行錯誤の結果、復元に成功した帛書のモデルである（とりあえず紙で作ってある）。これでひとまとまり（一冊）の本。『足臂十一脈灸経』『陰陽十一脈灸経』『脈法』『陰陽脈死候』『五十二病方』が含まれている。

二枚の絹布から成り、一枚の大きさはおよそ縦五〇センチメートル×横一一〇センチメートル。文字ではいささか説明しづらいが、一枚を横に二つ折りし、縦に八つ折りする。そして右端から左の頁へと順に書いていき、次に裏にしてまた同じように書いていく。次に二枚目に移り同様に書く。八折り×二表裏×二枚で、総計三二頁である。だから広げると一枚目の一頁～八頁と九頁～一六頁の文字の走行は逆、二枚目の一七頁～二四頁と二五頁～三二頁の走行は逆になる。一頁・二頁はもともと本の扉として白紙（あとで『五十二病方』の追加処方が書き込まれた）、三頁～七頁に『足臂十一脈灸経』～『陰陽脈死候』が書かれ、八頁が『五十二病方』の日録、九頁以降が『五十二病方』の本文である。実際の使用時の書物形態は二枚の帛を広げて裏の白い面を重ね合わせ、折って用いていたことが、出土の破損状態、重なった頁に

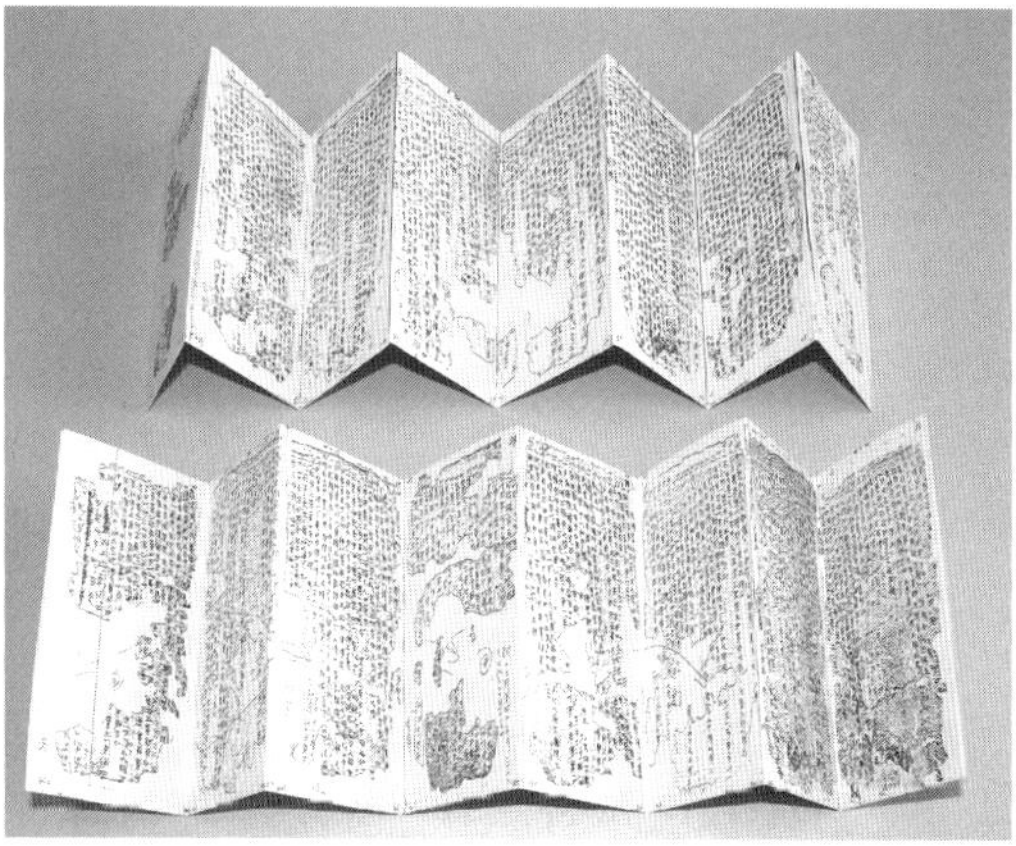
図11　馬王堆帛書の復元モデル

写った鏡文字の痕跡から明らかになった。つまり絹を四重としてあったのである。なぜ紙のお経のような一重の折本ではいけないのか。それは絹は紙と違ってすこぶる柔らかく、二重や四重にでもしなければ腰がなく、本の体をなしにくいからである。

書物の体裁など、内容さえわかれば、どうでもいいではないかという人もいるが、もとの体裁がわからなければ、復元・解読などとてもおぼつかない。現にこの復元の成功によって我々は中国側研究の誤りを訂正し、大いに研究を進めることができたのである。

張家山漢墓医書

馬王堆漢墓医書と同じく前漢の医書が張家山漢墓からも出土した。張家山漢墓は湖北省江陵にある墳墓で、一九八三〜八四年にかけて発掘調査され、その墓葬年代は前漢初期と推定されている。多くの竹簡が出土し、その中には馬王堆漢墓医書と類似の内容を持つ医書も含まれていた。

『引書』は養生・導引（医療運動法）に関する医書。その内容には、四季の養生の道、導引の術式、導引術を用いた疾病の治療、導引養生の理論が含まれ、中には『黄帝内経』との類文もみられる。古代中国の養生観や導引術を残した貴重な資料である。

『脈書』は経脈に関する医書。その内容には馬王堆『陰陽十一脈灸経』『脈法』『陰陽脈死候』に相当する文章があり、互いの欠損を補うことができる。

十一脈灸経

馬王堆と張家山から出土した『十一脈灸経』には、『足臂十一脈灸経』（馬王堆）と『陰陽十一脈灸経』（馬王堆）『脈書』（張家山）の二系統のテキストがあった。これらには経脈学説の発展段階を示した、貴重な情報が残されていた。ここで少し参考のために、中国伝統医学における経脈学説について解説しておこう。

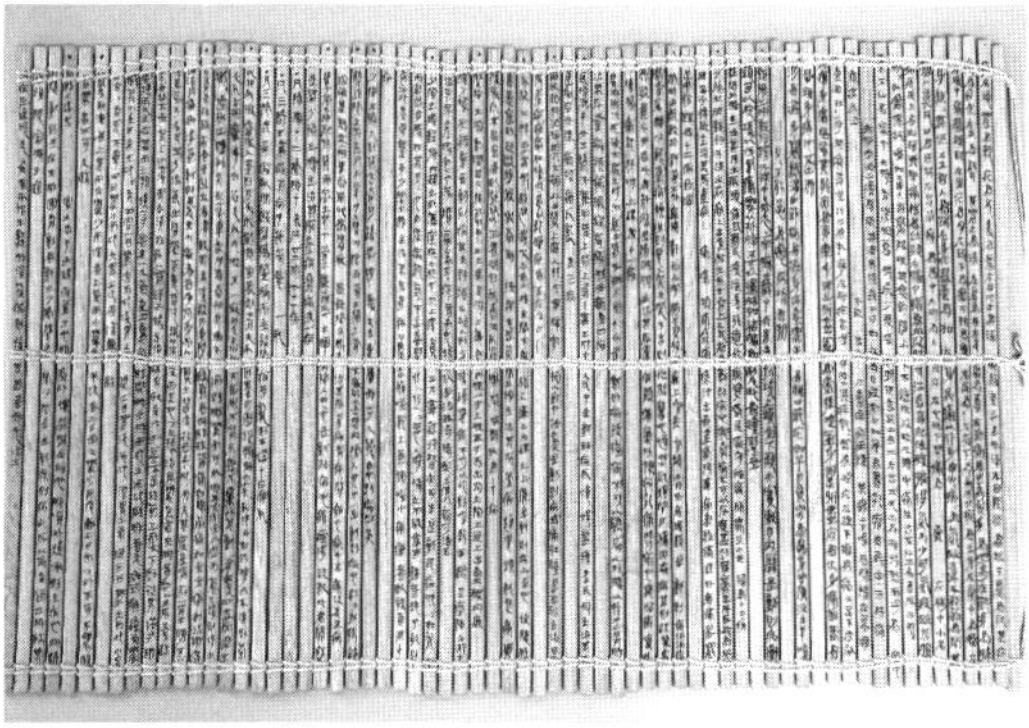

図12　張家山竹簡『脈書』（著者ら復元）

経脈とは身体に「気血」をめぐらせる運行経路と考えられ、十二正経脈というものが設定してある。

①手の太陰肺経　②手の陽明大腸経
③足の陽明胃経　④足の太陰脾経
⑤手の少陰心経　⑥手の太陽小腸経
⑦足の太陽膀胱経　⑧足の少陰腎経
⑨手の厥陰心包経　⑩手の少陽三焦経
⑪足の少陽胆経　⑫足の厥陰肝経

というのがそれで、気血はこれらを順にめぐり、身体に必要なエネルギーや栄養補給をしているというのである。これは陰と陽とをそれぞれ三つに分けて三陰三陽とし（三陽とは太陽・陽明・少陽、三陰とは太陰・少陰・厥陰）、それらを手足に配当（6×2＝12）、これに臓腑理論（六臓六腑＝12）を結びつけることから生まれたものである。また、この十二経脈は①〜⑫の順にそれぞれが連絡し、気血を全身にめぐらせている。この経脈学説の骨幹は『霊枢』経脈篇に依拠するところが大きい。

ところが、出土した『十一脈灸経』では、一二あるはずの経脈が一本足りず一一経脈しかない。⑨の手の厥陰心包経に相当する経脈がないのである。さらに、経脈の名称も従来の経脈学説のそれとは異なっていた。『十一脈灸経』は『霊枢』経脈篇の祖型ともいえる医書で、両者の相違は経脈学説の形成過程を示したものといえる。（以下、『霊枢』経脈篇を経脈篇、馬王堆出土『足臂十一脈灸経』を『足臂』、張家山出土『脈書』を『脈書』と記す）。

経脈の名称と数について、経脈の循行をもとに三書を比較すれば、次のように対応づけられる（『脈書』―『足臂』―経脈篇の順に経脈名を記す、漢字は適宜通用字に改めた）。「鉅陽―足泰陽―膀胱足太陽」「少陽―足少陽―胆足少陽」「陽明―足陽明―胃足陽明」「肩脈―臂泰陽―小腸手太陽」「耳脈―臂少陽―三焦手少陽」「歯脈―臂陽明―大腸手陽明」「泰陰―足泰陰―脾足太陰」「厥陰―足厥陰―肝足厥陰」「少陰―足少陰―腎足少陰」「臂鉅陰―臂泰陰―肺手太陰」「臂少陰―臂少陰―心手少陰」「（なし）―（なし）―心主手厥陰心包絡」。

先に述べたとおり経脈篇には一二の経脈が記載されているが、『十一脈灸経』（『足臂』『脈書』）は一一である。経脈の名称に経脈篇では臓腑を冠するが、出土医書では臓腑の名を冠しない。ここから、『十一脈灸経』から経脈篇にいたり、経脈と各臓腑が結びつき、かつ手厥陰脈が心包絡と結びつけられ増加したと考えられる。また、『脈書』では手の陽脈に「肩脈」「耳脈」「歯脈」の名称がみられる。後に体幹下部の腑と結びつけられる手の陽脈が身体上部の部位を脈名としており、経脈と臓腑が結ばれる変遷を知る上で重要な資料を提示している。

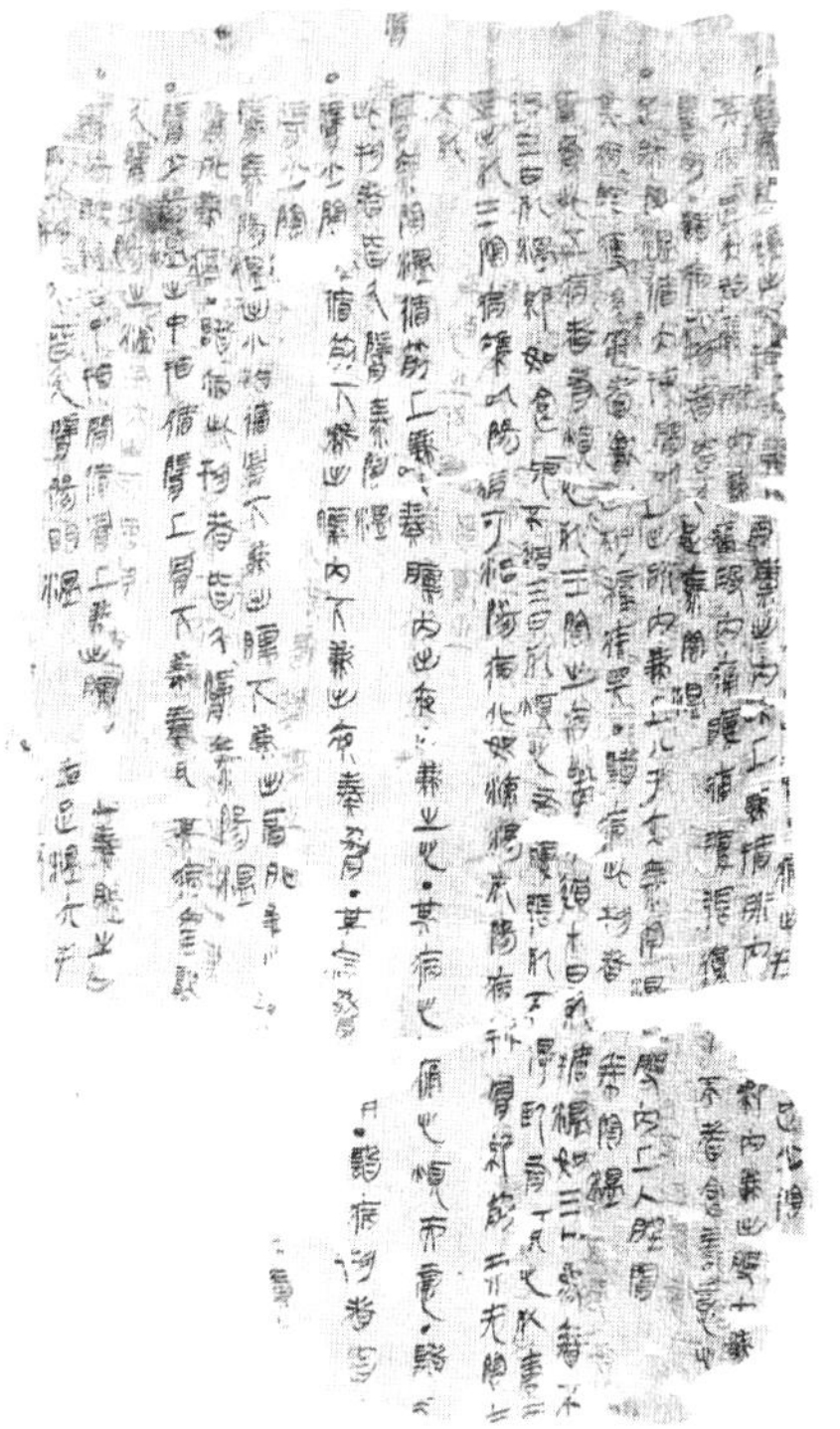

図 13　馬王堆帛書『足臂十一脈灸経』第 16 行〜第 34 行
（口絵 2 に続く頁）

経脈の記載順について、『脈書』では陽脈（足、手）、陰脈（足、手）の順に記載され、『足臂』では足（陽、陰）、手（陰、陽）の順に記載される。これらの記載順には何らかの意図があると思われるが、現在のところその意図は明らかではない。経脈篇の記載順については後述する。

経脈の循行について、『十一脈灸経』と経脈篇とを比較すると、経脈篇ではその記述が詳細になり、四肢末端に延長され、各経脈の臓腑との連絡が明示されている。

また経脈篇では十二経脈それぞれが連絡し大循環を形成している。「如環無端（環の端なきが如し）」と表現されるこの大循環は、肺手太陰之脈から始まり肝足厥陰之脈に終り、そこから肺手太陰之脈に連絡して循環する。経脈篇では、この大循環の順に経脈を記載している。

大循環の始めである肺手太陰之脈は中焦に起こる。これは、経脈篇冒頭に「穀入于胃、脈道以通、血気乃行（穀　胃に入りて、脈道は以て通じ、血気は乃ち行る）」とあるように、摂取した穀（飲食物）が胃に納まることが経脈循環の基本となることを示している。

『脈書』には、この大循環の萌芽ともみられる記述が残されている。同書において（足）泰陰と肩脈を除いた九脈は四肢から体幹・顔面に向かい循行する。（足）泰陰は「是胃脈殹。被胃……（是れ胃脈なり。胃を被い……）」から循行が記述され「内踝之上廉」で終わる。手の脈の始点は「起於××（部位）」（臂鉅陰のみ「在於」）で示されるのに対し、足の脈は（足）泰陰を除き「毄（繫）於××（部位）」で示されている。経脈篇では十二経脈すべて「起」によって始点を示していることからも、「繫」字が始点に用いられていることには何らかの意図が考えられよう。これらから推察すると、「繫」は単に始点を表した語ではなく「続く」の意がこめられ、胃を被って始まる泰陰脈からの繫がりを想定していたと考えられないだろうか。このことは先に挙げた経脈篇の言葉とも符合する。

『脈書』における脈の循行部位の臟腑に関わる記述には、上述の（足）泰陰のほか、（足）少陰に「穀（繫）於腎」、手陰脈に「入心中」の記載がみられる。経脈篇に比べ少ないが、脈と臟腑の連絡をわずかであるが確認していたことが見てとれる。

以上、『十一脈灸経』と経脈篇の相違を挙げた。これらをまとめると経脈学説の形成過程の一端は次のごとくまとめられる。出土医書において一一の脈の名称、循行部位、初期の連繫が確認されていた。経脈篇に至り、経脈の循行が延長・詳述され、一本増えて一二となり、臟腑との連絡が明示され、大循環が形成され、経脈学説が形成された。

『十一脈灸経』には、まだ考察すべき点が多く残されている。たとえば、脈の循行部位に記された動詞を詳細に検討して、その循行の具体像を明らかにする。あるいは『脈書』に記される是動・所産病と、経脈篇のそれとの関係や、『足臂』『脈書』には経穴名の記載がないこと、『足臂』では各脈の「其病」に続いて「諸病此者、皆久（灸）×××（経脈名）」と施灸の指示をしているが、具体的治療部位はどのように定め、どこに施術していたか明示されていないなどが挙げられる。これらについては今後の研究が待たれる。

この他にも『十一脈灸経』から得られる知見は多い。『十一脈灸経』には各々の経脈の病変に対し、「皆久××（経脈名）」と書かれているが、この「久」の文字が「灸」と同義であることは従来指摘されているとおりである。馬王堆出土『五十二病方』には「久」という字はおよそ二〇字（欠損してカウントしにくい場合もある）あるが、多くは「ひさしい」という意で、灸と同義と解釈しうるのは五字、四処方（法）であった。「炙」という字形も見られるが、これはすべて「炙」である。そのいくつかを灸と解釈する研究書もあるが、それは誤りである。「灸」の字は帛書の時代までは「久」と書いた。戦国末期の帛書には「灸」という形の文字はない。火熱で皮膚を焼灼することを「久」というのは音からきたのだろう。「灸」は久（つける・おしあてる）と火の会意文字だともいわれるが、久の音符に、火の意符を合わせた形声文字と見るべきである。一方、「炙」はこの字どおり月（肉）と火の会意文字に相違ない。灸は戦国時代までは「久」の文字が用いられていた。「灸」の文字は前漢に入る頃から作られたらしく、漢簡にはその例がある。

十二正経脈のほか奇経という経脈もあり、とくにそのうちの督脈（とくみゃく）（背部正中線を通る）と任脈（にんみゃく）（腹部正中線を通る）の二脈を一二の正経脈と合わせて十四経（じゅうしけい）と称し、この経脈上に存在する約三六〇の経穴（ツボ）を刺激するのが針灸治療というわけである。はじめ経験的に経穴が発見され、それを線でつなぐことから経脈というものが想定されたというのが従来の定説であったが、出土資料の出現によって経脈がはじめに想定され、その線上に経穴を見つけていったのだという新説も提出された。

綿陽・成都出土の経脈人形

一九九二年、四川省綿陽市の永興鎮にある双包山で紀元前二世紀、前漢の墓が発見され、多くの副葬品の中に医学に関すると思われる人形があった（口絵3）。発表までには四年かかった。綿陽の梅海清市長から同市の日本企業を通じて朝日新聞社に送られた写真が、小曽戸洋のコメントと共に日本で初報道されたのは一九九六年六月十九日の朝日新聞夕刊であった。当時相当の反響があったことを今でも記憶している。

人形の大きさは高さ約二五センチメートル。足首先が折れているのでそれを推定すると二八センチメートル。全体は黒漆塗りで、左右に各九本、背部正中に一本、計二〇の朱漆の線が引かれている。朱線は十二経脈と督脈とやや類似するものの、合致はしない。針灸の経脈とみるか、血脈とみるか、あるいは別の医学流派によったものか、種々の見解がなされた。ところが最近、この論議を進展させる新たな発見があった。

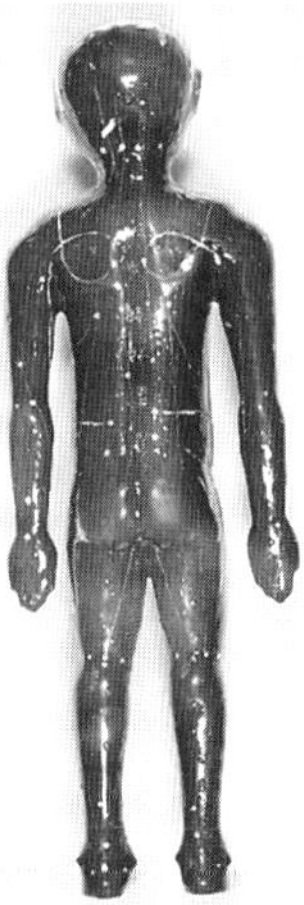

図14　成都出土の経脈人形

二〇一三年、同じ四川省、成都市金牛区天回鎮の老官山の前漢墓からまた黒漆塗りの人形が出土したのである（図14）。本書執筆時点では日本では猪飼祥夫氏による報告（『漢方の臨床』二〇一四年六月号）が唯一である。それによると、人形の高さは約一四センチメートル。白と赤で経脈らしき線が引かれ、経穴と見られる点もある。背部には「心」「肺」「肝」「胃」「腎」の文字がある。これは五臓であろうが、脾のかわりに胃があり、肺の上に心があるのは注目される。

老官山の前漢墓からは竹簡に書かれた医書も多く出土した。書名のはっきりした『五色脈診』と、書名がなく『敝昔医論』『脈死候』『六十二病方』『尺簡』『病源』『経脈書』『諸病症候』『脈数』『馬医書』と仮称される書である。「敝昔」は音が通じることから「扁鵲」のことらしい。『経脈書』は馬王堆や張家山の脈書の系統に属するが、馬王堆における歯脈がここでは手陽明脈と書かれ、一歩進んで『霊枢』経脈篇に近づいている。

これらをみると、老官山前漢墓の主は医学に深く関与し、扁鵲流に通じた人物であったらしい。老官山の人形はもとより、綿陽双包山の人形も医学模型であることは確定的であろう。今後の中国側からの詳細発表が大いに期待される。

満城漢墓の金銀針

一九六八年、中国河北省満城県の西郊、陵山の山頂近くで前漢時代の墓が二基発見された。玉を金糸で繋いで作ったいわゆる「金縷玉衣」を遺体に纏っていたことで、一躍全世界の注目を浴びたこの墓の主は、中山王の劉勝（一号墓）とその妻竇綰（二号墓）であった。劉勝は景帝の子で、紀元前一五三年に中山王に封ぜられ、在位四二年ののち、前一一二年に没した人物である。したがってそこに副葬された品々は紀元前二世紀、すなわち今をさかのぼる二二〇〇年も前の人々の遺品ということになる。

一号・二号の両墓とも盗掘されておらず、入口に二重の土壁を築き、間に溶鉄を流し込んで厳封された一号墓から出た副葬品は一五〇〇点余。いずれも豪奢をきわめた逸品揃いであったが、このうちに当時の医療の実態をうかがわせる医療器具が数点含まれていたのである、

まず注目を引くのが金銀製の医療針で、鋒針と目される金針が一本、毫針と目される金針が二本、円針と目される金針が一本、同じく銀針が一本出土した（口絵3）。

さらに「医工」銅盆、銀製灌薬器一種、銅製濾薬器一対、銅製薬匙、銅数個などが出土している。

武威医簡

武威医簡は一九七二年に中国甘粛にある後漢前期の墳墓から出土。木簡・木牘に記され、種々の病症に対する治方が記載される。薬物療法が主であるが、針灸治療に関する記述もある（漢字は適

宜改めた)。

「寒気在胃、腹懣□……□病者呼四五十乃出箴。次、刺膝下五寸分間栄、深三分、留箴如炊一升米頃出箴、名曰三里。次、刺項従上下十一椎、挟椎両栄、深四分、留箴百廿息乃出箴、名曰肺輸」

(寒気 胃に在り、腹懣え□……□病者 呼すること四五十にして、乃ち箴を出す。次、膝下五寸分間の栄を刺す、深さ三分、箴を留むること一升の米を炊く頃の如くにして箴を出す、名づけて三里と曰う。次、項上より下ること十一椎、椎を挟みて両の栄を刺す、深さ四分、箴を留むること百二十息にして乃ち箴を出す、名づけて肺輸と曰う)

ここには、胃の中に寒気があり、腹が重苦しいという時の治療として、三里・肺輸(兪)穴への刺針が深さ・置針時間とともに指示されている。両穴ともにその名称は現代でも使われているものだが、その部位が異なる。また、経脈名はここには見えず、経穴と経脈を結びつけて考えていたの

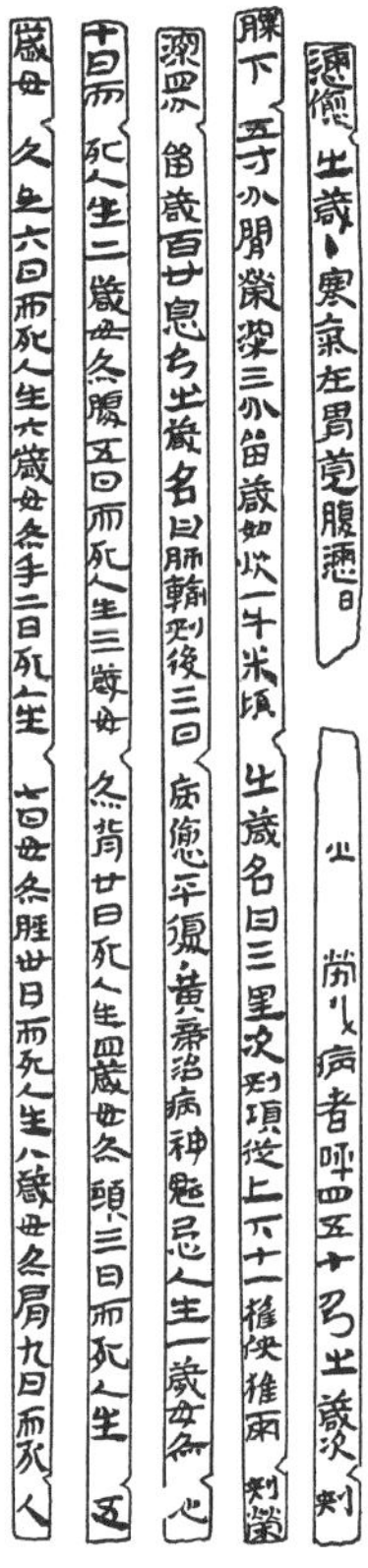

図 15 武威医簡 第 1 類簡の第 19 行～第 23 行(右から二簡目に「名曰三里」の字がみえる)

かは不明である。

『漢書』芸文志・方技――最古の医書目録

西暦八〇年頃、班固が編纂した『漢書』は『史記』につぐ中国の正史であるが、そのなかに芸文志という部分がある。これは二千年前、漢王朝に存在した書物の総目録である。

古くは医学のことを「方技」と称した。方技とは元来、方法・手段・技術のことであるが、人命を扱う医は、とりわけ高度の技能が必要とされることから、方技は医を意味するようになったのである。「漢方」(漢は中国の代名詞、方は方技の略)の語もこれに由来する。

さて、『漢書』芸文志では医書を方技書と呼び、方技書を「医経」「経方」「房中」「神仙」の四つに分類し、総計三六書、八六八巻の存在を記している。

「医経」とは医学の総合理論書である。『黄帝内経』一八巻、『外経』三七巻、『扁鵲内経』九巻、『外経』一二巻、『白氏内経』三八巻、『外経』三六巻、『旁篇』二五巻がこれである。現存するのは『黄帝内経』のみであるが、それも今の『黄帝内経』と同一である確証はない。「白氏」とは「伯氏」(岐伯)のことであろうか。

「経方」とは薬物を中心とした治療書、処方集である。『五蔵六府痺十二病方』三〇巻ほか計一一書、二七四巻を収録。『婦人嬰児方』一九巻といった婦人科・小児科の専門書や、『神農黄帝食禁』

七巻のような食物禁忌を述べたと思われる食養書も含まれている、今日『傷寒論』も経方書といわれているが、それはここに記録される『湯液経法』三二巻などの延長線上にあると考えられているからである。

「房中」とは、ひとことでいうと男性の権力者のために書かれた性技による養生書である。この術は陰道とも呼ばれた。『容成陰道』二六巻をはじめ計八種、一八六巻が収録されている。これらもすべて失われてしまったが、その片鱗は日本の『医心方』や馬王堆医書中に残っている。いかに精力を消耗せずに楽しみ、逆に女性から精力を吸収するか、そしていかに優秀な子孫を残し、自分の血統を伝えるかといった術を微に入り細に入り記したものである。

「神仙」とは、文字どおり不老長生を追求する術を記した書物の類である。『上聖雑子道』二六巻ほか計一〇種、二〇五巻が収録される。現在その流れを汲むものに『道蔵』という膨大な叢書に含まれる数多くの神仙書が伝えられている。有名な『抱朴子』もそのひとつ。錬金術もこの分野に属するものである。

「房中」や「神仙」は特異な性質の秘術（禁方）で、治療書というよりむしろ積極的に健康を求める養生書というべきであろう。中国人の不老長生に対する貪欲なまでの追求心の産物にほかならない。

第五章　『黄帝内経』

『素問』

『黄帝内経』の思想についてはこれまで数多くの著書・論文がある。ここではテキストの歴史について概述する。

『黄帝内経』は周知のとおり最も古い中国医学古典で、陰陽五行論に則った医学理論が書かれ、針灸による治療術が述べられている。今日、『黄帝内経』の名を冠するテキストとして、『素問』『霊枢』『太素』『明堂』の四書が伝えられている。

『黄帝内経』という書名は、前述のように『漢書』芸文志（一世紀）の医経の筆頭に記されている。今日伝わる『素問』『霊枢』が『漢書』芸文志所載の『黄帝内経』と同じかどうかは確証がない。しかし馬王堆医書には『素問』『霊枢』の祖型とみられる文章があるから、春秋戦国時代以来の医学論文を綴り合わせ、前漢末から後漢初、すなわち今からおよそ二〇〇〇年くらい前に成立したと考えられている。

『素問』はもともと全九巻、各巻九篇の全八一篇からなっていたといわれるが、今は若干欠けた部分があり、全二四巻もしくは一二巻に再編されている。この書では生理・衛生・病理などの医学理論の解説に重きが置かれる。『素問』は成立後、五世紀末に全元起という人によって注解された。このときすでに一巻分が欠けていて、全八巻であったという。

さらに唐の七六二年、王冰という人が全元起本に基づき改訂した注解書を作った。王冰本という。このとき王冰は全元起本に欠けていた一巻分を、師匠の家から見つけ出したと称して付け加えた。それが今の『素問』にあるいわゆる運気七篇である。運気七篇は王冰の創作だとする説もあるが、本文と注釈がしっくりいかない部分があるから、王冰は六朝時代頃の文献をどこからかもって来て補入したものと思われる。この運気篇は金元医学において大いに重要視され、その中心理論として利用された。

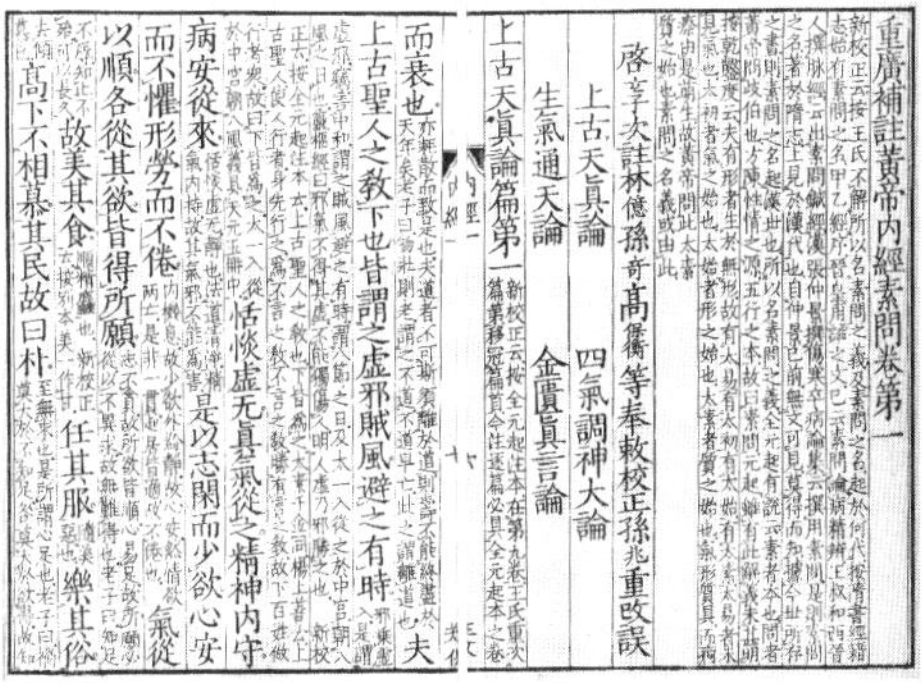
重廣補註黄帝内經素問卷第一
啓玄子次註林億孫奇高保衡等奉敕校正孫兆重改誤
上古天眞論　四氣調神大論
生氣通天論　金匱眞言論
上古天眞論篇第一
而衰也　夫
上古聖人之教下也皆謂之虚邪賊風避之有時
恬惔虚无眞氣從之精神内守
病安從來　是以志閑而少欲心安
而不懼形勞而不倦　氣從
以順各從其欲皆得所願
故美其食　任其服　樂其俗
高下不相慕其民故曰朴

図 16　『黄帝内経素問』（安政 4 年占恒堂仿宋本）

中国で医学古典が印刷出版されるようになったのは十一世紀以降、今から千年前のことである。それまで書物は手で書いた巻物だった。『素問』は一〇六九年に林億という文献学者たちによって校訂され、はじめて出版物となった。この林億本が現在伝わる『素問』の原本である。しかしこのときの北宋版も、それをリプリントした南宋版も伝わっていない。今に伝わる『素問』で最も古いのは、写真に示した十二世紀頃の金刊本である。これは中国の北京図書館に所蔵されているが、およそ半分くらいしか残っていない。現伝の『素問』で最善とされるのは明（十六世紀）の版本である。

『素問』には針灸治療に関わる記載が各所に見られるが、

刺腰痛篇には腰痛の治療に用いる経脈として、解脈、同陰之脈、衡絡之脈、会陰之脈、直陽之脈、飛陽之脈、昌陽之脈、散脈、肉里之脈といった現在では失われた脈名が見える。

『霊枢』

『霊枢』は『素問』と同様に陰陽五行説を背景とした医学理論が説かれるが、どちらかというと診断・治療法・針灸手技などの臨床医学に重きが置かれている。そのため、古来、針灸術の経典とされ、『針経』と称された。また、もとは全九巻であったため、『九巻』ともいわれた。『傷寒論』の張仲景自序に「素問・九巻・八十一難……を撰用し、傷寒と雑病の論、合わせて一六巻をつくる」とあるが、その「九巻」とはいまの『霊枢』に相当する書と考えられている。

別に『九霊』という異称もある。九巻からなる霊妙な経典という意味からであろう。『九虚』と記す古文献もあるが、これは「霊」と「虚」の草書体が似ていることからきた誤謬であろうと推測される。

『霊枢』という書名は八世紀の王冰『素問』序が初出であるが、十一世紀頃までは『針経』と称されるのが一般的だったらしい。日本へは七世紀には渡来していた。『大宝律令』（七〇一年）医疾令では針生の教科書に『黄帝針経』が指定されている。

『針経（霊枢）』は中国の北宋時代、林億らが医学経典を整理刊行した頃（十一世紀なかば）には残欠本となってしまい、林億らは『針経』を出版することができなかった。その後、北宋政府は朝鮮（高麗）に自国で失われた書物が多く伝存していることに気づき、一〇九一年、北宋政府は高麗に対して亡失書のリストを提示し、献上するよう命令した。そのリストの中に『黄帝針経九巻』の書名があった。当時高麗には『針経』が伝存していた。高麗は中国の要求に応じ、翌一〇九二年にその写本を献上した。中国は大いに喜び、ただちに出版作業を開始し、翌一〇九三年に刊行に及んだのであった。

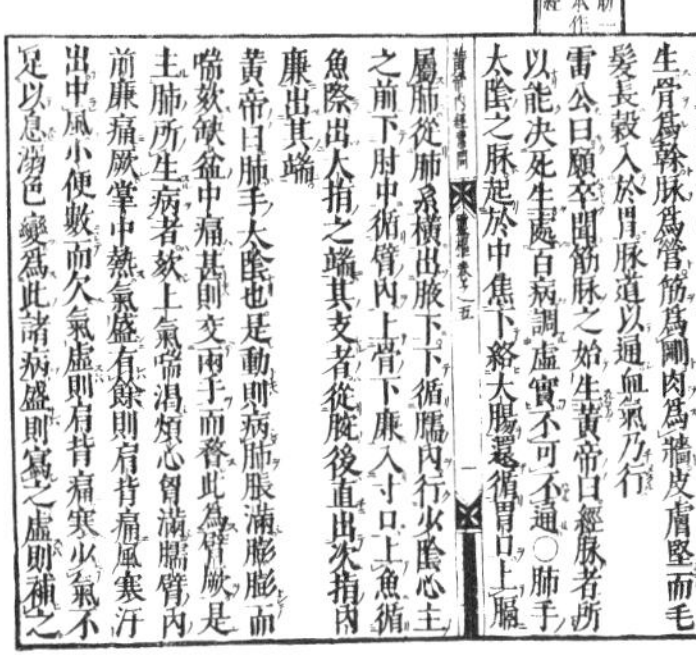
筋本作經
黄帝内經靈樞卷第五
經脉第十
雷公問於黄帝曰禁脉之言凡刺之理經脉爲始營其所行制其度量内次五藏外別六府願盡聞其道黄帝曰人始生先成精精成而腦髓生骨爲幹脉爲營筋爲剛肉爲牆皮膚堅而毛髮長穀入於胃脉道以通血氣乃行
雷公曰願卒聞經脉之始生黄帝曰經脉者所以能決死生處百病調虚實不可不通○肺手太陰之脉起於中焦下絡大腸還循胃口上膈屬肺從肺系横出腋下下循臑内行少陰心主之前下肘中循臂内上骨下廉入寸口上魚循魚際出大指之端其支者從腕後直出次指内廉出其端
黄帝曰肺手太陰也是動則病肺脹滿膨膨而喘欬缺盆中痛甚則交兩手而瞀此爲臂厥是主肺所生病者欬上氣喘渇煩心胸滿臑臂内前廉痛厥掌中熱氣盛有餘則肩背痛風寒汗出中風小便數而欠氣虚則肩背痛寒少氣不足以息溺色變爲此諸病盛則寫之虚則補之

図17 『黄帝内経霊枢』（寛文三年吉弘玄仍訓点本）

もし九百余年前、朝鮮に『針経』が残ってなかったとすれば、われわれ後代の者は永遠に『霊枢』を目にすることができなかったのである。おおむね古典の伝存とはこのようなもので、偶然が大きく左右する。『傷寒論』とても例外ではない。失われた古典のほうがはるかに多いだろう。

北宋版の『針経』も現存しない。現存最古の『霊枢』は元の刊本（十四世紀）であるが、これはあまり善本ではない。現伝本中では明の無名氏本（十六世紀）が最善とされる。

『素問』は複数の著者の論文を合わせたもので、まとまりがさほどよくないが、『霊枢』は理論が一貫していて矛盾がほとんどない。このことから従来『霊枢』の成立は『素問』よりずいぶん後だろうといわれてきたが、最近、逆ではないかという意見もある。案外そうかもしれない。

先に触れた通り、現在用いられている経脈学説の根幹は『霊枢』経脈篇において整備された。また経穴について『霊枢』では、要穴（経穴の中で特に臨床上重要な作用をもつとされているもの）や、五臓の原穴（九針十二原篇）、五臓六腑（一一脈）の五兪穴（本輸篇）、経脈学説では手三陽脈と結びつけられた腑（大腸・小腸・三焦）の下合穴（邪気蔵府病形篇）、経脈を連絡する別絡の起点となる絡穴（経脈篇）、背兪穴（背腧篇）などが提示されている。あるいは足の三陰三陽の「根結」、また手足三陽の「根溜注入」が経穴名を以て記載されている（根結篇）。この他、病症と治療穴の組み合わせは『霊枢』の各所に述べられている。

九針十二原篇、官針篇、九針論篇、あるいは『素問』針解篇などには、九種の針を病症によって使い分ける治療法が記載される。諸篇をあわせ九針を略述すると左のようになる。

①鑱（ざん）針は、熱の頭身にあるを刺し陽気を瀉す。長さ一寸六分。
②円（えん）針（員針）は、分間の気を揩摩（かいま）し肌肉を傷（やぶ）らず。分間の気を瀉す。長さ一寸六分。
③鍉（てい）針は、脈を按じて気を取りて邪気を出す。長さ三寸半。
④鋒（ほう）針は、痼疾を発す。癰疽（ようそ）の熱に刺して血を出す。長さ一寸六分。
⑤鈹（ひ）針は、癰腫に刺し大膿を取る。長さ四寸、幅二分半。

⑥円利針（員利針）は、癰痺・暴気を取る。長さ一寸六分。
⑦毫針は、寒熱の痛痺　経絡にあるに用いる。長さ一寸六分。
⑧長針は、深き病と痺痛を取る。長さ七寸。
⑨大針は、水気　関節を出ざるを瀉す。長さ四寸。
これらを大きく分類すると、刺す針（円利針・毫針・長針・大針）、切開・瀉血する針（鑱針・鋒針・鈹針）、擦過・圧迫する針（円針・鍉針）に分けられる。現在は、これらのうち毫針が一般的に用いられている。

『太素』

江戸時代の文政年間（一八一八～三〇）、医学古典研究を揺るがす大発見があった。久しく世から姿を消していた宝典『黄帝内経太素』が京都仁和寺の秘庫から出現したのである。

唐の初め頃（六二〇年代）、道家の楊上善は、従来の『素問』『針経（霊枢）』の文章を類別し、再編し、注釈を加えて『黄帝内経太素』全三〇巻を作った。この書は『黄帝内経』を整理し、『霊枢』の文章にまで注をつけた初めての本であるが、中国では宋の時代に散失してしまった。

日本へ『太素』が渡来したのは八世紀の中頃、遣唐使によってである。天平勝宝六年（七五四）、有名な鑑真来日時の遣唐使帰国船で運ばれた可能性も高い。舶載された『太素』はただちに評価さ

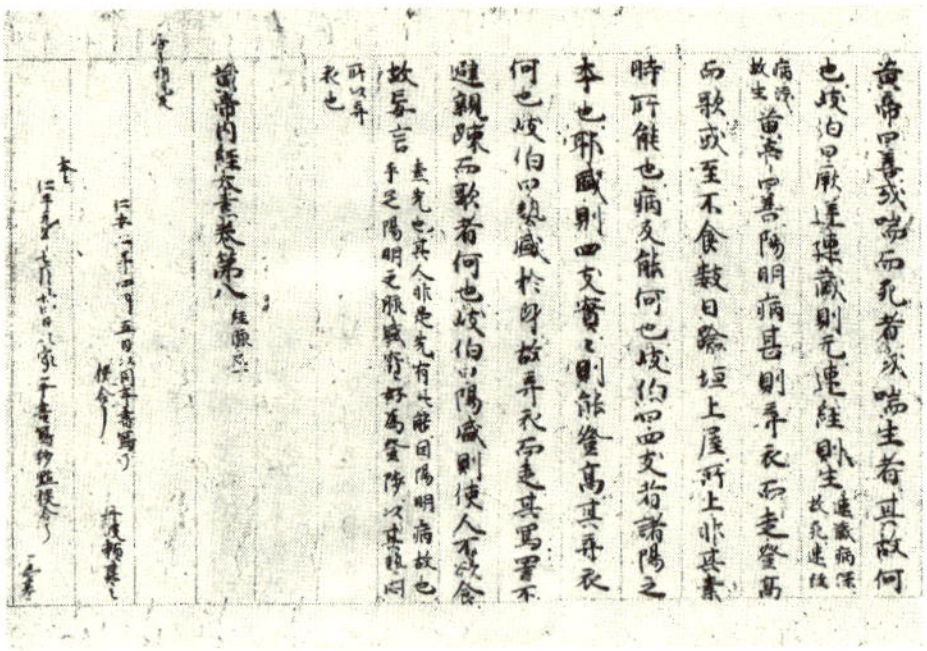

図18　『黄帝内経太素』（仁安2年丹波頼基写本、仁和寺所蔵、国宝）

れ、『黄帝内経』のテキストとしてそれまでの『素問』『針経』の座を奪い、天平宝字元年（七五七）の勅令で医学教科書の筆頭に指定された。『太素』の医学教科書としての優位はおよそ五百年間も続いたが、十三世紀末に林億ら新校正注『素問』の南宋刊本が伝来し、さらに十四世紀に『霊枢』の元刊本が渡来してからは、『黄帝内経』のテキストの座は再び『素問』『霊枢』に奪還され、次第に忘れ去られる存在となった。

こうして後代、中国・日本ともに、『太素』は完全に失われたと思われていたのであるが、奇跡が起きたのである。

唯一この世に残った『黄帝内経太素』は、丹波頼基（丹波康頼の八代の孫）が仁安二年（一一六七）から翌年にかけて手写した平安時代鈔本である。この頼基鈔本はどういう経緯か仁和寺の秘庫に入り、長年人知れず眠りについていた。それが江戸後期、忽然と姿を現したのである。

まず巻二十七が市中に流出して京の名医・福井榕亭の入手するところとなり、文政三年（一八二〇）榕亭はこれを模刊して公開し、『太素』研究の口火を切った。ついで浅井正翼・小島宝素らが仁和寺本の鈔写に尽力。現在、仁和寺庫外流出分を含め、全三〇巻中二五巻分の現存が確認されている（福井家入手の巻二十一・巻二十七は現在武田科学振興財団杏雨書屋の所蔵）。

この仁和寺本『太素』の発見は、当時日本で隆盛を極めつつあった考証医学派の間に衝撃を与え、古典研究の重要資料として迎えられた。多紀元堅（たきもとかた）の『素問紹識』、渋江抽斎（しぶえちゅうさい）の『霊枢講義』、森立之（もりたつゆき）の『素問攷注』など幕末考証学の『内経』研究のめざましい成果は、『太素』の出現に負うところが大きい。

明治時代に入り、日本を訪れた中国人学者は、自国ではるか昔に失われた『太素』が日本に存在することを知って驚いた。日本では福井家零本を除いて『太素』は印刷本とはならなかったが、中国では仁和寺本にもとづく『太素』の版本がいく種も出版された。それほど中国におけるインパクトは強かったのである。しかし中国版はいかにせん不完全である。『太素』の全貌は、一九八一年『東洋医学善本叢書』（小曽戸洋監修）の写真版出版によって、初めて明らかとなった。

『明堂』

「黄帝内経」を冠する古典としてこれまで『素問』『霊枢』『太素』について紹介したが、いまひとつ『黄帝内経明堂』という書がある。この書は経脈・経穴に関する最古の専門書で、針灸各論の基本典籍である。

明堂とは元来、政治を行う建築物のことであったが、漢代以降、人体に比喩され、経脈・経穴学書に明堂の称が用いられるようになった。漢代には『黄帝明堂（経）』という三巻本が作られたらしいが、すでに失われた。二十世紀初頭に出現した敦煌文書にその片鱗とみられる断片がある（ロシアのエルミタージュ博物館現蔵）。三世紀後半の『甲乙経（黄帝三部針灸甲乙経）』に引用される「明堂」の文章はこれに類するものである。

唐初（七世紀前半）に『黄帝内経太素』を編纂・注解した楊上善は、同時に「黄帝内経明堂（類成）」を編注した。楊上善はその序で「太素は総論、明堂は各論。二書揃ってはじめて医術の真髄に通ずる」と述べているが、まことにそのとおりであろう。楊上善の『太素』『明堂』は『黄帝内経』のテキストとして世に迎えられ、まもなく（八世紀前半）遣唐使によって『太素』とともに日本に伝わり、医学教科書に指定された。しかし、長年の歳月を経、これらは中国では宋代に完全に失われ、日本では鎌倉時代を最後に世から姿を消した。

ところが『太素』と同じく、江戸後期、京都の仁和寺からその残巻が出現したのである。楊上善の『明堂』は全部で一三巻。太陰肺経から厥陰肝経に至る十二正経脈をおのおの巻一〜巻十二に配し、奇経八脈を巻十三に充てたものである。仁和寺から出現した残巻は巻一の太陰肺経の部のみだった（鎌倉時代、一二九六年と一三八三年の写本二種。いずれも国宝指定）。さらに著者（小曽戸）は仁和寺本よりさらに古く善本性の高い『明堂』巻一を前田育徳会尊経閣文庫に見出し、一九九二年に北里研究所東洋医学総合研究所から影印出版した。この尊経閣本によって従来欠損してわからなかった楊上善の序文冒頭も完璧に読むことができたのである。

現存する手太陰之脈の部をもってその構成を述べると次のようになる。①総論部では、肺臓（重さ・形状・神気、異常・病状および体型による肺の診断、五行配当）と脈（十干との関係、循行、全長、所属経穴名）に関して記述される。②各論部では所属経穴の名称・要穴特性・別名、穴位（経穴の部位）、刺灸法、主治が記述される。要穴特性では、中府に「肺募」、孔最に「手太陰郄（げき）」などがみられる。これら経文に対し楊上善がすこぶる詳しい注を加えている。

出現した『明堂』がわずかに一三分の一だからといってがっかりしてはいけない。『明堂』は針灸学上必須の本だから、古来『甲乙経』『千金方』『外台秘要方』『医心方』などに引用され、その逸文はたくさん残っている。それらを抽出し、出現した巻一太陰肺経の部をモデルにして残文を配列しなおしていけば、『明堂』本文の復元は充分に可能なのである。

こうした方式で、近年中国でも『明堂』の復元本が作ら

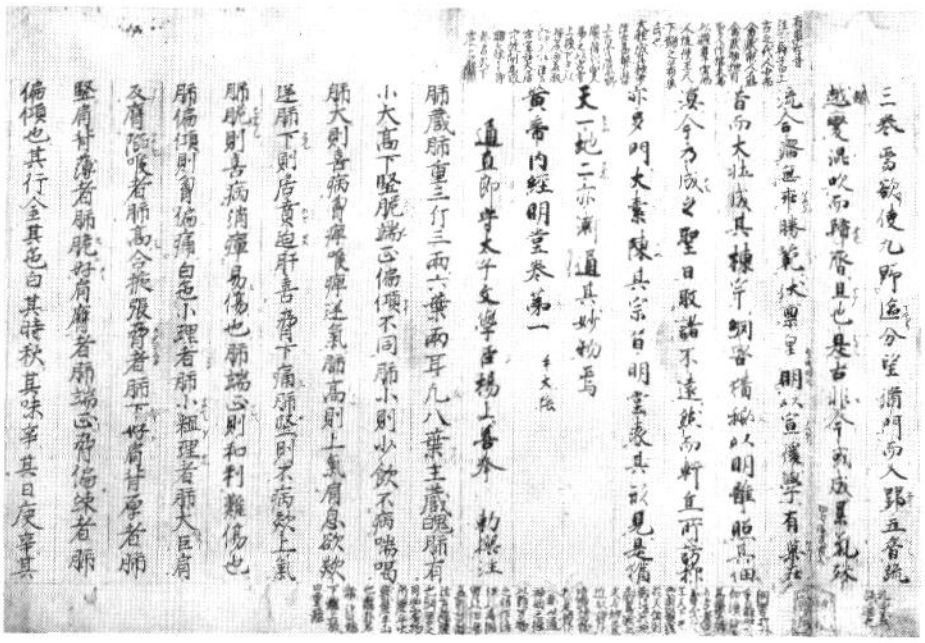
黄帝内經明堂巻第一
通直郎守太子文學臣楊上善奉　勅撰注

図19 『黄帝内経明堂』（文永2年和気種成写本、前田育徳会尊経閣文庫所蔵）

れた。一方、日本でも『明堂』を復元し刊行した（小曽戸丈夫・宮川浩也・小林健二ほか、日本内経医学会編、一九九九北里東医研医史研刊）。これは精度が高い。

『難経』

「黄帝」の名を冠し、針灸学の典拠とされてきた書に『黄帝八十一難経』、略して『難経』という古典がある。『黄帝内経』の難解な部分、八十一箇所について問答形式で論説した書で、春秋戦国時代の伝説上の名医・扁鵲（秦越人）の作とされるが、むろん偽託で、後漢頃の作と考えられる。内容は脈・経絡・臓腑・病理・病態・経穴・針刺法など、針術の理論と臨床が簡潔に述べられ、作者の強い個性が感じられる。

後漢末の張仲景は『傷寒論』を著すにあたって「八十一難」を参考にしたとその序で述べているが、これが『難経』について言及した最古の記録である。三世紀には『難経』の存在はすでに広く知られていたのであろう。王叔和の『脈経』（三世紀後半）には『難経』の文章がたくさん引用されているし、同世代の皇甫謐の『甲乙経』にも『難経』からの引用がある。

『難経』の注釈は『黄帝内経』の注釈よりも古く、その嚆矢は王叔和よりも前の呉（二二二～二八〇）の呂広（呂博・呂博望とも）注である。呂広は二三九年に医官の最高職・太医令になった人で、『玉匱針経』という針灸専門書も著している。

唐代には楊玄操（七世紀末頃か）という人が呂広の『難経』をさらに注解した。この楊玄操注本は遣唐使によってわが国へも伝えられ、日本でも独自の『難経』の注解書が作られた。出雲広貞（八〇八年に日本初の医書『大同類聚方』を編纂した人）の『難経開委』がそれである。この書は日本人が中国医書を注解した初めてのものであろう。中国初の医書注解が呂広注『難経』、日本初の医書注解も出雲広貞注『難経』という事実は、医学古典の歴史を考える上で興味深い。もっとも『難経』自体も『黄帝内経』の注釈書といえなくはないのだが。

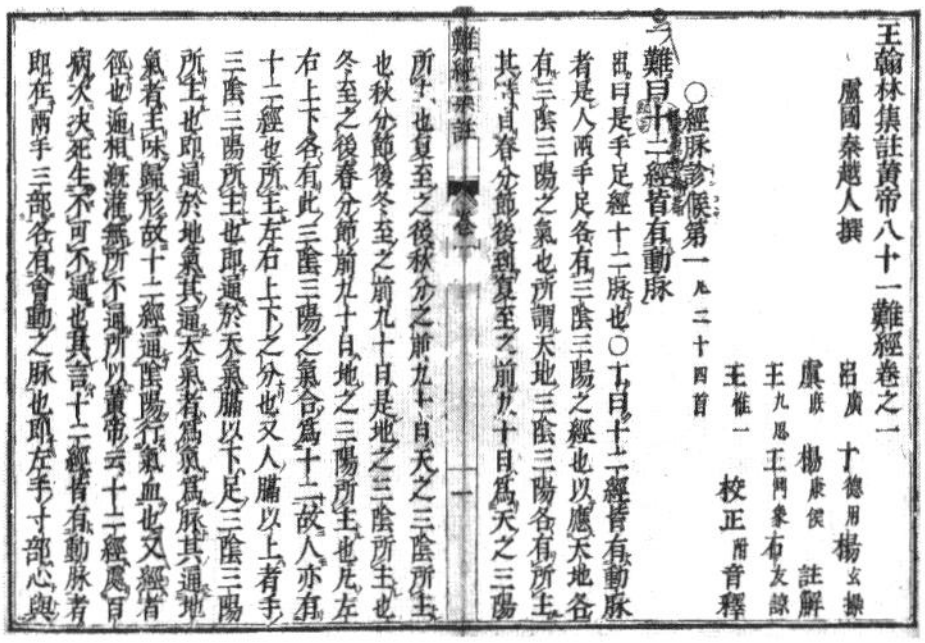
王翰林集註黄帝八十一難經巻之一
盧國秦越人撰
呂廣　丁德用　楊玄操
虞庶　楊康侯　註解
王九思　王鼎象　石友諒
王惟一　校正　音釋
○經脉診候第一　凡二十四首
一難曰十二經皆有動脉
呂曰是手足經十二脉也○丁曰十二經皆有動脉
者是人兩手足各有三陰三陽之經也以應天地各
有三陰三陽之氣也所謂天地三陰三陽各有所主
其半自春分節後到夏至之前九十日爲天之三陽
所主也夏至之後秋分之前九十日天之三陰所主
也秋分節後冬至之前九十日是地之三陰所主也
冬至之後春分節前九十日地之三陽所主也足左
右上下各有此三陰三陽之氣合爲十二故人亦有
十二經也所主左右上下之分也又人膈以上者手
三陰三陽所主也即通於天氣膈以下足三陰三陽
所主也即通於地氣其通天氣者爲氣其通地
氣者主味歸形故十二經通陰陽行氣血也又經者
徑也通相灌溉無所不通所以黄帝云十二經皆有
病又決死生不可不通也其言十二經皆有動脉者
即在兩手三部各有會動之脉也即左手寸部心與
難經集註　巻一　一

図 20　『難経集註』（現存最古の慶安 5 年和刻本）

北宋代（十一世紀前半）には医官の王惟一が『難経集註』を編纂した。これが現存最古の『難経』のテキストで、呂広や楊玄操の注は『難経集註』の引用によって知りうるのである。王惟一は経穴銅人形の制作者、また『銅人腧穴針灸図経』の編者としても名を残している。

元代（十四世紀半ば）では滑伯仁が『難経本義』を著した。滑伯仁は『十四経発揮』の著者としても有名であるが、両書は中国・日本、とりわけ日本江戸時代ではベストセラーの医書となった。滑伯仁は王惟一と同じく、『難経』を注解し、かつ経脈経穴学の教科書を著したわけだが、滑伯仁の書は大いに世

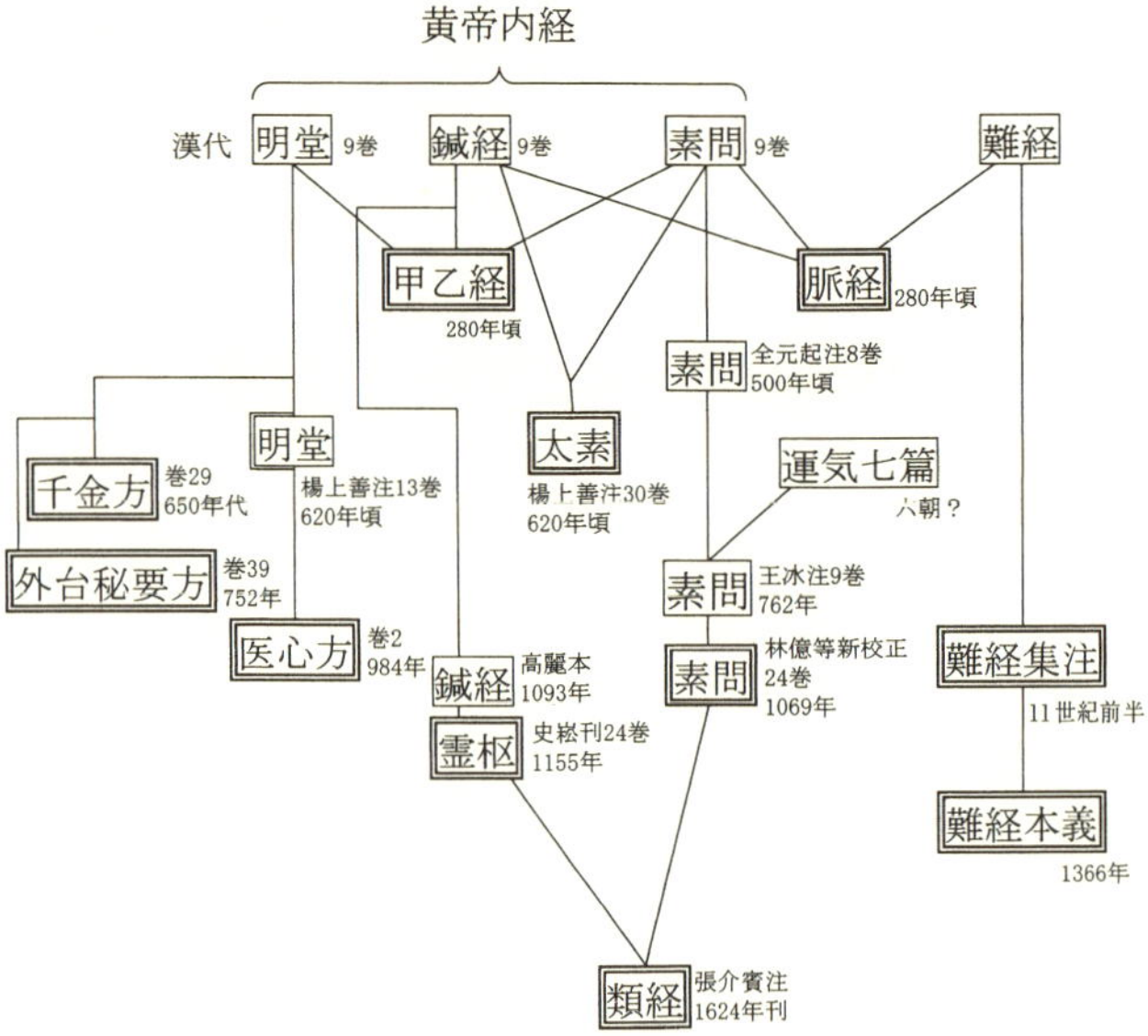

図21　黄帝内経変遷略図

にもてはやされ、王惟一の書は影を潜めてしまった。王惟一と滑伯仁については第七章で詳述する。

『難経』においては、正経十二経脈のほかに奇経八脈という枠が設けられた（二十七〜二十九難）。すなわち、督脈・任脈・衝脈・帯脈・陽蹻脈・陰蹻脈・陽維脈・陰維脈である。これらの脈名はすでに『素問』『霊枢』にみえるが、『難経』において総括され流注・病症とともに記述された。

日本人の『難経』贔屓（びいき）は古来中国をはるかに越えている。日本では『難経開委』以来数多くの注釈書が著された。昭和に入ってからも同じで、『難経』六十九難などを論拠に理論を展開した人々もいる。

第六章　三国～六朝～隋唐の針灸関係書

劉邦によって紀元前二〇六年に建てられた漢王朝は、紀元後二二〇年、献帝を最後に滅ぶまで、約四百年にわたって中国を支配した。この時中国文化の基盤が確立し、針灸の原典が成立したことは前述のとおりである。漢王朝は前漢と後漢の間、王莽の新王朝（後八〜二三）によっていったん滅亡する。王莽は謀反人・王孫慶を解剖させ、これによって解剖学の知識が深まり、医学古典に反映されたともみられている。

漢王朝のあとは、魏・呉・蜀が鼎立した三国時代となり、二八〇年、司馬炎の西晋により再統一。西晋は三一六年に滅亡したが、三一八年、司馬睿が江南の建康（南京）に都して東晋王朝を建て、江南地方が開発され、新たな文化が花開いた。

東晋は四二〇年に滅ぶが、その後、江南には、宋・斉・梁・陳の四王朝（南朝）が興亡。北の北朝を合わせて南北朝時代といい、建康に都した呉と東晋を合わせて六朝時代とも称する。

五八一年、約三百年ぶりに再統一を果たした隋（楊堅〜煬帝）は短命に終わり、六一八年、李氏による大帝国・唐王朝が興り、九〇七年まで、約三百年にわたって続き、文明が進んだ。

以下、三国〜唐の主だった針灸書について述べよう。

『七録』『隋志』の針灸書

中国の目録書は、前漢の劉向（きょう）・劉歆（きん）父子による『七略』に始まる。『七略』は失伝したが、前述の『漢書』芸文志にその成果が反映されていると考えられる。漢に次ぐ魏では、鄭黙（二一三〜二八〇）が宮廷の書を『中経』に著録。西晋では、荀勗（?〜二八九）が『中経』によって『新簿』を編纂し、二九九四五巻を採録した。しかし西晋から東晋へと移る際、宮中秘書の書籍は散佚し、東晋初に建康に集められた図書を李充（三二三〜三八八）が録した『晋元帝書目』では三〇一四巻にすぎなかった。その後、中原の遺書は次第に南朝に流伝し、劉宋の四三一年に至って謝霊運が『四部目録』（『秘閣四部書目録』）を作り、一四五八二巻を収録した。さらに四七三年に王倹が『四部目録』を改めて一五七〇四巻を収め、王倹は別に『七志』を撰した。南斉の永明中（四八三〜四九四）には、王亮と謝朏が、一八〇一〇巻を著録した『四部書目』を作成したが、これらの書籍の多くは斉末の兵火で遺散した。梁の五〇七年、任昉と殷鈞が『四部目録』を作成。五二三年には阮孝緒が『七録』を起筆した。中国を再統一した隋は図書の収集に努め、六三六年に成った『隋書』経籍志には三一六九四巻が著録された。

『漢書』芸文志に次いで現存する古い目録書は『隋書』経籍志（以下『隋志』と略）であるが、『七録』に著録されながら、『隋志』の時点で失われた図書については、『隋志』に「梁有某書亡」として記録されている。梁代に伝存し、隋で失われた針灸関係書には次のようなものがある（『脈経』などの診断学書は除く）。

『黄帝素問』八巻

『黄帝甲乙経』十二巻
『黄帝衆難経』一巻、呂博望注
『黄帝針灸経』十二巻
『徐悦龍銜素針幷孔穴蝦蟇図』三巻
『雑針経』四巻
『程天祚針経』六巻
『灸経』五巻
『曹氏灸方』七巻
『秦承祖偃側雑針灸経』三巻
『明堂流注』六巻
『明堂孔穴』二巻
『新撰針灸穴』一巻
『偃側図』八巻
『偃側図』二巻
『隋志』編纂時点では次のような針灸関係書が存在した。
『黄帝素問』九巻

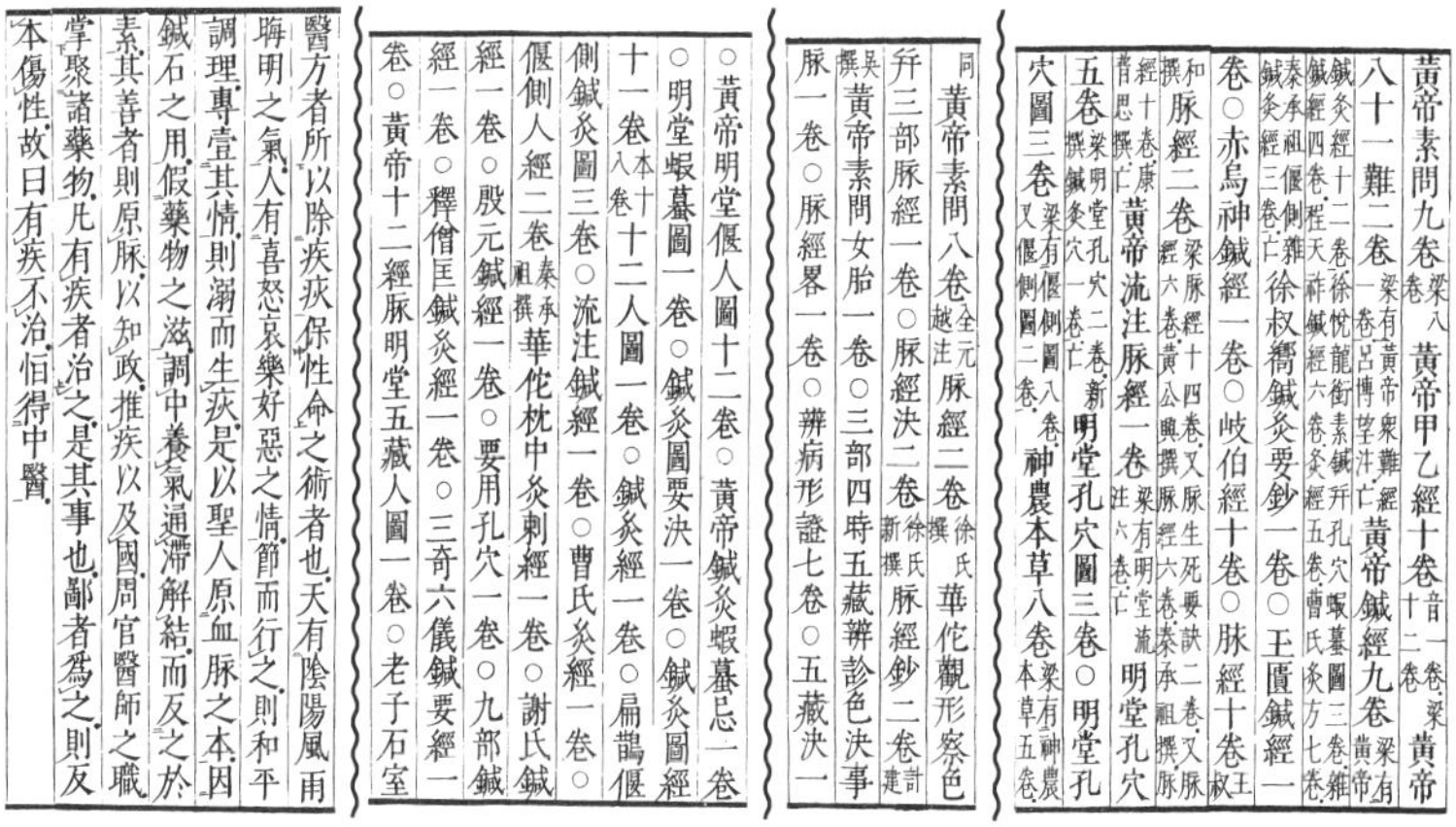
黄帝素問九巻梁八巻 黄帝甲乙經十巻音一巻。梁十二巻 黄帝
八十一難二巻梁有黄帝衆難經一巻、呂博望注、亡。黄帝鍼經九巻梁有黄帝
鍼灸經十二巻、徐悦龍銜素鍼并孔穴蝦蟇圖三巻、雜鍼經四巻、程天祚鍼經六巻、灸經五巻、曹氏灸方七巻、秦承祖偃側雜鍼灸經三巻、亡。徐叔嚮鍼灸要鈔一巻○玉匱鍼經一
巻○赤烏神鍼經一巻○岐伯經十巻○脉經十巻王叔和撰
脉經二巻梁脉經十四巻。又脉生死要訣二巻。又脉經六巻、黄公興撰。脉經六巻、秦承祖撰。脉經十巻、康普思撰、亡。黄帝流注脉經一巻梁有明堂流注六巻、亡。明堂孔穴
五巻梁明堂孔穴二巻、新撰鍼灸穴一巻、亡。明堂孔穴圖三巻○明堂孔
穴圖三巻梁有偃側圖八巻。又偃側圖二巻。神農本草八巻梁有神農本草五巻。

同 黄帝素問八巻全元越注 脉經二巻徐氏撰 華佗觀形察色
并三部脉經一巻○脉經決二巻徐氏新撰 脉經鈔二巻許建吳撰
黄帝素問女胎一巻○三部四時五藏辨診色決事
脉一巻○脉經略一巻○辨病形證七巻○五藏決一

○黄帝明堂偃人圖十二巻○黄帝鍼灸蝦蟇忌一巻
○明堂蝦蟇圖一巻○鍼灸圖要決一巻○鍼灸圖經
十一巻本十八巻 十二人圖一巻○鍼灸經一巻○扁鵲偃
側鍼灸圖三巻○流注鍼經一巻○曹氏灸經一巻○
偃側人經二巻秦承祖撰 華佗枕中灸刺經一巻○謝氏鍼
經一巻○殷元鍼經一巻○要用孔穴一巻○九部鍼
經一巻○釋僧匡鍼灸經一巻○三奇六儀鍼要經一
巻○黄帝十二經脉明堂五藏人圖一巻○老子石室

醫方者所以除疾疢保性命之術者也。天有陰陽風雨
晦明之氣、人有喜怒哀樂好惡之情。節而行之、則和平
調理、專壹其情、則溺而生疢。是以聖人原血脉之本、因
鍼石之用、假藥物之滋、調中養氣、通滯解結、而反之於
素。其善者則原脉以知政、推疾以及國。周官醫師之職
掌聚諸藥物、凡有疾者治之、是其事也。鄙者爲之、則反
本傷性。故曰、有疾不治、恒得中醫。

図 22 『隋書』経籍志（医方）の針灸に関する医書の記載

『黄帝甲乙経』十巻、『音』一巻
『黄帝八十一難』二巻
『黄帝針経』九巻
『徐叔嚮針灸要鈔』一巻
『玉匱針経』一巻
『赤烏神針経』一巻
『岐伯経』十巻
『黄帝流注脈経』一巻
『明堂孔穴』五巻
『明堂孔穴図』三巻
『黄帝素問』八巻、全元越（ママ）（起）注
『黄帝明堂偃人図』十二巻
『黄帝針灸蝦蟇忌』一巻
『明堂蝦蟇図』一巻
『針灸図要訣』一巻
『針灸図経』十一巻、本十八巻

『十二人図』一巻
『針灸経』一巻
『扁鵲偃側針灸図』三巻
『流注針経』一巻
『曹氏灸経』一巻
『偃側人経』二巻、秦承祖撰
『華佗枕中灸刺経』一巻
『謝氏針経』一巻
『殷元針経』一巻
『要用孔穴』一巻
『九部針経』一巻
『釈僧匡針灸経』一巻
『三奇六儀針要経』一巻
『黄帝十二経脈明堂五蔵人図』一巻

『玉匱針経』は呉の太医令であった呂広が赤烏二年（二三九）に撰した書で、呂広は『難経』の注解も施している。ちなみに呂広は呂博あるいは呂博望とも称されるが、幻雲史記注によると、広が本来で、博は隋代の避諱（煬帝＝楊広）という。

『赤烏神針経』についてはは不明であるが、唐令に『素問』『黄帝針経』『明堂』『脈決』『流注図』『偃側図』（人体の正面に対して偃は背面、側は左右横面をいう）とともに針生の教科書に指定され、日本令（大宝律令）でも踏襲された。

『黄帝針灸蝦蟇忌』『明堂蝦蟇経』の蝦蟇（がまがえる）は、兎とともに月に住んでいたとされる動物で、太陰暦の周期に合わせた針灸の適否を記したものである。『医心方』に類似書からの引用があり、『黄帝蝦蟇経』の伝本が現存する。

『隋志』に続く中国目録書には『旧唐書』経籍志（九四一）や『唐書』芸文志（一〇五〇）があり、唐代までの書物の伝存状況をうかがう上で役立つが、『隋志』よりは三百年以上も時代が降るものであり、むしろ日本の『日本国見在書目録』（八九八頃）が『隋志』に匹敵する価値がある。

『脈経』

西晋の王叔和の撰になる医書で、三世紀後半に成立したと考えられる。『素問』『霊枢』『難経』「張仲景方」をはじめ、当時伝えられていた医方書を整理再編成し、脈診をはじめとする診断法、経絡の概念や治療法についても記した書である。王叔和はその自序で「今、岐伯より以来、華佗に逮（およ）ぶ経論要訣を撰集し、合わせて十巻を為す。百病の根源、各々類例を以て相従え、声色証候、該

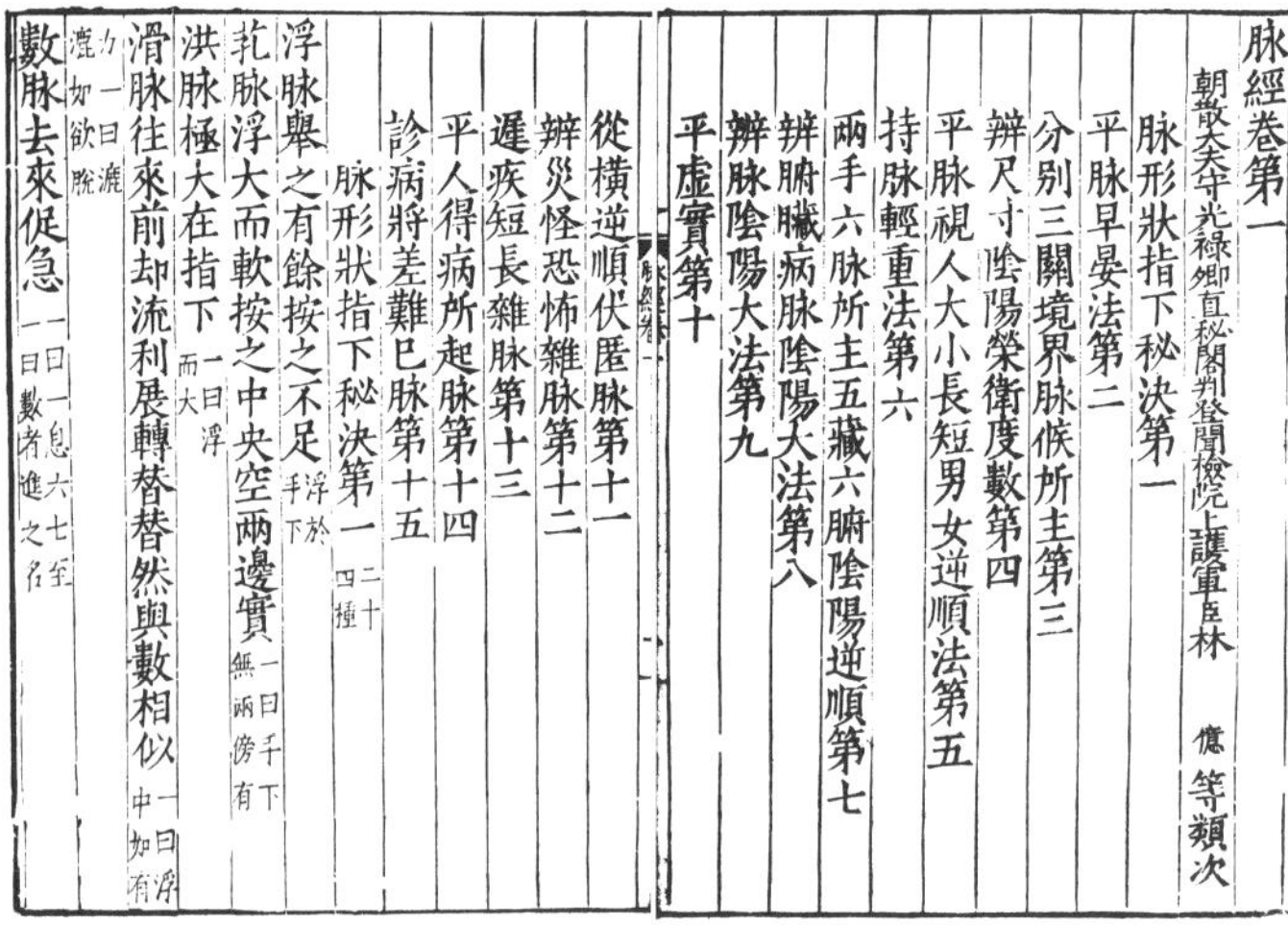
脈經卷第一
朝散大夫守光祿卿直秘閣判登聞檢院上護軍臣林　億　等類次
脈形狀指下秘決第一
平脈早晏法第二
分別三關境界脈候所主第三
辨尺寸陰陽榮衛度數第四
平脈視人大小長短男女逆順法第五
持脈輕重法第六
兩手六脈所主五藏六腑陰陽逆順第七
辨腑臟病脈陰陽大法第八
辨脈陰陽大法第九
平虛實第十
脈經卷一
從横逆順伏匿脈第十一
辨災怪恐怖雜脈第十二
遲疾短長雜脈第十三
平人得病所起脈第十四
診病將差難已脈第十五
脈形狀指下秘決第一 二十四種
浮脈舉之有餘按之不足 浮於手下
芤脈浮大而軟按之中央空兩邊實 一曰手下無兩傍有
洪脈極大在指下 一曰浮而大
滑脈往來前卻流利展轉替替然與數相似 一曰浮中如有力 一曰漉漉如欲脫
數脈去來促急 一曰一息六七至 一曰數者進之名

図 23 『脈経』（明刊、仿宋何大任本）

備せざるところ靡（な）し。其の王・阮・傅・戴・呉・葛・呂・張の伝うる所の異同は咸悉（みなことごと）く載録す」と述べているところからみても、『黄帝内経』をはじめ、当時伝存した医学書を広く引用して総合的な医学理論の書の編纂を目的としたものであることが分かる。成立以降、本書は医学の基本典籍の一つとして珍重されてきた。

『脈経』一〇巻のうち五六％が『素問』『霊枢』『難経』『傷寒論』『金匱要略』の記載文と相同するので、現伝テキストを校勘する資料として有用である。残りは、すでに失われた医書をうかがう上で貴重な文献といえる。ただ現伝本はすべて北宋時代に林億らの校訂を経たものに基づいており、巻十は原本の旧ではないと思われる。

本書の巻二に収められる平三関病候幷治宜第

三には寸口・関上・尺中の脈状から病候を診断し、それに対する針灸湯液の併用治療法が記されている。ここに経穴名二四種と薬方名七〇種が記載されている。また同篇と相似する文章をもつ敦煌文書（S三二八七）には経穴の位置の記述も残されている。

王叔和は現伝の『傷寒論』や『金匱要略』の再編に関与した人物とも称される。『傷寒論』にみられる刺灸指示のうち、部位が比較的明らかなものを列挙すると（括弧内は出現回数、可不可篇における重複は除いた）、刺針部位には大椎（2）、巨闕（1）、期門（6）、肝兪（2）、肺兪（2）、風府（1）、風池（1）、足陽明（1）、五十九穴（1）があり、施灸部位には少陰（1）、厥陰（1）がある。『金匱要略』にみられる刺針部位には労宮（1）、関元（1）、期門（2）、腨（1）があり、施灸部位には心下一寸（1）、臍上三寸（1）、臍下四寸（1）、手足両爪（1）がある。

『甲乙経』

『甲乙経』は王叔和の『脈経』とほぼ同じ頃、西晋の皇甫謐（こうほひつ）が撰したとされる書である。皇甫謐は二一五年、涼州の安定郡朝那県（甘粛省平涼県）に生まれた。皇甫が姓、謐が名である。現代の文献に時折「皇　甫謐」などと書いたものを見受けるが、それは間違い。字（あざな）は士安（しあん）。のちに自ら玄晏（げんあん）と号した。

一族の皇甫氏は当地に後漢の初頃から定住する名族で、初代は皇甫携（けい）といい、安定都尉の官にあった。子孫の皇甫棱・皇甫規・皇甫嵩らはいずれも高名な武人（将軍）であった。皇甫謐は皇甫携の七代目の子孫にあたる。しかし他の皇甫一族と違って、皇甫謐の家だけは貧しく、当地の豪族とはほど遠い環境にあった。それが少年時代の皇甫謐を不良少年へと追い立てたらしい。まもなく皇甫謐は、跡継ぎのいなかった叔父の家を継ぐことになり、四十歳になるまで叔父母と共に生活することとなった。二十歳頃まで放蕩三昧を続けていた皇甫謐は一転して学者を志し、ついに正史『晋書』の本伝に隠逸者（世俗を捨てた高邁な知識人＝高士）の代表格として歴史に名を遺すカリスマとなったのである。西暦二八二年に六十八歳で没。著書に『甲乙経』のほか『帝王世紀』『高士伝』『逸士伝』『列女伝』『玄晏春秋』『玄晏先生集』などがある。

勉強嫌いであった皇甫謐は、二十歳頃までは遊び放題だった。あるとき皇甫謐は美味しそうな果物を手に入れた。家に持って帰った皇甫謐は義母（養子に入った叔母）にそれを差し出した。皇甫謐を愛していた義母は果物を地に投げ捨て、こう言った。

「『孝経』に、親に食事を出すのみでは本当の孝行とは言えない、と書いてあります。親孝行とは親を喜ばせることです。私の望みはあなたが学問に身を入れ、自覚してくれること。それが私の喜びなのです」。

義母からとめどなく流れる涙を見て、皇甫謐は感動し、その日から人が変わったように勉学に励むようになった。

貧乏であった皇甫謐は農作業に追われる毎日だったが、それでも寸暇を惜しんで学問に励んだ。書籍を博（ひろ）く読み、百家の説に通ずるようになった皇甫謐は、周囲の官界社会に疑問を抱いた。自分の志すところは隠逸、高士の道である。俗への欲望は捨て、一心不乱に読書と著述に励んだのであった。

号は「玄晏」。「玄」とは道のこと、「晏」とは安寧の意である。弟子からは「玄晏先生」と慕われた。

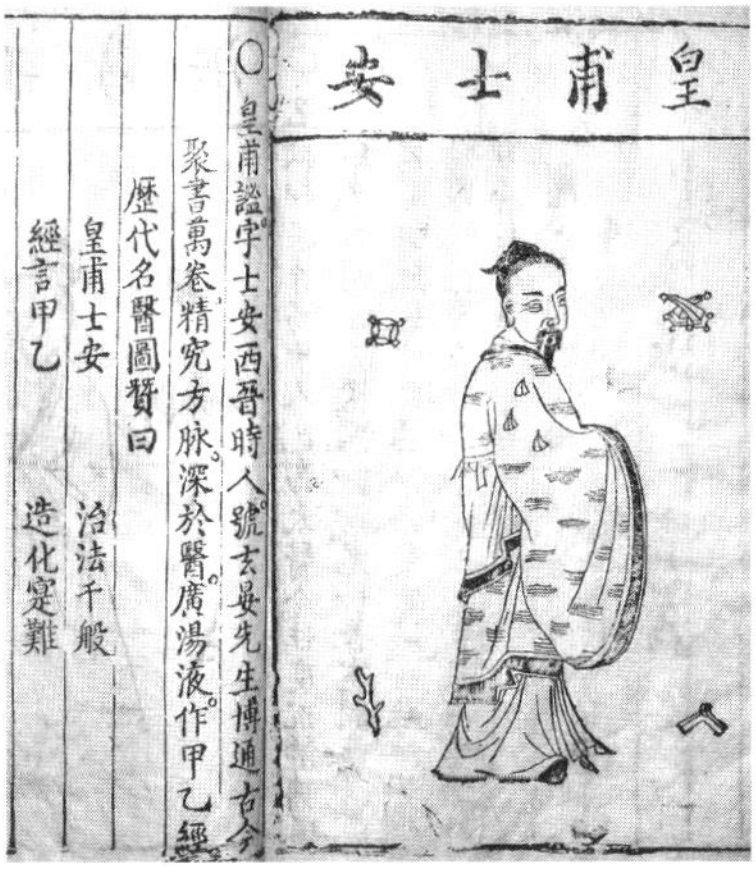

図 24　皇甫謐（明『歴代名医図姓氏』）

皇甫謐の文才は日々世に知られ、執筆の依頼は少なくなかった。終生、官職は辞退したが、西晋の武帝（司馬炎、在位二六五～二八九）からは絶大な信頼を得て、望むまま国の書籍を借り受けることができたという。

皇甫謐は哲学思想、歴史の書を多く執筆した。一方、きわめて多病であり、半身不随、さらに中毒による苦痛に責め苛められる毎日だった。よって医学にはとりわけ関心が強く、医経を長年研究し、針灸学における不朽の名著『甲乙経』を著した。

『甲乙経』は、正式には『黄帝三部針灸甲乙経』という。「黄帝の三部の書」とは何か。『素問』『針経（霊枢）』『明堂』である。皇甫謐は、紀元三世紀に存在したこれら黄帝の三書を針灸専門書として、身体部位・病気・事類別に編集し直し、『甲乙経』を著したのである。皇甫謐は序文で次のように述べている。

「華佗は性格が悪く、技術に驕って殺されてしまった。張仲景は伊尹の創始した湯液を拡充して数十巻の書を著した。仲景の書は効能灼（あらたか）である。近頃、太医令の王叔和は仲景の書を再編して有用なものとした。『七略』『芸文志』を見るに、「黄帝内経十八巻」とある。今、『針経』九巻、『素問』九巻が伝わっており、二九＝十八巻が『内経』ということになる。しかし欠落あり、文章古くして不備もある。倉公の学も基づいたと思われる『素問』は病を論ずること精致で、『針経』九巻は経脈に基づき、その義は深奥で、簡単ではない。また『明堂』の書があり、これら孔穴、針灸の治要はいずれも黄帝・岐伯に拠るところである。『素問』『針経』『明堂』三書の帰するところは同じであるが、文章が重複、錯綜して、統一性を欠いている。甘露中（二五六～二六〇）私は風病にかかり聾に苦しみ、百日の加療を行った。その身近な経験をもとに、この三部の書を整理し、事類をまとめ、余計な文を削り、精選してこの書を作ったのである」と。

『甲乙経』はもと一〇巻、のちに改変され現伝本は一二巻からなる。巻一～六では臓腑・経脈・経穴・脈状をはじめとした生理・病理が述べられ、巻七以降では病状ごとにまとめられ、経穴の主治病症を記した治療各論となっている。

巻三は経穴について記述する。経穴は所属経脈によらず、身体部位ごとにまとめられて配列される。その配列は、頭体幹は頭、背、面、耳、頸、肩、胸、腹と続き、ついで四肢は経脈別に手三陰・三陽、足三陰・三陽の順となっている。四肢の経穴は経脈の流注にかかわらず遠位から近位にむけて並べられている。各経穴については、経穴名、要穴特性、別名、位置、経脈との関係、刺灸法が詳述されている。経穴と経脈との関係については現在のそれとは異なるものもある。本巻には三四九穴が記述されている。

本書は針灸学の典範として後世に多大な影響を及ぼした。また、現伝の『素問』『霊枢』を校勘する上でも、『明堂』を復元する上でも重要な典籍である。

『肘後備急方』

『肘後備急方（ちゅうごびきゅうほう）』あるいは『抱朴子』の著者として知られる葛洪は、抱朴子と号した東晋時代の名士である。

祖父の葛系は呉の官僚。父の葛悌（かってい）の代に呉は滅び、晋に仕えた。葛洪は葛悌の三男として丹陽郡の句容（江蘇省句容県）に出生。字を稚川（ちせん）と称した。抱朴子の号は自らの素朴な性格を好むことに因むという。幼くして父を亡くし、貧乏のなか、薪を作って売って紙を購入し、方々遠くまで蔵書家を訪ね、本を写させてもらい、勉強に励んだ。その学は儒学・道家・仙術・諸子百家とあらゆる分野に及んだが、特に好んだのは仙道（不老不死の仙人になる術）である。

石冰の乱（三〇二〜三〇三年）のとき、その鎮圧に軍功を立て、洛陽に上って書籍を漁ろうとしたが、晋朝の内乱のためやむなく南に逃れて広州（広東省・広西省）に逗留し、のち郷里の句容に帰った。西晋は五胡の乱によって三一六年に亡んだが、翌年、皇族の司馬睿が南の建康（南京）に遷都して再興し、元帝として即位（東晋）。葛洪は先の戦功によって侯爵を与えられ、三二六年には高級官僚まで昇進した。晩年には子や甥を伴って広州の羅浮山に隠棲し、仙道に励み、煉丹術を研究。神仙の道を全うしたという。

葛洪の従祖（祖父の従兄弟）に葛玄という人がいる。有名な仙人の左慈の弟子であった。左慈は魏の曹操の目の前でマジックショーを行い、曹操を驚かせた。例えば、水を入れた盆の中から大魚を釣り上げてみせたり、遥か離れたところの名物を瞬時に手に入れてみせたりしたのである。その後、曹操に憎まれ、殺されそうになると、分身の術を使って惑わしたり、首を切らせたと見せかけて茅の束を切らせたりして曹操をからかった。左慈に煉丹術を習った葛玄も仙道を会得し、大酔時や猛暑の日には深い川の湖底でひとり涼んでいたという。葛玄は仙術を鄭隠に伝授し、鄭隠はそれを葛洪に伝えた。つまり葛洪は仙人・左慈の曽孫弟子ということになる。

幼くして学問を積んだ葛洪は二十歳の頃（三〇三年頃）自己の哲学を示すため著述に取り組み、戦乱の中でも筆を進め、十数年後の建武の年（三一七年）についに脱稿した。これが中国の名著

『抱朴子』である。内篇二〇篇、外篇五〇篇から成り、内篇は神仙の道を述べたものでいわゆる道家思想の書。煉丹術・不老不死の奥義が記してある。外篇は一変して儒学思想に基づくもので、道徳が中心に論じられている。

葛洪は『神仙伝』一〇巻、『隠逸伝』一〇巻、そして医書としては『玉函方』一〇〇巻、『肘後救卒方』三巻を著した。『肘後救卒方』はのちの増改を経て、現在『肘後備急方』八巻というテキストとして伝わっている。

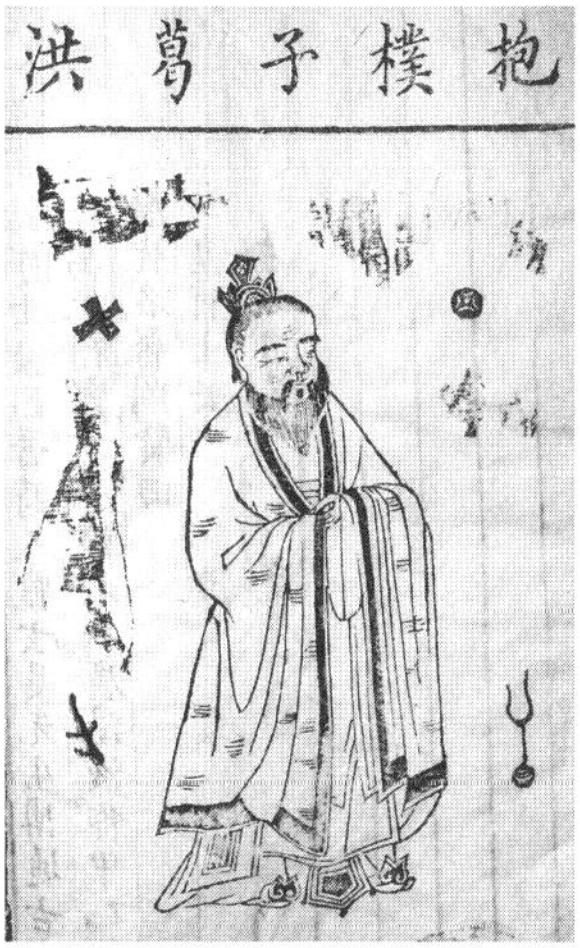

図 25　葛洪（明『歴代名医図姓氏』）

葛洪は宇宙の真理、根源を「一」と表現した。万物を生成するものは「気」であり、胎息・行気といった呼吸術を重視した。また仙人のためではなく、一般庶民の健康維持や病苦救済のために著したのが前述の『肘後救卒方』（『肘後備急方』）である。「肘後」とは肘の袂に常備すべき書、つまりハンドブックという意。救卒・備急とはいうまでもなく救急書のことである。葛洪は専門家でもない一般人が針を刺すのは危険であるとして、この本には針法を記していない。一方、一般人に灸法を奨励。しかも難しい経穴の固有名詞は使わず、すべて穴の位置は、各身体部位の寸法で表記してある。葛洪は自序で次のように述べている。

「私は古典籍の研究を行うとともに科学技術の研究も行ってきた。仲景・華佗・戴覇などの人々の書いた医方書はまさに厖大な量に及ぶ。しかしそれらは却って錯雑として利用に不便である。よって私は名方を拾遺し、整理して『玉函方』百巻を撰した。多くの諸家はそれぞれ救急の処方集を著しているが、不備の点も多く、かつ珍貴の薬物を用いているので一般庶民の役には立たない。また針灸法にしても、経脈流注に精通した専門家でないと施術しがたいものである。そこで私はその要を採って『肘後救卒方』三巻をまとめた。その処方には一般の人々にも入手の容易なありふれた薬物が使ってある。さらに灸法についても経穴名で示さず、部位の寸法で表記して、誰にでも分かるよう心掛けた」と。

まことに庶民のための救急・健康ハンドブックと言うにふさわしい。

『小品方』

『小品方』は、六朝・劉宋の陳延之の撰になる医方書で、全一二巻。五世紀後半の成立。東晋末遭遇した江南の新開地における新たな疾病、寒食散などに象徴される文化生活の爛熟、とりとめのない数の医方の集積、これらに対処すべく、経験医方と理論の整理を試み、小規模ながらも典範たるべく編まれ、『小品方』と名づけられた。陳延之のもくろみどおり、本書は唐代に国定医学教科書に採用され（唐令医疾令）、日本に伝えられて大宝律令以降、平安時代を通じ、医方書の首位の座を占め続けた。中国では北宋、日本では室町時代にはすでに失われたが、近年尊経閣文庫から古鈔本（巻二）が発見された。そこには謝霊運の『秘閣四部書目録』（四三一）の医書の部が引用されており、六朝医学史の空白を埋める資料となる。その引用文献は次のとおりである。

『華佗方』十巻
『張仲景弁傷寒幷方』九巻
『張仲景雑方』八巻
『黄素方』二十五巻
『葛氏所撰方』四巻
『阮河南所撰方』十五巻
『遼東都尉広所撰備急方』『中古備急』合二巻
『楊氏所撰方』九巻
『雑撰方』七巻
『治下湯丸散方』十巻
『治婦人方』十三巻
『治少小雑撰方』三十巻
『治眼方』五巻

『雑膏方』十巻
『范東陽所撰方』一百九巻
（以上一六件、『秘閣四部書目録』所載）
『羊中散所撰方』三十巻
『秦承祖所撰方』二十巻

巻一～十は種々の疾病に対する処方を収録し、巻十一は本草にあてられる。そして巻十二は「灸法要穴」である。「要穴」という名称が用いられたのは『小品方』が最初と思われる。巻一～十では薬剤処方は「要方」と称されており、「要穴」とはこれに対する語である。巻十二の「灸法要穴」は失われてしまっているが、わが国鎌倉時代の惟宗時俊が正安元年（一二九九）に撰した『続添要穴集』に次のような記載があって、およその想像がつく。

灸不能言第八
天聡　在亜会後一寸半　前項穴也
天窓　在前項前一寸半　亜会一名也
百会已上小品方
灸癲病狂病第十六
陰茎上宛宛中三壮

大指上叢毛中七壮或九壮
足小指本節前七壮
下縫下二七壮　小品壮（方か）
背脈　在直鼻中上灸卅壮三報
脊窮下尻骨頭　已上経　小品方同之

また鎌倉時代の『吉日抄』（撰者不詳）には『小品方』から次のような引用がある。

『小品方』云、陳延之曰、夫病、以二湯液一救二其内一、以二針灸一管二其外一。夫針術須レ師乃行。其灸則解経者、随レ手行、但依レ図詳レ文則可レ灸。野間無レ図、不レ解レ文者、遂二病所在一、便灸レ之。皆良法也。但避二其面目四支顕露処一以創瘢為レ害耳（病気は、湯液で身体の内側から、針灸で外側から治療するものである。そもそも針術というものは師匠について学んでから行わねばならない。一方、灸については医書が読めるものは（師につかなくとも）思い通りに図説に従って灸すればよい。僻地で経穴図がなく、文字が読めない者でも、病気の部位を探って灸すればよい。いずれも効果があるものだ。ただし、顔面や四肢の露出している部分に灸するのは焼痕が残るのでやめるべきである。）

このように『小品方』には『肘後備急方』と同様、針法の記載はない。いうまでもなく、針術はよほどの専門家でない限り、リスクの方が大きかったのである。『金匱玉函経』証治総例には「針能殺生人、亦能起死人（針はよく生人を殺すもまたよく死人を起こす）」とある。妙を得た言といえよう。

『諸病源候論』

隋の巣元方（太医令）らが煬帝の勅を奉じて撰した医書で、全五〇巻。大業六年（六一〇）成。文字どおり、諸々の病気の原因と症候を論じた一大病理・病因・病態学書で、現存する隋代の医書としては唯一の医書である。全六五門、一七二六の病項より成っており、古代より六朝時代を通じて中国人が得た病気に関する経験と解釈の集約といえる。唐代以降の医書における疾病分類法の規範となった。治療法は原則として記載されないが導引術（体操療法）についてはしばしば言及してある。中国中世以前の病名や病理観を知る上で、貴重な資料である。

『千金方』『千金翼方』

『千金方』『千金翼方』の著者として名高い孫思邈は古来、「真人」あるいは「薬王」などと尊称された名医、また道家（仙人）である。

京兆華原（陝西省燿県）の生まれ。生年については様々な説があるが、仮に五〇九年生まれとすると百七十一歳まで生きたことになり、いくら仙人でもいささか信じ難い。

七歳で学問を本格的に始め、一日に千余言を暗誦。洛州総管の独狐信はその天才ぶりを見て「まさしく神童である。しかしあまりの大器であるから、これを登用するのは容易ではあるまい」といったという。学は老荘・諸子百家、さらには仏典にも精通した。北周の宣帝のとき（在位五七八～五七九）、王室の内紛を避けて太白山（陝西省県の南にある名山）に遁世した。以後、唐の世になってからも、太宗（在位六二七～六四九）・高宗（在位六四九～六八三）らの招聘を受けたが、官爵を辞退し続けた。多くの名士らと交わり、師として仰がれた。

癸酉の年（六七三年）、みずから「私は開皇辛酉（六〇一年、辛丑の誤か）の生まれで、いま九十三歳である」と語った。永淳元年（六八二年）に没した。著書に『老子』『荘子』の注釈、『千金方』『福禄論』『摂生真録』『枕中素書』『会三教論』がある。以上は正史『旧唐書』の伝えるところである。

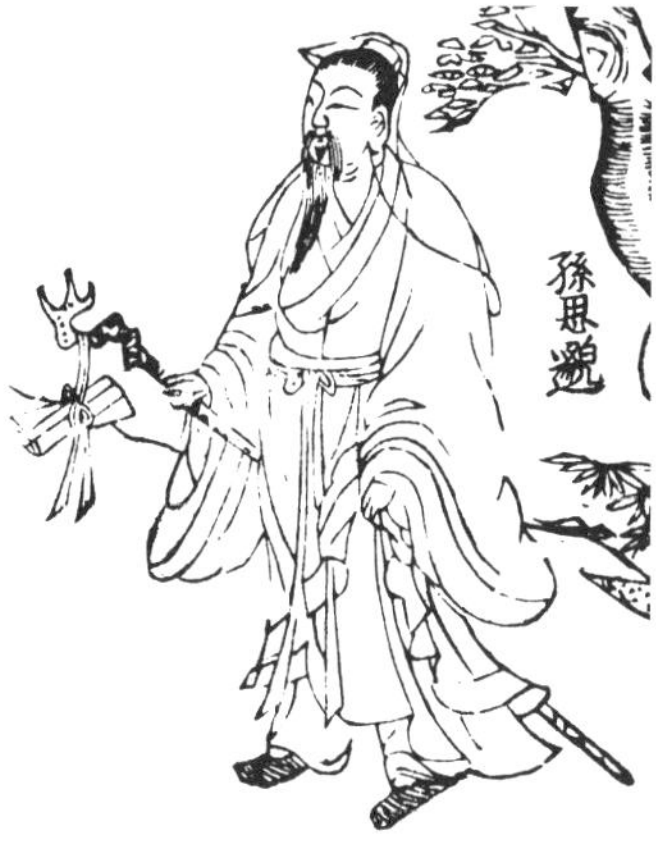

図 26　孫思邈（『列仙全伝』）

孫思邈は一時、終南山（陝西省長安の南の名山）にも隠居したことがあり、同じく終南山に居した名僧・宣律和尚（道宣）と交誼を持った。そのときのこと。

旱魃（ひでり）が続き、ある西域の僧（胡僧）が昆明池に祭壇を作って雨乞（あまご）いをすることを朝廷に申し出、許可された。しかし、雨乞いしても池の水は涸（か）れるばかり。そのとき見知らぬ老人が宣律和尚の前に現れ、「私は昆明池の龍の化身です。西域僧は皇帝を騙しているのです。池が涸れれば私たち龍一族の命はありません。どうかお助けください」と言った。宣律和尚は「私の力の及ぶところではない。孫思邈先生にお願いしなさい」と答えた。龍の化身である老人はさっそく孫思邈を訪ね、その旨を請うた。孫思邈は答えた。

「よかろう。ただし、私は昆明の龍宮に秘伝の処方三十首が隠されていると聞き及んでいる。それを持ってくればあなたを助けてあげよう。すぐに池に帰れ。池の水は満ちているだろう」。

老人は躊躇したものの、万民の救済のためであるという孫思邈の説得に遂に応じた。そして翌朝、老人は玉函（たまてばこ）に納められた三〇の処方箋を携え来て、孫思邈に献上したのであった。西域僧はみずからの罪を恥じて自殺した。

驚くべきことに、ごく最近、日本の千葉県館山市から、この龍の秘方を伝えるという『孫真人玉函方』三巻が発見された。約八〇〇年前の南宋～元時代の刊本で、金沢文庫旧蔵の天下一品である。なるほど各巻に一〇処方、計三〇の唐代の処方が収録してある。龍の秘方とは創作であろうが、孫思邈は早くから神格化されていたのである。

『千金方』三〇巻は、孫思邈が六五〇年代に著した唐代を代表する医学全書である。書名は、「人命は千金より貴い」ことに因（ちな）み、初めに医の倫理を述べ、「およそ大医になるには、素問・甲乙・黄帝針経・明堂流注・十二経脈・三部九候・五蔵六府・表裏孔穴ほか、あらゆる古典を諳（そら）んじ、精通しなければならない」、また、「世の中には、医書を三年読んでどんな病気でも治せるつもりになり、実際に臨床を三年やってはじめて病気が治らないものだと悟る愚か者がいる。医道を究めるには誠実勤勉に努力を続けるほかないのだ」とも説いている。

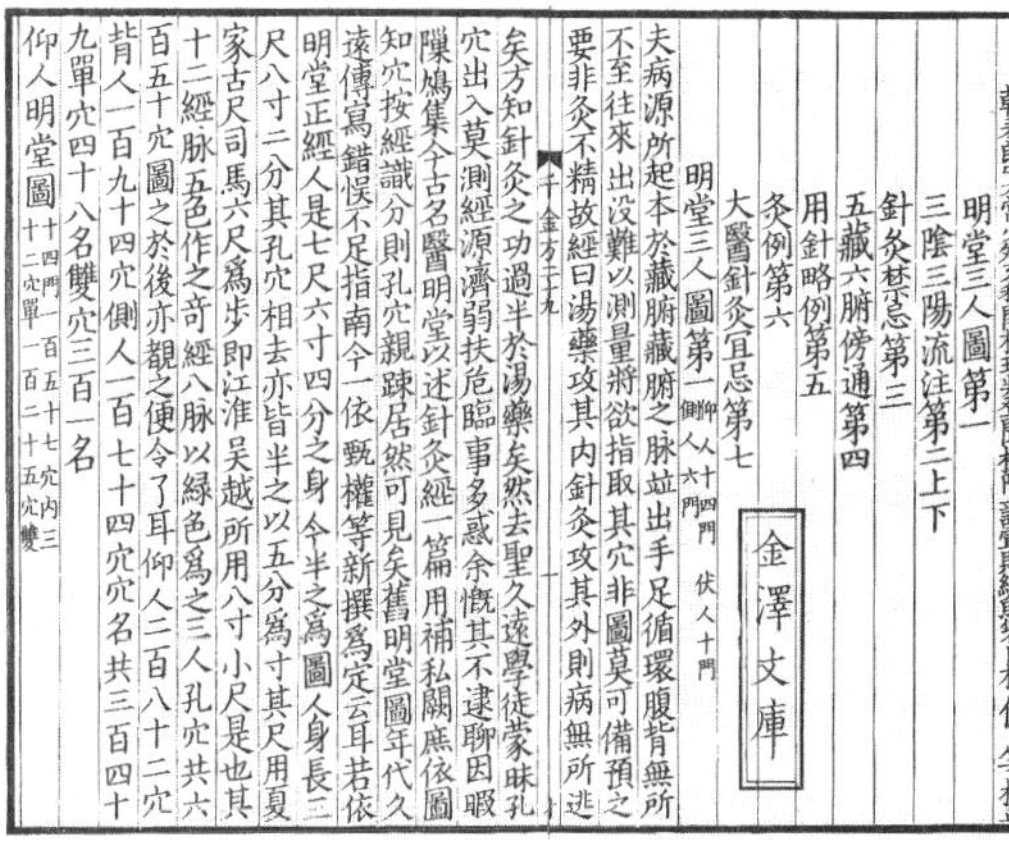
備急千金要方巻第二十九 針灸上
朝奉郎守太常少卿充秘閣校理判登聞檢院上護軍賜緋魚袋臣林億 等校正
明堂三人圖第一
三陰三陽流注第二上下
針灸禁忌第三
五藏六腑傍通第四
用針略例第五
灸例第六
大醫針灸宜忌第七
明堂三人圖第一 仰人十四門 側人六門 伏人十門
金澤文庫
夫病源所起本於藏腑藏腑之脉並出手足循環腹背無所
不至往來出没難以測量將欲指取其穴非圖莫可備預之
要非灸不精故經曰湯藥攻其内針灸攻其外則病無所逃
千金方二十九
矣方知針灸之功過半於湯藥矣然去聖久遠學徒蒙昧孔
穴出入莫測經源濟弱扶危臨事多惑余慨其不逮聊因暇
隟鳩集今古名醫明堂以述針灸經一篇用補私闕庶依圖
知穴按經識分則孔穴親疎居然可見矣舊明堂圖年代久
遠傳寫錯悮不足指南今一依甄權等新撰爲定云耳若依
明堂正經人是七尺六寸四分之身今半之爲圖人身長三
尺八寸二分其孔穴相去亦皆半之以五分爲寸其尺用夏
家古尺司馬六尺爲步即江淮吳越所用八寸小尺是也其
十二經脉五色作之奇經八脉以緑色爲之三人孔穴共六
百五十穴圖之於後亦覩之便令了耳仰人二百八十二穴
背人一百九十四穴側人一百七十四穴穴名共三百四十
九單穴四十八名雙穴三百一名
仰人明堂圖 十四門一百五十七穴内三十二穴單一百二十五穴雙

図 27 『備急千金要方』（嘉永 2 年江戸医学館影宋刊本）

ついで婦人病・小児病に巻をあてる。女性と小児を優先したのは本書の特徴である。針灸も重視した。巻二十九と三十に針灸法が詳しく説いてある。

巻二十九には明堂三人図第一と題される穴の位置を記した篇が録される。その冒頭には当時経穴学が廃れていたことを憂い、次のように述べられている。「聖人の時代を去ることすでに久しく、学徒はおろかであるし、孔穴の位置も書籍によってまちまちで、医経の源を推し測ることができず、病弱な者や危篤の状態にある者を救うに際し迷うことが多い。わたしはその未熟な者を嘆いて、暇な時を使って、ここに古今名医の明堂を集め針灸経一篇をなした。そこで図を作って経穴学習の助けとしたいが、従来の明堂図（経穴図）では伝写により錯誤が生じているため学習に役立たない。そこで甄権などが新撰した明堂図によって定とした」と。この甄権は『旧唐書』『新唐書』にも伝がみえる隋唐代の著名な医家で、ことに針灸術に秀で、『明堂人形図』などを著したとされている。孫思邈が作成した明堂図は仰人・伏人・側人の三図からなり、人体に模して縮尺され、十二経脈は五色、奇経八脈は緑色を以て彩色され、総計三四九穴が記されていたという。明堂三人図第一には明堂図は付されないが、その記述は前述の通り仰人・伏人・側人に分かたれ、総計三四九穴について穴名と取穴が録されている。

巻二十九の灸例第六には取穴の際に用いる同身寸法と一夫の法が記載される。同身寸法については「其の尺寸の法、古に依れば八寸を尺とす。仍って病を取る者、男は左、女は右手の中指の上、第一節を一寸とす。亦た長短定まらざる者、即ち大母指の第一節を横に度（はか）て一寸とす」と記述する。一夫の法については「其の一夫と言う者は、四指を以て一夫とす」と記述する。この両者は後世の取穴法に大きな影響を及ぼした。

巻三十は病症別に経穴と主治症を列記する。八章、四六門からなる。

このほか、巻二十九・三十以外の各巻にも多くの針灸に関する記述が見られる。

『千金翼方』は孫思邈が自著の『千金方』を扶翼する目的で晩年になって編んだとされる医学全書。『千金方』より道教色が濃い。三〇巻からなり、巻二十六・二十七・二十八が針灸にあてられる。巻二十六の取孔穴法第一には、甄権の明堂図を基とした三五〇穴について穴名とその位置が記される。『千金方』巻二十九の明堂三人図第一と比較すると、経穴の類別と記載配序が異なっている。一穴の増加は、気衝が腹第三行に「在帰来下一寸、鼠上一寸」、足太陰脾経に「在陰股内動脈」と二度出現することによる。取孔穴法第一より以降、巻二十八まで病門に分かたれ針灸治療法が述べられる。

『外台秘要方』

唐の王燾(おうとう)の撰になる全四〇巻の医学全書で、七五二年に記された序文には次のようなことが書かれている。

「自分は幼いとき病気が多く、そのため成長してから医術を研究した、名医に遭遇すれば必ず教えを乞うた。幸い出世することができて何度も宮仕えをし、尚書省に二〇年余りも出入りし、長年国家の図書館中の書籍に接してその深奥を窺い知ることができた。親戚のことが原因で左遷され、東西南北あちこちと移り住み、その間あらゆる悪性の病気に悩まされたが、経方によって生き長らえたのはみなその神効のお蔭である。その妙は筆舌に尽くし難い。よって古来から現在に至る数多くの医薬文献を集め、整理編集した。名づけて『外台秘要方』という。あえて広く世に行われることを目的とするものではない。ただ後賢の資料とし、これら名方の隠滅を恐れるがためである」。

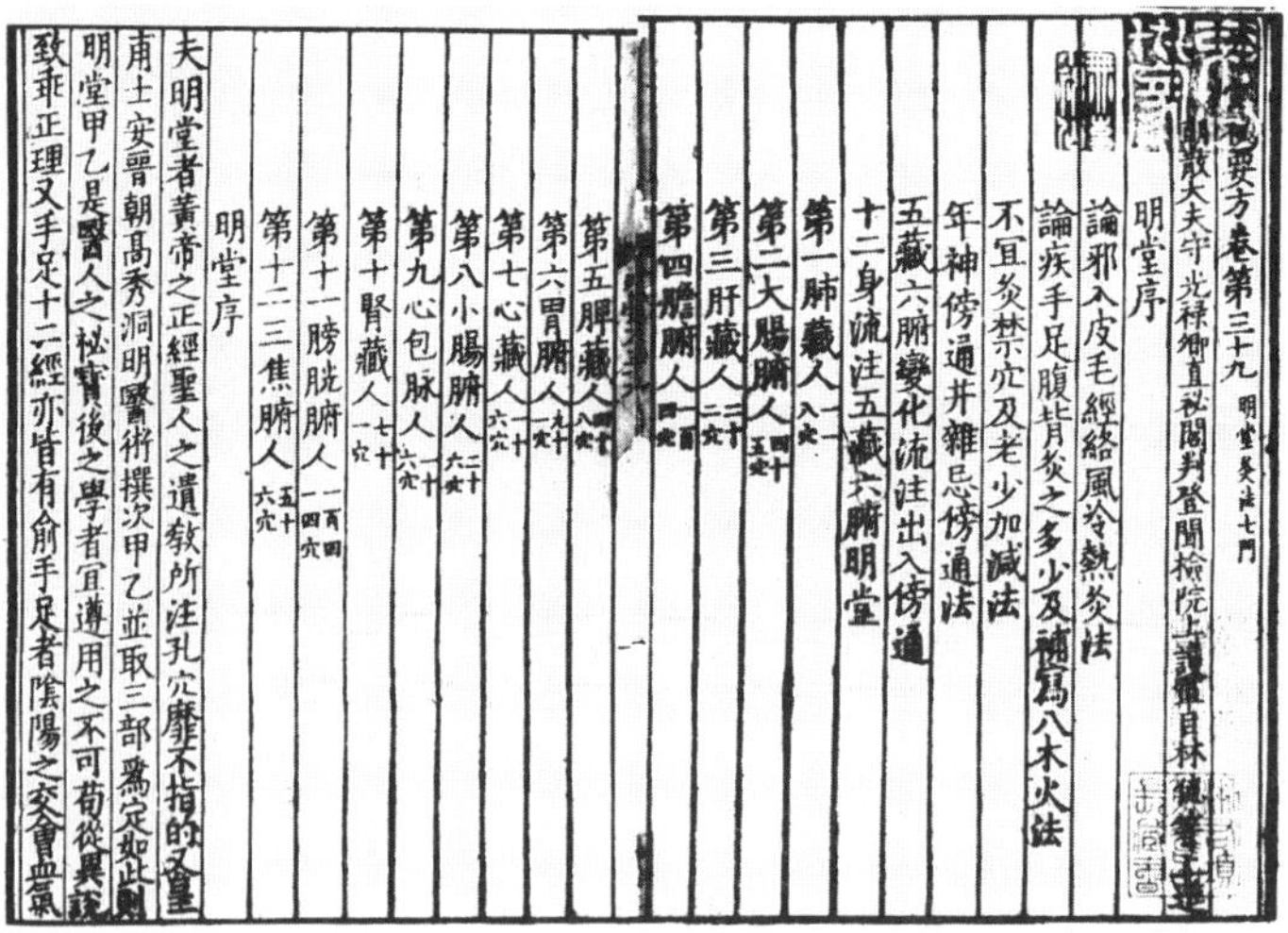
外臺秘要方卷第三十九　明堂灸法七門
朝散大夫守光祿卿直秘閣判登聞檢院上護軍臣林億等上進
明堂序
論邪入皮毛經絡風冷熱灸法
論疾手足腹背灸之多少及補瀉八木火法
不宜灸禁穴及老少加減法
年神傍通并雜忌傍通法
五藏六腑變化流注出入傍通
十二身流注五藏六腑明堂
第一肺藏人 八穴
第二大腸腑人 四十五穴
第三肝藏人 二十穴
第四膽腑人
第五脾藏人
第六胃腑人
第七心藏人 一十六穴
第八小腸腑人 二十六穴
第九心包脉人 一十六穴
第十腎藏人
第十一膀胱腑人
第十二三焦腑人 五十六穴
明堂序
夫明堂者黄帝之正經聖人之遺教所注孔穴靡不指的又皇甫士安晉朝高秀洞明醫術撰次甲乙並取三部爲定如此則明堂甲乙是醫人之秘寶後之學者宜遵用之不可苟從異說致乖正理又手足十二經亦皆有俞手足者陰陽之交會血氣

図 28 『外台秘要方』（南宋紹興間刊本。静嘉堂文庫所蔵）

本書は唐以前の多くの医書を採集して編まれたもので、すべて依拠する文献名を明記してあり、古医書の校勘や、すでに失なわれた古医書の復元研究に関して高い資料価値を有する。ただし現伝本は一〇六九年の北宋刊本に由来する。

巻三十九は明堂灸法にあてられ、『素問』『九巻』『甲乙経』『千金方』および甄権や楊玄操など諸家の灸法をもとに編まれている。「十二身流注五蔵六腑明堂」と題された篇には、肺人、大腸人、肝人、胆人などと項目が立てられ、経穴について記述されている。収録穴数は三五七。『甲乙経』の三四九穴に加え、後腋・転谷・飲郄・応突・脅堂・旁庭・始素および膏肓兪の八穴が加えられている。

『外台秘要方』では、「針は能く生人を殺すも、死人を起こす能わざるなり」として、「今並びに針経を録さず、唯だ灸法を取るのみ」といい、実際、全巻にわたり引用文中の「針」「刺」の字が「灸」に改変されている。これは当時、未熟練な医師による針術の弊害が世に蔓延していたという状況を反映したものと考えられている。しかし王燾とて人の子、改変ミスはある。巻二十七の小便不通方に「有青脈、針挑血出」(『崔氏方』)、巻九の十方に「灸刺手神門」(『千金方』)とあるのがそれである。

敦煌医書

今から一一〇〇年余り前の二十世紀初頭、シルクロード上の都市、中国甘粛省の敦煌からおびただしい数量の古文書類が発見された。敦煌の南二〇キロメートルの地に有名な莫高屈(ばくこうくつ)千仏洞があり、ここには四世紀の中頃から十三世紀にかけて六百余りの洞窟が掘られ文化が刻みつけられてきた。十九世紀の末には廃墟と化していたが、そこに住み着いたある道士が、偶然、一洞窟の壁の穴から、古文書のぎっしりと積まれた三メートル四方の部屋を発見したのである。

出現した古文書は約五万点。当時中国は清朝末期の混乱期。折から中央アジアを踏査していた列強国の探検隊の目にとまり、争奪の結果、世界に四散した。大英博物館に入ったスタイン文書、フランスの国立パリ図書館に入ったペリオ文書、ロシアのエルミタージュ博物館に入ったオルデンブルグ文書、日本に入った大谷文書・天理文書・李盛鐸文書などである。これら敦煌文書中には医薬書も少なからず含まれていた。

その数、一〇〇余点。また敦煌文書とは別に、同じ頃、西方のトルファン（高昌国）や内モンゴルのカラホト（黒水城）などでも列強国による遺跡の発掘が行われ、医学書が出土した。これら敦煌・西域文書の針灸関係には、『素問』『霊枢』『明堂』『難経』『甲乙経』と同類文をもつ各残巻、また『灸経明堂』『新集備急灸経』、失名灸経図（図29）などがあり、脈書では、弁脈法、『平脈略例』『玄感脈経』などがある。いずれも唐以前の旧態を伝える医書として貴重な資料である。一例を挙げよう。

世界で最初に印刷された医学書は何か。この問いに答えられる人は医学史の分野でもあまりいないであろう。現在知りうるかぎり、答えは「一般家庭向けのお灸の手引き書で、唐の長安の都で九世紀半ばに印刷された『新集備急灸経』」である。

残念ながらその現物は遺存しないが、さほど降らぬ時期にそれを写したものが存在する。咸通二年（八六二）写の敦煌本『新集備急灸経』（パリ図書館所蔵。ペリオ二六七五）（口絵4）である。

その表（正）面はおよそ二九行。紙面の左下半を欠損。首に「新集備急灸経一巻　京中李家於東市印」とある。紙面左上には頭上二髷の人体上半図が残存している。その裏（背）面は四三行。末尾に「咸通二年歳次辛巳十二月廿五日衙前通引並通事舎人范子盈（はんしえい）、陰陽氾景詢（はんけいじゅん）二人写記」とある。

表裏（正背）の筆は別人である。どちらかが范子盈、どちらかが氾景詢の筆であろう。正面でい

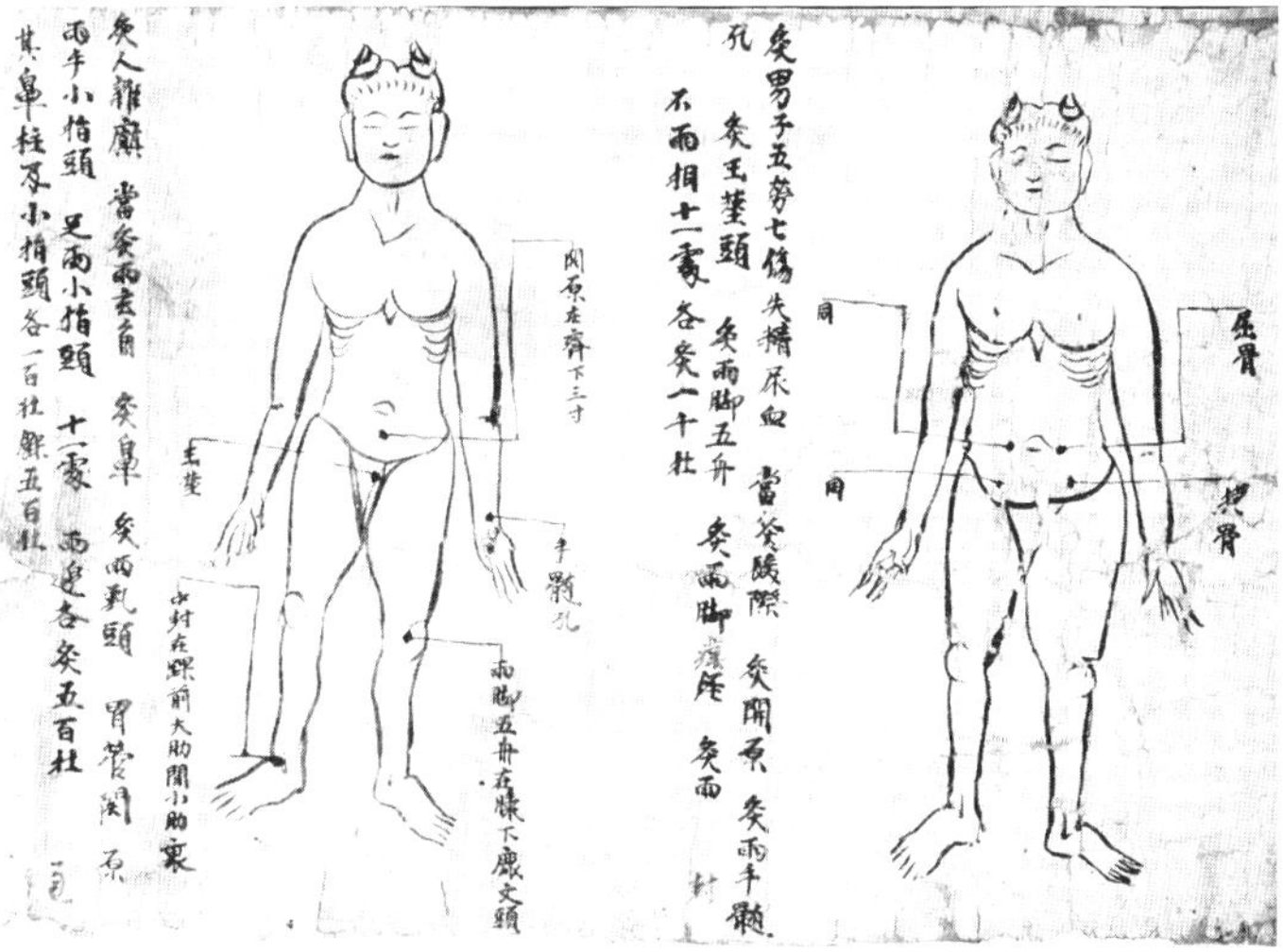

図29　敦煌医書『失名灸経図』（S 6168）の部分

えば、髻髪人物を中心としてあと数行（九行前後か）分の紙があったろう。背面はおそらく一〇行前後を欠損して正面から続く『新集備急灸経』の後半部である。このことは正面の序文「灸経云、四大成身、一脈不調、百病皆起、或居偏遠州県路遙、或隔山河村坊草野、小々灾疾薬耳難求、性命之憂、如何所治、今略諸家灸法、用済不愚、兼及年月日等人神、幷諸家雑忌、用之請審詳、神倹無比」の記載から推断できる。「略諸家灸法」が正面、「年月日等人神、幷諸家雑忌」が背面に相当するのであろう。背面の人神所在については敦煌本『灸経明堂』（スタイン五七三七）や『黄帝明堂灸経』『座右抄』『吉日抄』『医心方』『黄帝蝦蟇経』『劉涓子鬼遺方』などにも類似の記述が見られ、中国および日本の中世以前においてさかんに用いられた医術であった。

「京中李家於東市印」とは「長安の李家が東市で印行した」という意である。これについては近年、妹尾達彦中央大学教授の詳細な研究がある。「李家」は九世紀、長安東市の印刷業者と推定される。当時長安の繁華街は東部中央にあり、東市はその商店街（商品製造販売センター）である。妹尾教授は「東市とその周辺地区は、長安城内のみならず全国的な情報センターであった。このような環境のもとで、東市の李家や刁家は、最新の暦や暦注、医書についての情報を収集して印刷し、全国販売することができたと考えられる」という。日本からの留学生も東市でショッピングに興じ、情報・物品を持ち帰ったに違いない。

世界最初の印刷医書は一般向けの灸の書（おそらく一枚物か二枚物）であった。これは特殊技法を要する針と、素人にも容易な灸との決定的違いである。

第七章

宋元の針灸書

七世紀初に建国され、強大な国力と華麗なる文化を誇ったさしもの唐王朝も、九世紀後半、王仙之に続く黄巣の乱によって根底から揺らぎ、九〇七年ついに朱全忠（後梁太祖）によって滅亡した。これより約五〇年間、乱世の五代が続き、九六〇年に至り趙匡胤（宋太祖）によって宋王朝が建てられた。宋は中央集権制を強化して国力の充実を図るとともに、学問を奨励して大規模な書籍の編集事業を推進した。

北満洲奥地のツングース系民族・女真族は、一一一四年その支配者・遼を満洲の地から追い、翌年首領阿骨打（アクダ）（金の太祖）は帝位について国号を金と称した。一一二五年、第二代の太宗は遼を滅ぼし、翌年には宋の首都汴京（開封）を陥落させ、江北の地を占領、一一二七年、徽宗・欽宗父子をはじめとする多くの捕虜、厖大な戦利品を獲て北に帰った。

捕虜を免れた徽宗の子康王は、河南に逃れて即位し、南宋第一代の高宗となった。一一三八年には臨安（杭州）への遷都を余儀なくされた。以後元に滅ぼされるまで、臨安に都を置き、江南の地を制した宋朝の時代を南宋（一一二七～一二七九）といい、これに対し中国全土を支配した宋王朝前半を北宋（九六〇～一一二七）と称している。

一方、江北の地を制した金は、第三代熙宗の一一四二年、南北の国境を定めて宋と和睦したが、クーデターによって第四代皇帝の座についた海陵王は、一一五三年燕京（北京）に遷都。一一六一年には大軍をもって南を攻めたが失敗した。第六代章宗以後は国力が衰え、宋の反撃に苦渋した。

第七代衛紹王のとき蒙古の侵略を受け、第八代宣宗のとき燕京から開封へ都を退き、さらに河南の地を転々とし、ついに第九代哀宗の一二三四年、蒙古と宋の連合軍によって滅ぼされた。金（一一一五〜一二三四）とはこの金王朝の支配した時代である。だから、年代的には南宋時代の前期と重複している。

一二〇六年、チンギス゠ハンのもとに統一されたモンゴル帝国は、太宗オゴタイ゠ハンの一二三四年、金を征服して華北農耕地帯に進出した。やがて空前の世界帝国となったモンゴル帝国は、統合に困難を来して分国化する。アジアの東方領に拠ったチンギス゠ハンの孫、世祖フビライ゠ハンは大都（北京）に遷都して、一二七一年に元朝を開き、中国支配を本格化。一二七九年には南宋を滅ぼし、中国全土を征服した。一二七一年より一三六八年の崩壊に至る約一〇〇年間、中国では元の時代が続く。

『太平聖恵方』

宋の建国より間もなく、開宝元年（九六八）には高継冲が『傷寒論』を校訂、同六、七年には『開宝本草』が成り、次いで雍熙三年（九八六）には賈黄中らが厖大な医学全書『神医普救方』一〇〇〇巻を編纂したと記録に伝えられるが、今日いずれも伝本はない。現存する北宋最古の医学書は『太平聖恵方』である。

本書は王懐隠をはじめ、王祐・鄭彦・陳昭遇ら四人が太宗の勅を奉じて編纂した国定医方書。全一〇〇巻よりなる。太宗みずから一〇〇〇余方を集め、太平興国三年（九七八）に医官院に命じて全国より秘方一万余方を収集させ、王懐隠らに整理・編集させたもの。淳化三年（九九二）に出版され、公布された。

巻一〜二には診断法と用薬法、巻三〜七には五臓諸病、巻八〜十四には傷寒、巻十五〜五十九には内科雑病、巻六十〜六十八には外科、巻六十九〜八十一には婦人、巻八十二〜九十三には小児、巻九十四〜九十五には神仙・丹薬方、巻九十六〜九十八には食療・補益方が記され、巻九十九には「針経」が録され、一六五の経穴・奇穴について、名称、要穴特性、別名、位置、経脈、主治、刺灸法が記されている。巻百には「明堂」が録され、灸法に関する記述とともに各穴の位置と主治症が記され、また小児の灸法も記されている。のちに、巻九十九は『銅人針灸経』として、巻百は『黄帝明堂灸経』として単行された。後者は元・竇桂芳により『針灸四書』（一三一一刊）に編入され、また日本では単行和刻され流布した。すでに伝わらない医薬書の逸文も多い。

太平興国初版本に次いで紹聖三年（一〇九六）に小字本が刊行されたらしいが、両者ともに伝存しない。現在最古の刊本は紹興十七年（一一四七）に出版された南宋刊本である。

王惟一の銅人製作と著述

経穴経脈学の源流をたどれば、その原典は漢代に成立した『明堂』にある。この書を巡って三国六朝から唐代の医家らが研究を重ね、いくつもの経穴経脈学書が著された。例えば、秦承祖・楊玄操・甄権・楊上善といった人々によるものがある。これらは個人的見解の相違によって統一性を欠く点が少なくなかった。

北宋時代に入ると国家による医療政策が推進され、かつ急速に進歩した印刷技術によって医学書が出版されるようになり、国家規模で医学の標準化が図られた。このような状況を背景に、経穴経脈学の統一標準化に寄与したのが、王惟一である。

王惟一の生没年は不詳。十世紀の末から十一世紀の後半にかけての人と推定される。一説に、蘇州（江蘇省南部）の出身で、名は惟徳ともいう。宋の仁宗のとき（一〇二三～一〇六四）、翰林医官、朝散大夫、殿中省尚薬奉御、騎都尉の職にあり、賜紫金魚袋の栄誉に浴した。

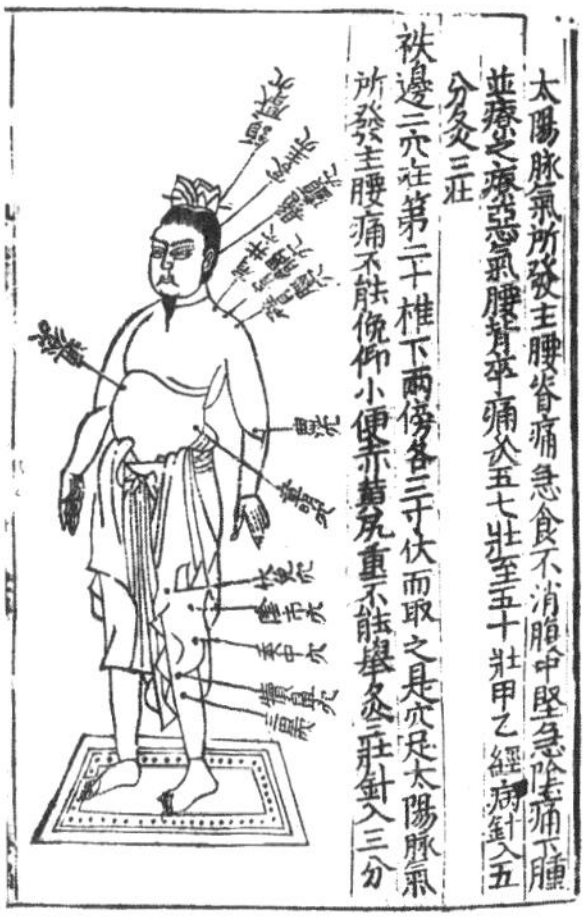

図 30 『太平聖恵方』巻 99 の部分（旧金沢文庫本。蓬左文庫所蔵。重要文化財）

王惟一は三つの大きな足跡を遺した。『銅人腧穴針灸図経』を著したこと。針灸銅人形を鋳造せしめたこと。『難経集註』を編纂して後世に伝えたこと。いずれも針灸学の継承と普及にあたって欠くべからざる功績であった。

仁宗の侍医である殿中省尚薬奉御の王惟一は、医薬の知識に通暁していたが、とりわけ針灸に巧みで、意を経穴経脈の研究に注ぎ、天聖四年（一〇二六）『銅人腧穴針灸図経』三巻を著した。この書は先に述べたように、従来不統一であった経穴経脈学の統一標準化を意図したもので、十四経脈の流注を明示、経穴を三五四に定め、各々の位置・所属経脈・主治などを図とともに示した書で、経脈経穴の標準テキストとなった。当初は開封（河南省中部）にあった医官院に石碑を刻して建立。一般公開され国家試験を目指す学生たちのテキストになった。「腧穴」の「腧」は普通「ゆ」と読むことが多いが、正しくは「しゅ」と読む。

この石碑は南宋代には臨安（浙江省杭州市）、元代には北京の当局に運ばれたらしい。一九六五～七一年、『銅人腧穴針灸図経』の天聖原刻石碑の残片が明代北京城址より出土し、その存在が立証された。

石碑に彫られ公開された『銅人腧穴針灸図経』三巻は、天聖七年（一〇二九）二月、印刷に付され、冊子本となって全国の役所に配布された。

現伝本としては明刊の三巻本と、一一八六年刊の五巻本に基づく二系統のものが流布し、また、明代に北宋の原碑を再刻した碑石（すでに亡失）の明拓本が宮内庁書陵部などに現存している。

明拓本によると本書は次のように構成される。巻上は、十四経脈について経脈ごとに流注・病症を挙げ、それに所属する経穴が記載される（穴の位置は細字双行にて記される）。経脈の記載順は手と足に大別し、陰脈と陽脈が交互に並べられ、最後に督脈、任脈と続く。記載経穴数は三五四。巻中・下は身体部位ごとに経穴が分けられ、経穴名、別名、位置、経脈、主治、刺灸法、避忌が詳述される。記載経穴数は三五四。巻下の末には「穴腧都数」が付せられ、身体部位ごとに経穴名とその位置が記される。記載経穴数は三五〇、聴会・（膝）陽関・（腰）陽関・兌端の四穴が欠落している、また、中注の穴名が中渚と誤記されている。この三五四穴は『甲乙経』と比べると五穴多く、青霊、厥陰兪、膏肓兪、霊台、陽関が増加している。

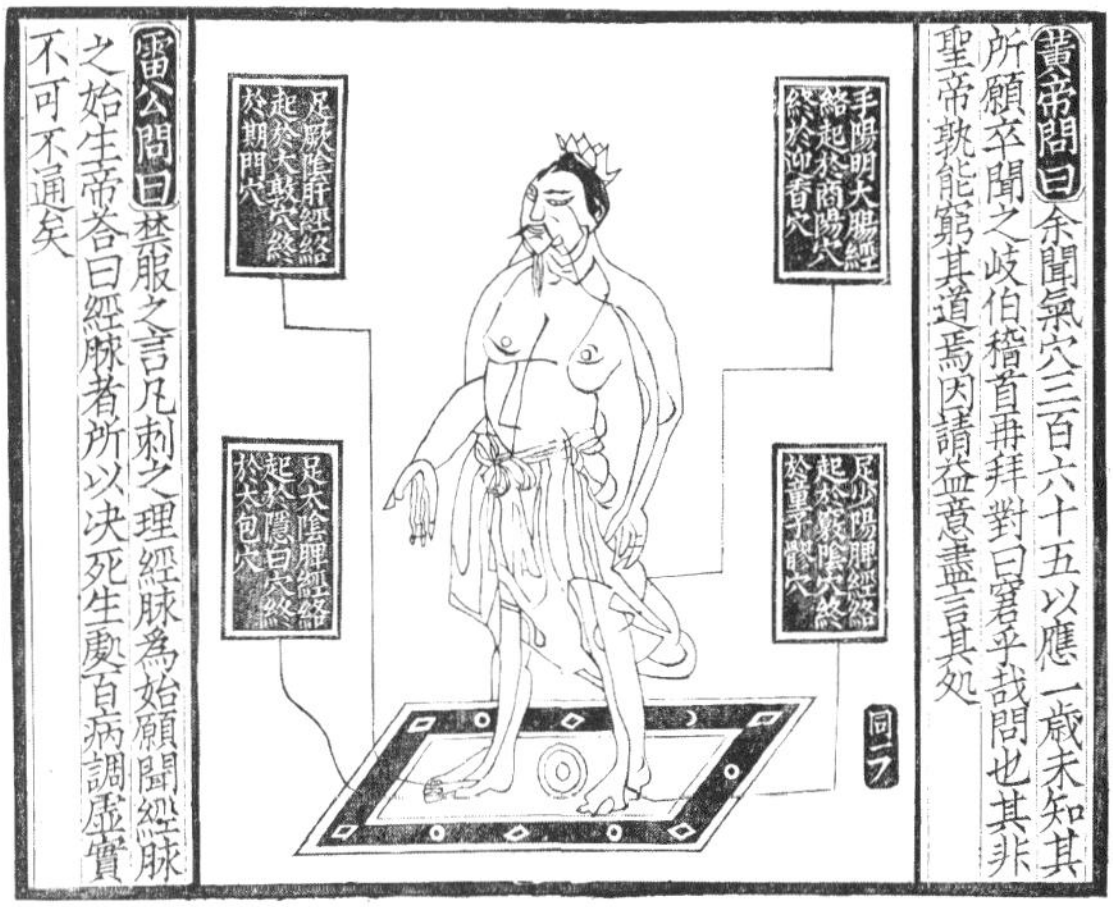

図 31 『銅人腧穴針灸図経』（宣統元年影元刊本）

『銅人腧穴針灸図経』の刊行に先立つ天聖五年（一〇二七）十月、王惟一は仁宗の勅命のもと、医官院において『銅人腧穴針灸図経』を具体化した銅製の人形（腧穴銅人式）二体を鋳造せしめ、一体を医官院に置き、もう一体は開封東北にあった大相国寺の仁済殿に置いた。この銅人形には全身に規定の経穴が穿たれ、試験の際には蠟を塗り、受験者は試問の経穴に針を刺し、見事貫通すれば合格となったという。あるいは銅人形の中には水銀の入った皮袋を入れ、貫通した受験者の手掌には水銀の玉が落ちる仕組みになっていたともいうが、定かではない。

『難経』は後漢代に成立後、数々の注釈書が著された。針灸学を研究した王惟一が重要視したことは言うまでもない。王惟一は歴代の『難経』の注釈家、呂広・丁徳用・楊玄操・虞庶・楊康侯らの諸説を集め、校正を施し、『難経』の最善テキストを作った。王惟一の職が翰林医官であったことから、これを名づけて『王翰林集註黄帝八十一難経』と言い、俗に『難経集註』という（成立年次は不詳）。後代、『難経』と言えば元の滑寿（伯仁）の『難経本義』が主流となったとはいえ、『難経』の最善本は今なお『難経集註』をおいては他にはない。王惟一の針灸学に果たした貢献は計り知れないものがある。

『素問入式運気論奥』

劉温舒（りゅうおんじょ）の著になる『素問』の運気論に関する研究・解説書である。全三巻。劉温舒の経歴は不詳であるが、現伝の『素問入式運気論奥（そもんにゅうしきうんきろんおう）』には元符二年（一〇九九）の自序があることから、その成立年次が知られる。またそこに記された官職名から、当時、朝散郎大医学司業（正六品）の地位にあったことがわかる。

本書は、巻上：五行生死順逆・十干・十二支・納音（なっちん）・六化・四時気候・交六気時・日刻・六気標本・五行生成数、巻中：五天之気・五音建運・月建・天地六気・主気・客気・天符・歳会・同天符・同歳会・南北政、巻下：大小気運相臨同化・紀運・歳中五運・手足経・勝復・九宮分野・六十年客気・六病・六脈・治法の計三〇篇にわたって論じられ、随所に図表が付されている。

本書は劉完素などの医家に影響を与えたが、とりわけ日本では好まれ、慶長十六年（一六一一）の古活字版を皮切りにいく度も版を重ね、大量に流布した。明の熊宗立（ゆうそうりつ）刊本がそのきっかけを作ったのであろう。中国には本書の注解書はなく、わが国では吉田宗恂（そうじゅん）『運気一言集』（一五四〇成・一六五四刊）、回生庵玄璞『運気論口義』（一六三五刊）、鵜飼石斎『運気論奥句解』（一六四六刊）、松下見林『運気論奥疏鈔』（一六六五序刊）、三屋元仲『運気論奥纂要全解』（一六八四序刊）、岡本一抱（おかもといっぽう）『運気論奥諺解』（一七〇四刊）、香月牛山『運気論奥算法俗解』（一七二七刊）などが著されたことも、本書の好評ぶりを示すものである。

『存真環中図』

中国で医学目的の解剖が行われた最初の記録は『漢書』王莽伝中に見える。すなわち新の王莽が天鳳三年（紀元一六）に政敵翟義の残党王孫慶を捕えて解剖せしめ、医療の参考に供したという記事である。その後中国では長らくこの種の解剖は行われなかったようであるが、北宋の慶暦五年（一〇四五）に至り、広西において欧希範ら謀反人五六名が処刑され、解剖された。このとき医師や画工が詳細に観察し、蔵府図が作製された。『欧希範五蔵図』である。本書は後に失われてしまったが、「欧希範正面図」の一図のみはここに述べる『存真環中図』を介してわが国の『頓医抄』、あるいは明末の『循経考穴編』中に収録されている。

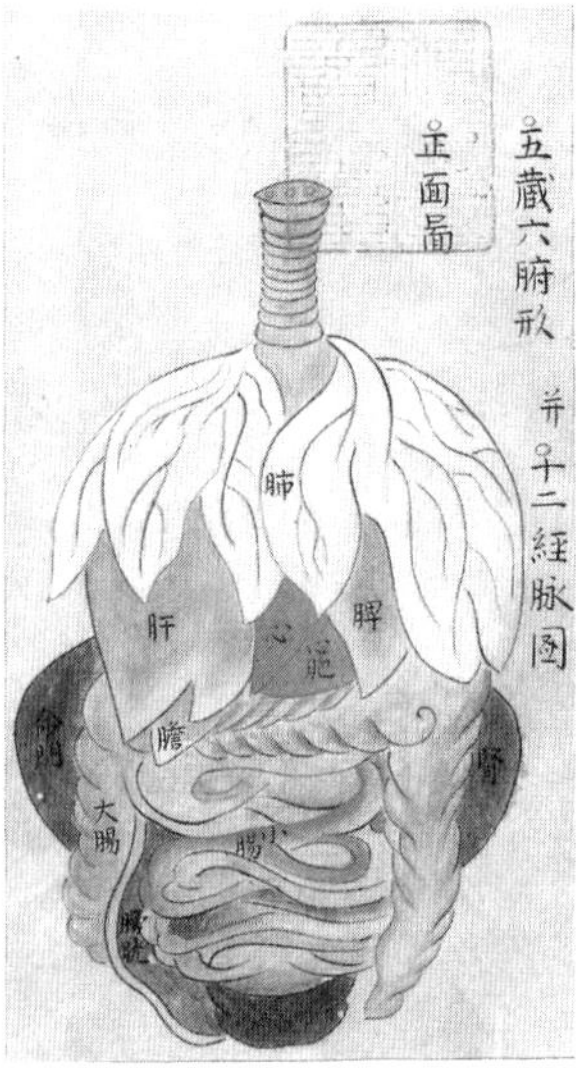

図32 『存真環中図』（『万安方』巻54。内閣文庫所蔵）

欧希範ら解剖の約六〇年後、崇寧年間（一一〇二～一一〇六）に安徽泗州で処刑された賊がさきの『欧希範五蔵図』を補訂するため解剖に付され、楊介らの医師や、画工らによって詳細が記録された。楊介は後年これを校訂し、十二経脈図を合わせ、政和三年（一一一三）、『存真環中図』と題した書を成した。存真とは五蔵六府図、環中とは十二経脈図のことである。本書もまた後代失われたが、存真図と図説は梶原性全の『万安方』（一三二七成）巻五十四（図32）などに転録されており、ほぼその旧態を知ることができる。本書は北宋の実証主義の風潮下に成ったもので、中国解剖学史上重視される。

『膏肓腧穴灸法』

処置のしようのないこと、手のつけようのないことを「病膏肓（やまいこうこう）に入る」という。また不治の病を「膏肓の病」という。膏肓は経穴名でもあり、膏肓兪穴（腧穴）は脊柱第四椎の下、第五椎の上、両傍約三寸のところ、経脈では足太陽膀胱経に属する要穴である。昔から膏肓は針薬の及ばぬところであり、逆に灸すればあらゆる病気を治す万能穴と考えられてきた。

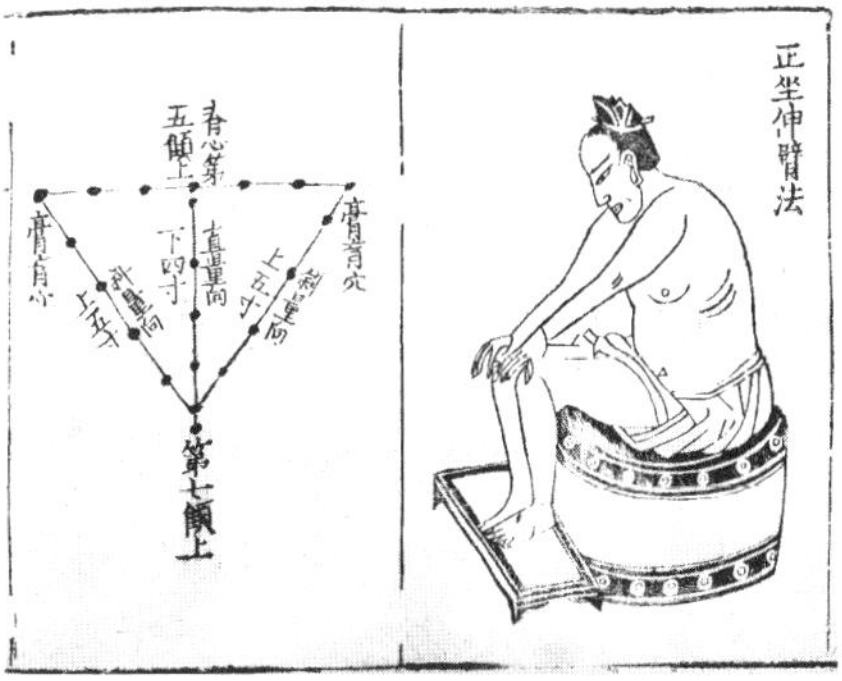

図33　『膏肓腧穴灸法』（金沢文庫本『孫真人玉函方』に合綴）

『膏肓腧穴灸法』（『膏肓灸法』『灸膏肓腧穴法』とも）は、南宋の官僚であった荘綽（そうたく）（清源の人。字は季裕）が、自己の治病経験から膏肓灸法の有効性を知り、従来の説を集めて建炎二年（一一二八）に著した灸書である。前述の新発見、金沢文庫本『孫真人玉函方』に合綴されているのが現存最古の刊本で（図33）、これには紹興十二年（一一四二）の増補記事がある。孫思邈、王惟一の書を引用し、さらに膏肓の種々の取穴法、効能、施術法、治験例等を図入りで列記している。灸法が一般に広く行われたことを示す資料である。

『針灸資生経』

著者の王執中は瑞安（浙江省瑞安）の人で、乾道己丑（五年、一一六九）の進士という。また従政郎澧州教授の職にあったとも伝えられる。本書には初刊時の徐正卿（承議郎提挙淮南東路常平茶塩公事）の序がついており、これによって嘉定庚辰（十三年、一二二〇）に初めて版に付されたことがわかる。また同序から執中の字が叔権であったことが知られる。本書は従来の針灸関係の文献を多数援用し、自己の豊富な経験を加味して著述された針灸書である。

内容は、巻一では頭・面・肩・背兪・側頸項・膺兪・側腋・腹・側胸、そして手足の三陰三陽の各部分について計三六〇の経穴を列挙し、その位置・主治・針灸法を解説している。引用文献には『難経疏』『明堂経（上・下）』『針経』『銅人経』『針経（許希）』『甲乙経』などが用いられ、また経穴部位を示す人形図が四十六図挿入されている。巻二では、「針灸須薬」「針忌」「孔穴相去」「定髪際」「論同身寸」「審方書」「穴名同異」「点穴」「論壮数多」「艾炷大小」「点灸瘡」など具体的針灸法について説明する。さらに、巻三には虚損・消渇・膀胱・小腹・大小便・痔・霍乱・嘔吐・胃など、巻四には心・癲・風・咳嗽・積聚・腹満など、巻五には諸痛・手足・脚気など、巻六には耳・目・口・歯・鼻・咽喉・唇・頭・面など、巻七には傷寒・発背・瘻瘤・瘰歴・歴節・瘡・蠱毒・犬傷および婦人などに関して、計一九三の病証を挙げ、針灸治療法を記述している。しばしば薬物療法（薬方）を併記しているが、これは巻二「針灸須薬」で『千金方』を引用し、「もし針して灸せず、灸して針せざれば良医にあらざるなり。針灸して薬し、薬して針灸せざればまた良医にあらざるなり」と主張する著者の医学観をあらわしたものといえる。

『備急灸法』

聞人耆年の著した針灸書で、全一巻。巻首に「宝慶丙戌正月望、杜一針防禦壻檇李聞人耆年述」とあるところから宝慶二年（一二二六）の成立になることが知られる。聞人耆年なる人物について

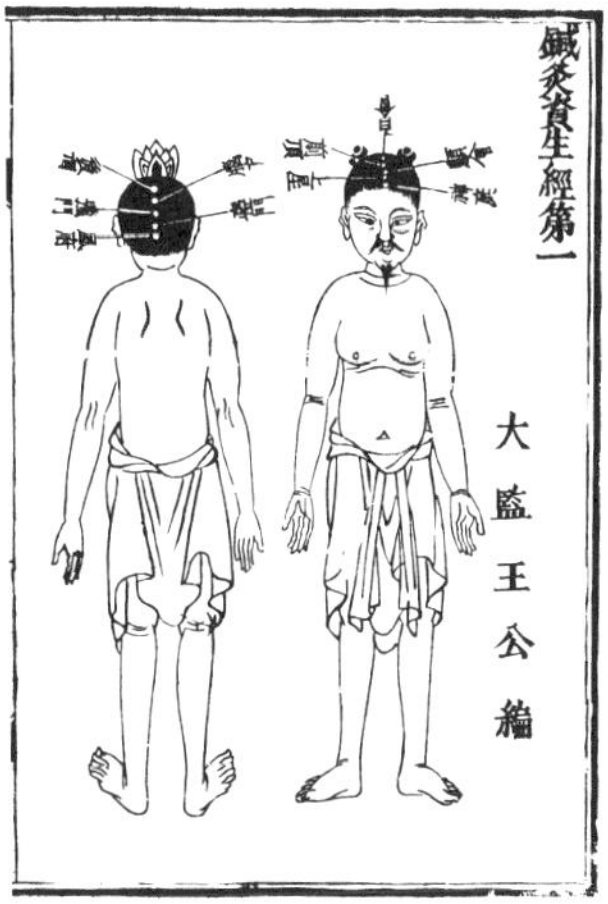

図 34 『針灸資生経』(寛文 9 年和刻本)

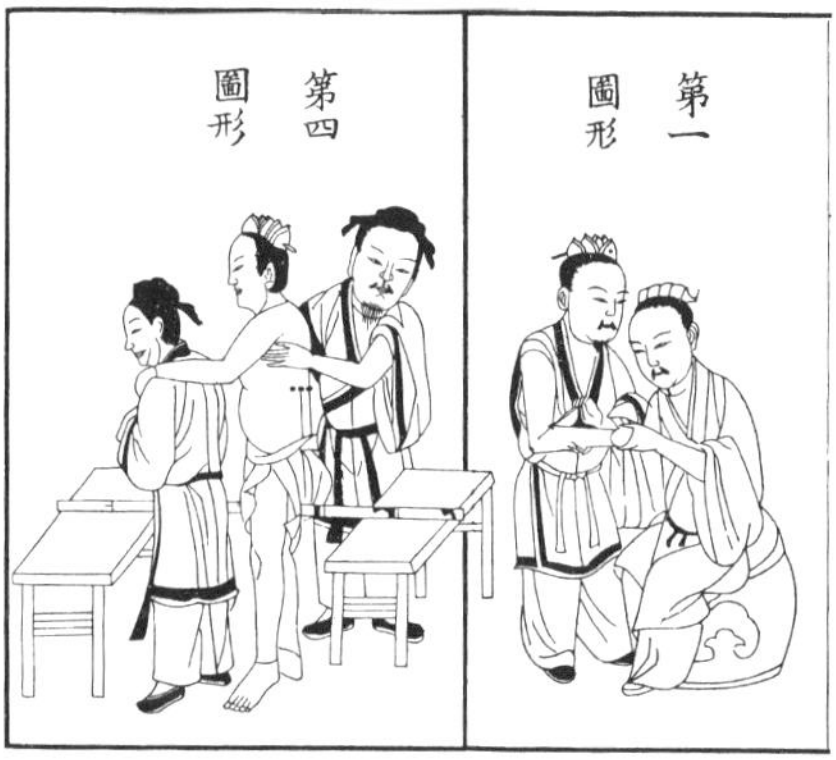

図 35 『備急灸法』に掲載される騎竹馬灸法の図

は不詳である。諸発等証・腸癰・丁瘡・附骨疽・皮膚中毒風・卒暴心痛・転胞小便不通・霍乱・転筋・風牙疼・精魅鬼神所淫・夜魘不寤・卒忤死・溺水・自縊・急喉痺・鼻衄・婦人難生・小腸気・一切蛇傷・犬咬・狂犬咬毒の二二症について、簡便な灸療法を記し、一二の挿図を交える。本書は約二〇年後の淳祐五年（一二四五）に、孫炬卿という人によって、『騎竹馬灸法』と『竹閣経験備急薬方』の二書が付され、重刊された。孫序に「……淳祐乙巳五月朔、孤学郷貢進士孫炬卿序」とある。『騎竹馬灸法』には騎竹馬穴の取穴施用法（四つの図を含む）、および癰疽等の薬方が載せられ、『竹閣経験備急薬方』には頭風・癰疽・便毒・外傷その他の雑方三六種が収録されている。

本書はその後中国では失われたが、日本では幕府医官山崎家に、孫炬卿の淳祐宋刊本が唯一伝えられた。『経籍訪古志』に「備急灸法一巻、宋槧本、寄所寄楼蔵」とあるのがそれである。明治二十三年（光緒十六年、一八九〇）、来日中の羅嘉傑（十弁同心蘭室）は本版の存在を知って大いに喜び、日本の刻工を傭ってこれを模刻せしめた。羅嘉傑宋刊本は中国で評判を呼び、ただちに重刊され、中国で広まった。

『針経指南』

著者の竇黙（一一九六～一二八〇）は、字を漢卿といい、広平肥郷（河北肥郷）の人。戦乱を避け各地を移転するなか、医師王翁の娘を妻とし医を業とした。また蔡州の名医李浩から銅人針法を授けられた。あるいは大名において許衡らと明道の学を講じた。のち帰郷し診療と教育に従事、名を広く知られた。元世祖の寵愛を受け、翰林院侍講学士、昭文館大学士を任じた。没後には太師を贈られ、魏国公に封ぜられ、諡は文正といった。『針経指南』一巻のほか、『流注指要賦（通玄指要賦）』『標幽賦』などを著した。流注八穴や補瀉手法などの針術が後世に及ぼした影響は大きい。これらは後に『子午流注針経』『黄帝明堂灸経』『灸膏肓腧穴法』とともに竇桂芳『針灸四書』（一三一一刊）に収められている。

滑伯仁と『十四経発揮』『難経本義』

滑伯仁は針灸学の重要なテキストである『十四経発揮』および『難経本義』の著者として知られる。名は寿（じゅ）。伯仁は字（あざな）。攖寧生（えいねいせい）と号した。従来、日本では一般に滑伯仁、中国では滑寿の称で通っている。『明史』や李濂の『医史』に伝があるが、生没年は不詳。活躍期は十四世紀である。

祖先は許州の襄城（河南省）の名家であったが、元初（十三世紀後半）に祖父が江南の官吏となったので、儀真（江蘇省儀征）に移り、滑伯仁はそこで出生した。生まれつき俊敏で、幼くして儒学を修め、日に千言を記憶し、文章をよくした。医学は京口（江蘇省鎮江）の名医・王居中に学び、まもなくその学識は師を凌ぐほどになったという。王居中からは『素問』『霊枢』『難経』などを授かり、大いに研究を深めた。針術については先に東平（山東省）出身の高洞陽について学んだ。また張仲景・劉完素・李東垣の学説にも精通し、診断学、本草学、処方運用学に一家言を持った。著書は『十四経発揮』『難経本義』の他、『診家枢要』『素問鈔』『脈理存真』が伝存。『傷寒診抄』『痔瘻篇』『医韵』の著もあったというが伝わらない。

滑伯仁は徳望が高く、当時の著名な貴人・文人・官僚らと多く交際を持った。日に日に名声は上り、攖寧生と号した晩年には、江蘇・浙江でその名を知らぬ人はいないほどであった。

伯仁は心身ともに健康そのものだった。七十歳を過ぎても若々しく容貌は少年のごとく、すこぶる健脚。酒もめっぽう強く、底ぬけと言われたほど。高名な官吏で文人の朱右（字は伯賢）とは親交があり、後に朱右が伯仁の奇跡的な治験例十数件を含む伯仁の詳細な伝記を書いたので、伯仁の名は後世ますます知られることになった。これも気さくで社交性に優れた伯仁の徳の致すところである。

高洞陽に針法を学んだ伯仁は、「人体の六経脈はみな臓腑に所属するものだが、督脈と任脈だけは腹と背を包み、専有の経穴を持っており、諸経はその益を受けている。だから任督二脈は正経十二脈と同等に論ずべきだ」と主張。『素問』の骨空論などや『霊枢』の経脈を論じた篇を採用して『十四経発揮』三巻を編述したという。

『十四経発揮』の自序は至正元年（一三四一）に書かれており、凡例とあわせて本書の編纂意図が述べられている。本書は実は『金蘭循経』という書を範として作られたものである。同書は正しくは『金蘭循経取穴図解』といい、元の翰林集賢学士・忽泰必烈（フタイビライ）（姓は忽、名は公泰、字は吉甫）が著し、大徳七年（一三〇三）に刊行された文字どおりの経絡経穴図解書である。清代までは伝存したらしいが、今は失われたようである。『十四経発揮』はこれを土台に『素問』『霊枢』『甲乙経』『聖済総録』などの所説を追加したもので、『十四経発揮』ができてから『金蘭循経』はあまりに簡単すぎて影を潜めてしまったという。いうなれば『金蘭循経』の解説書である。

巻上は「手足陰陽流注篇」で、十二正経脈の総論。巻中は「十四経脈気所発篇」で十四経脈の各論。中核をなす部分で、それぞれ経脈図を挿入し歌訣を加えて解説してある。巻下は「奇経八脈篇」。督脈・任脈・陽蹻脈・陰蹻脈・衝脈・陽維脈・陰維脈・帯脈の八奇経について記している。

本書は元代に刊行されたことは間違いないと思われるが、元刊本は伝わっていない。明代に入り、弘治年間（一四八八～一五〇五）太医院医士の任にあった薛鎧（せつがい）（良武）の校訂を受け、息子の薛己（一四八七～一五五九）の手によって嘉靖七年（一五二八）盛応陽の序を付して刊行。のちに薛鎧・薛己父子の編著をまとめた『薛氏医案』（二十四種本。十六種本には入っていない）に編入された。この薛氏本が現伝本の祖本となっている。中国では清代までは『薛氏医案』本のみで、単行されたものはない。

一方、日本はというと、薛氏父子の校訂本が出された嘉靖・万暦間の医学文献は、日本近世医学文化の黎明期における最先端の医学情報であったから、すこぶる歓迎され、中国よりもかえって日本の土壌に浸透してしまう結果を生んだ。慶長元年（一五九六）十二月、かつて豊臣秀次の侍医をつとめ、『信長記』『太閤記』の著者として知られる小瀬甫庵（おぜほあん）は、日本で最初の古活字版医書である『十四経発揮』（図36）を刊行した。これは秀吉の朝鮮の役によってもたらされた朝鮮版によったものとみられる。『十四経発揮』はこれを皮切りに何度となく翻刻を重ね、わが国における最大ベストセラー医書となり、日本人の好評を博した。

『素問』『難経』を授けた師の王居中に対し、伯仁はこう言った。

「『素問』は詳細に医学が論じられていますが、錯簡が多いので、私は臓象・経脈などの項目に内容を十大分類してこれを研究したく思います。『難経』もまた『素問』・『霊枢』に基づき、営衛・臓腑と経絡・穴を広く弁じてありますが、誤脱は少なくありません。私はその主旨にそって注釈をつけ、研究書を著したいのです」。

王居中は大いに喜び、伯仁を激励したという。『十四経発揮』と並ぶ伯仁の代表的著作『難経本義』は至正二十一年（一三六一）に完成し、同二十六年（一三六六）に初版本が発刊された。

本書は当時伝存した『難経』が不整備で、かつ従来の注釈が不充分であるとの見解から編注されたもので、唐より金元に至る諸家の説を採用し、自己の見解を加えて校定・注釈してある。この注解は簡明で要を得ていたため、世の高い評価を博し、『難経』のテキストとして後世に多大な影響を与えた。すなわち、後世、一般に『難経』といえば『難経本義』を指すほど広く世に流布したのである。これは成無己（せいむき）の『注解傷寒論』が『傷寒論』の代表テキストとして他のテキストを圧したのとよく似ている。『本義』の出現によって『難経集註』をはじめとする従来の『難経』注解書はすっかり影が薄くなってしまった。

『難経本義』は、日本では『十四経発揮』とともに中国以上に歓迎された。慶長十二年（一六〇七）には早くも曲直瀬玄朔（まなせげんさく）の跋を付した古活字版が刊行されている。玄朔の跋には「『難経』の注解は古来すこぶる多いが、なかでも滑寿の『本義』は内容が深く豊かで、文章は明快である。しかし日本ではいまだ刊行されていない。ここに門下の医生、宜帆斎道救が数本を集めて校訂し、印刷出版する運びとなった」と述べられている。この年には日本ではまだ『素問』『霊枢』は刊行され

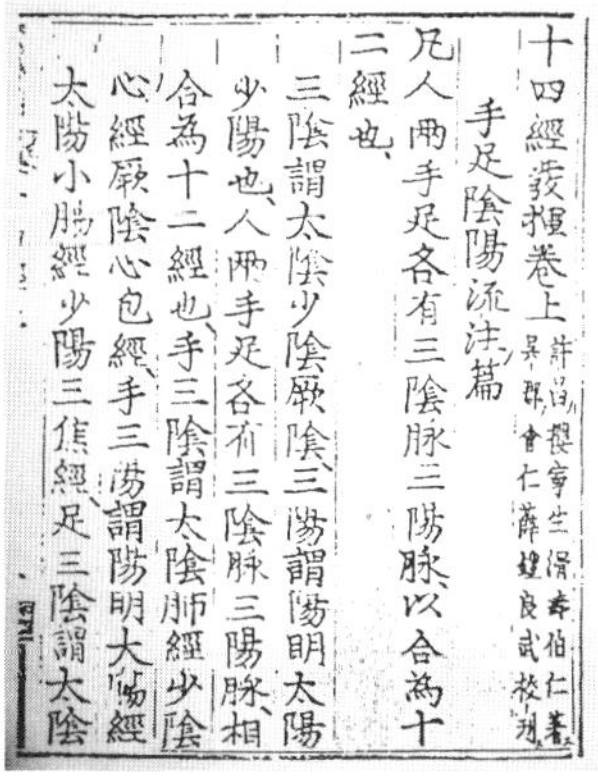
十四經發揮巻上 許昌 撄寧生 滑壽伯仁 著 吳郡 薛鎧 良武 校刊
手足陰陽流注篇
凡人兩手足各有三陰脉三陽脉以合為十二經也
三陰謂太陰少陰厥陰三陽謂陽明太陽少陽也人兩手足各有三陰脉三陽脉相合為十二經也手三陰謂太陰肺經少陰心經厥陰心包經手三陽謂陽明大腸經太陽小腸經少陽三焦經足三陰謂太陰

図 36 『十四経発揮』（慶長元年小瀬甫庵刊、古活字版）

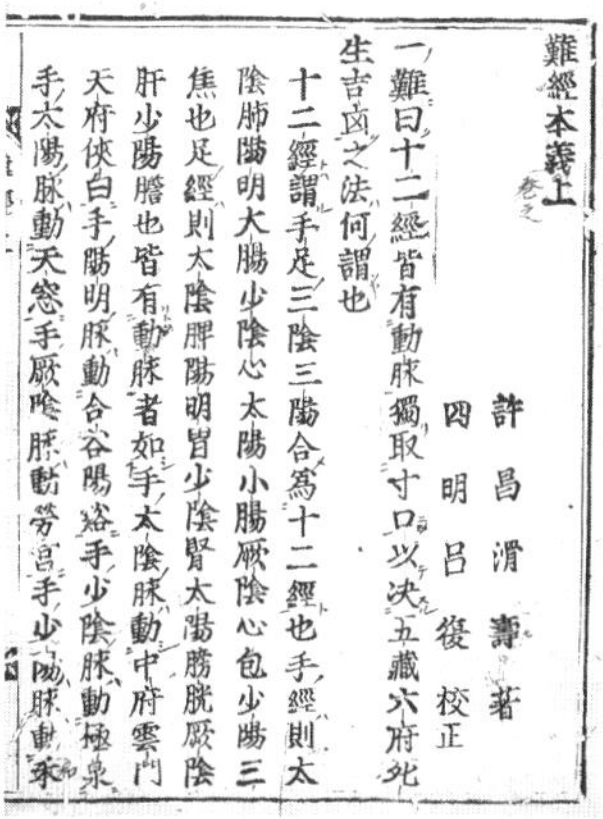
難經本義上 巻之
許昌 滑壽 著
四明 呂復 校正
一難曰十二經皆有動脉獨取寸口以決五藏六府死生吉凶之法何謂也
十二經謂手足三陰三陽合為十二經也手經則太陰肺陽明大腸少陰心太陽小腸厥陰心包少陽三焦也足經則太陰脾陽明胃少陰腎太陽膀胱厥陰肝少陽膽也皆有動脉者如手太陰脉動中府雲門天府俠白手陽明脉動合谷陽谿手少陰脉動極泉手太陽脉動天窓手厥陰脉動勞宮手少陽脉動禾

図 37 『難経本義』（元和 3 年梅寿刊、古活字版）

ていなかった。すなわちわが国では『難経』の出版が『素問』『霊枢』に先行するのである。日本人の『難経』贔屓の片鱗をここにも見ることができる。ついで元和三年（一六一七）にも古活字版が梅寿によって刊行された（図37）。

その後も『難経本義』はわが国でいく度となく版を重ね、江戸時代前半におけるベストセラー医書の一つとなった。『医家七部書』に収録されたことも、本書が医家の必修書として扱われた証しである。古活字版を含め寛永版までは呂復校刊本、それ以降の版は呉中珩校刊本による翻刻のようである。わが国では、さらに『本義』の注解本も作製された。寿徳院（曲直瀬）玄由の『難経本義抄』（一六二九・一六四八刊）、貞竹玄節の『難経本義摭遺』（一六五九刊）、森本玄閑の『難経本義大抄』（一六七八成・一六九五刊）、岡本一抱の『難経本義諺解』（一七〇六序刊）、そして考証学派の山田業広（やまだなりひろ）に至って『難経本義疏』（一八七二成）などがある。日本人が『本義』に寄せた関心はすこぶる大きなものであった。針灸学の普及に果たした伯仁の貢献は絶大である。

第八章

明の針灸関係書

モンゴル族による元王朝を倒して漢民族治政を回復した明王朝（一三六八〜一六四四）時代の医学は、おおむね金元医学を継承し、発展させたものといえる。明代の主な針灸専門書には『針灸大全』『針灸聚英（しんきゅうじゅえい）』『針灸大成』などがあり、『黄帝内経』の解説書として『素問霊枢註証発微』『類経』ほかがある。以下これら針灸関係書について述べよう。

『神応経』

『神応経』は劉瑾（りゅうきん）の編著になる針灸医学の秘訣入門書で、全一巻。巻首に洪熙元年（一四二五）年の寧献王（朱権）の序がある。これによると、医学士の劉瑾（字は永懐、号は恒庵）が王の命を受け、師の陳会（字は善同、号は宏綱）の著した『広愛書』一〇巻（本文には一二巻という）を校定し、その要穴の記載を抄出してまとめ、『神応経』と名づけた。陳会の原本より五四八証・二一一穴を選び、さらに劉瑾の経験六四証・一四五穴を加えたという。陳会の学術は、本書巻首の「梓桑君針道伝宗図」によると、南宋高宗時（一一二七〜六二）の人、梓桑席真人より十世を経て伝承されたものとされる。

内容は「百穴法歌」「折量法」「補瀉手法」「穴法図」「灸四花穴法」といった総論的部分がはじめにあり、次に各論として諸風・傷寒・痰喘咳嗽・諸般積聚・腹痛脹満・心脾胃・心邪顛狂・霍乱・瘧疾・腫脹・汗・痺厥・腸痔大便・陰疝小便・頭面・咽喉・耳目・鼻口・胸背脇・手足腰腋・婦人・小児・瘡毒・雑病に関する治療要穴が列記される。終わりには迷信的ともいえる「逐日人神所在」の項がある。全般に唐宋の灸療法を伝承するものといえよう。

本書には朝鮮版があり、往時の朝鮮と日本の交流を示すエピソードがある。朝鮮版には成化十年（一四七四）の朝鮮官吏・韓継禧の序がついていて、次のようにいっている。「成化九年（一四七三）十月、日本の畠山義統が朝鮮に使者を遣わした際、副使の良心（信濃人）という僧が『神応経』を持参して朝鮮国王に献上したが、同時に日本の名医、和気・丹波氏の癰疽等の瘡を治する八穴の法を伝えた。そこでこれを『神応経』に付して刊行する」と。したがって朝鮮版にはこの和丹の八穴灸法の秘伝が載っている。また朝鮮では仁祖二十一年（一六四三）にも活字印行されている。日本にはさらにこの和丹の八穴灸法が載せられた朝鮮版が逆輸入され、これにもとづき、正保二年（一六四五）わが国でも刊本が出た。日本刊本に和気・丹波の秘伝が付されるのはこういう経緯である。

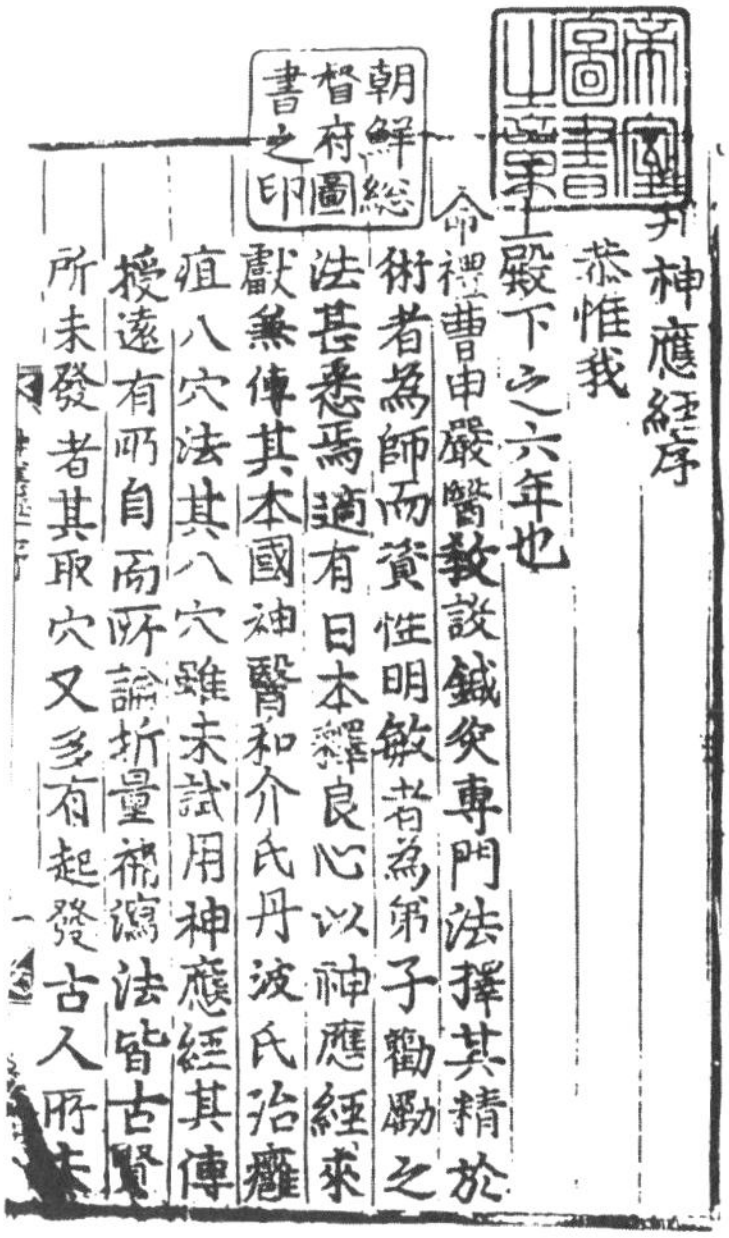
朝鮮総督府圖書之印

神應經序
恭惟我
殿下之六年也
命禮曹申嚴醫教設鍼灸專門法擇其精於
術者爲師而資性明敏者爲弟子勸勵之
法甚悉焉適有日本釋良心以神應經來
獻兼傳其本國神醫和介氏丹波氏治癰
疽八穴法其八穴雖未試用神應經其傳
授遠有所自而所論折量補瀉法皆古賢
所未發者其取穴又多有起發古人所未

図38　『神応経』（朝鮮仁祖21年刊。『朝鮮医書誌』より）

『針灸大全』

『徐氏針灸大全』『徐氏針灸』ともいう。著者の徐鳳（生没年不詳）は江西弋陽県の人で、字は廷瑞。金元の竇黙（漢卿。『標幽賦』を含む『針経指南』の著で知られる）の学統を汲む人物である。

内容は全六巻から成り、巻一に経穴に関する歌賦二二篇を収め、巻二は『標幽賦』の注解。巻三は「周身折量法」を述べ、全身の経穴の位置を七言詩で説く。巻四は「竇文真公八法流注」、巻五は「金針賦」と「子午流注法」。巻六は具体的な施術法（取穴・ドーゼ・禁忌ほか）について記している。実用を主眼として書かれた針灸書である。

本書は正統四年（一四三九）刊の『銅人徐氏針灸合刻』（三多斎刻本）に合刊されたのが初刊とされ、万暦以降の明清版が種々存在する。日本へも早くに伝わったようで、曲直瀬道三の『針灸集要』に「徐」として頻繁に引用されている。さらに寛文十一年（一六七一）には万暦刊本が翻刻され、わが国へも少なからぬ影響を及ぼしたようである。

『針灸聚英』『針灸節要』

両書ともに高武（生没年不詳）の著になる針灸学書。高武は四明（浙江省鄞県の西南）の人。字は梅孤。読書を好み、天文・律呂（音楽）・兵法・騎射などの学芸に熟達。嘉靖中（一五二二〜六六）武挙（武芸で官吏となること）に応じ、北上して戦線に就いたが、用いられざることあって帰郷し、晩年は医学に精励し、臨床を行った。当時の針灸に誤りが多いことを憂い、みずから男・女・小児の針灸銅人模型を鋳造したという。著書に『射学指南』『律呂弁』『痘疹正宗』『針灸聚英発揮』『直指』があり、広く行われたとされる。『射学指南』は武芸書、『律呂弁』は音楽書で、高武の学芸の幅の広さが知られる。

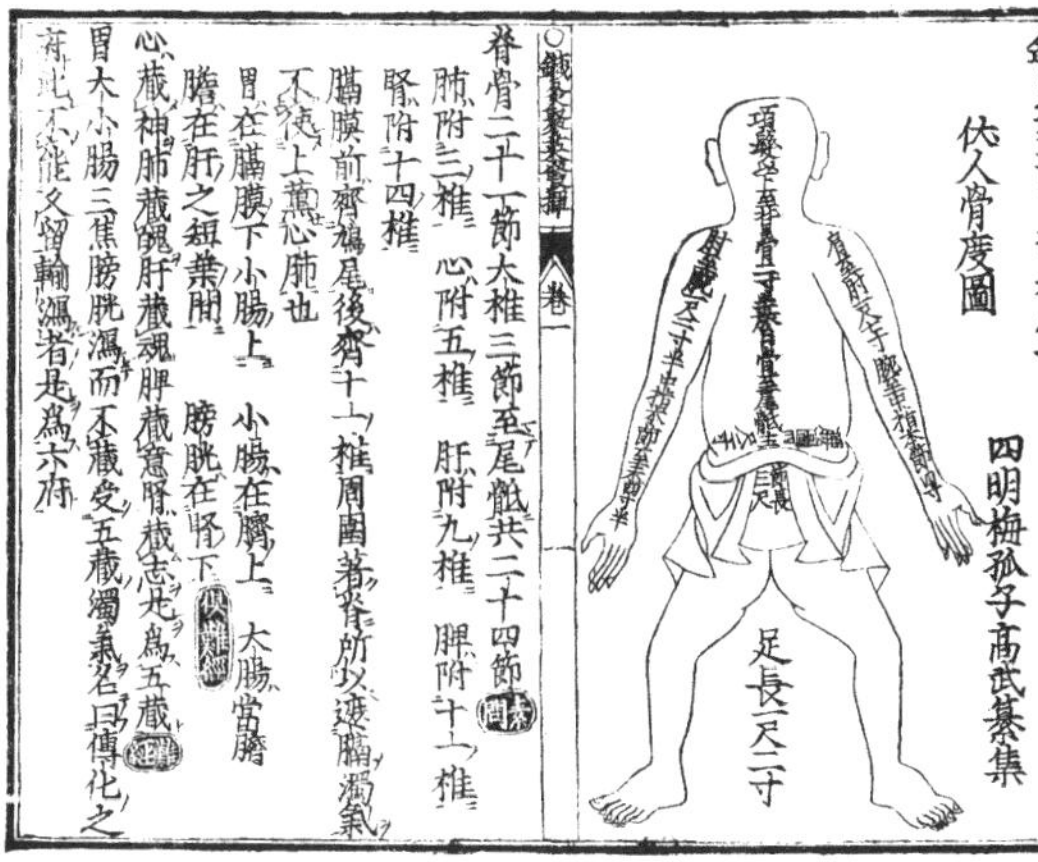

図39『針灸聚英発揮』（寛永17年和刻本）

『針灸聚英』の成立年に関しては、調べてみるといろいろ問題があり、正徳十四年（一五一九）の初刊とする資料もあるが、いま高武自序の書かれた嘉靖八年（一五二九）をもって成立年としておこう。本書は明代を代表する針灸医学書で、『針灸聚英発揮』とも称し、『素問』『難経』を宗とし、『子午流注針経』『銅人腧穴針灸図経』『存真環中図』『千金方』『外台秘要方』『金蘭循経』『針灸指南』『針灸資生経』『十四経発揮』など計一六書を主要参考文献に編集されたものである。全四巻から成り、巻一には、仰人伏人尺寸・十二経穴・奇経八脈穴・絡穴・原穴・募穴・兪穴・八会穴・五輪穴などについて、巻二には、騎竹馬法・四花穴法などの特殊伝承法、子午流注・東垣針法・治例傷寒・治例雑病・『玉機微義』針灸法などについて、巻三には、針灸の具体的運用施術法などについて、巻四には、暗記のための従来の種々の歌賦（のべ六五種）が収載されている。

『針灸節要』三巻は高武が『針灸聚英』に先駆けて著した針灸書である。そのことは『針灸聚英』序にみずから「ああ、その原（『素難』）に遡らざるときはすなわちその古人立法の善に昧（くら）し。故にかつて『節要』の一書を集せり」と述べていることからわかる。とすれば、その成立は『針灸聚英』の嘉靖八年（一五二九）以前であることは間違いない。『針灸節要』は『素問』（当時『素問』という場合は『内経』の意で用いられることが多く、『霊枢』の内容も含まれている）と『難経』の二書に基づき、文字どおりその針灸の要（かなめ）を整理編集したものである。巻一は「難経節要」とも称され、『難経』を補瀉・補瀉相反・針刺浅深・先後浅深……といった一八の項目に再編し、注を付加したもの。注は多くを滑寿の『難経本義』から引用している。巻二・三は『素問』『霊枢』の経文を再編集したもので、計一〇五項目よりなる。したがって本書は『難経』『素問』『霊枢』の針灸学を体系的に学ぶ上で格好の入門書といえる。

『針灸聚英』と『針灸節要』の二書は出版後まもなく日本へも舶載された。曲直瀬道三の『針灸集要』（一五六三以前成）にはすでに両書からの引用がしばしばある。『針灸聚英』は寛永十七年（一六四〇）の和刻本がある。『針灸節要』は明暦元年（一六五五）に和刻本が出されている。また正徳五年（一七一五）に岡本一抱が重訂し『針灸（素難）要旨』と改題して刊行している。江戸前期に両書の和刻本が出版されたことは、その後の日本針灸医学への影響力をさらに深めることとなった。

『針灸大成』

楊継洲（ようけいしゅう）（生没年不詳）の著。継洲の名は済時。三衢（浙江省衢州）の人で、代々の医。祖父は太医院に仕え、『集験医方』を編集して進上し、官命にて上梓されたという（王国光序）。継洲ははじめ儒官を目指したが、のちに医に転じ、嘉靖年間（一五二二～六七）侍医となり、隆慶二年（一五六八）聖済殿太医院に職を奉じ、万暦年間（一五七三～一六二〇）まで医官の職にあった。『針灸大成』のもととなったのは、楊継洲が家伝の資料を集めて作った『衛生針灸玄機秘要』という書であった。同書は現在していないが、万暦八年（一五八〇）頃、王国光の序を付して揚州あたりで刊行されたらしい。これが楊継洲の原書である。その後、万暦二十九年（一六〇一）に至り、巡按山西監察御史であった趙文炳がこの書に注目し、晋陽（山西省）の靳賢をして増修・編刊させたのが『針灸大成』の初刊本である。したがって正確にいうならば、楊継洲の所著は『衛生針灸玄機秘要』であり、『針灸大成』は靳賢の編著ということになる。

『針灸大成』は全一〇巻より成る。巻一の首には仰・伏人周身総穴図があり、もとづくところの

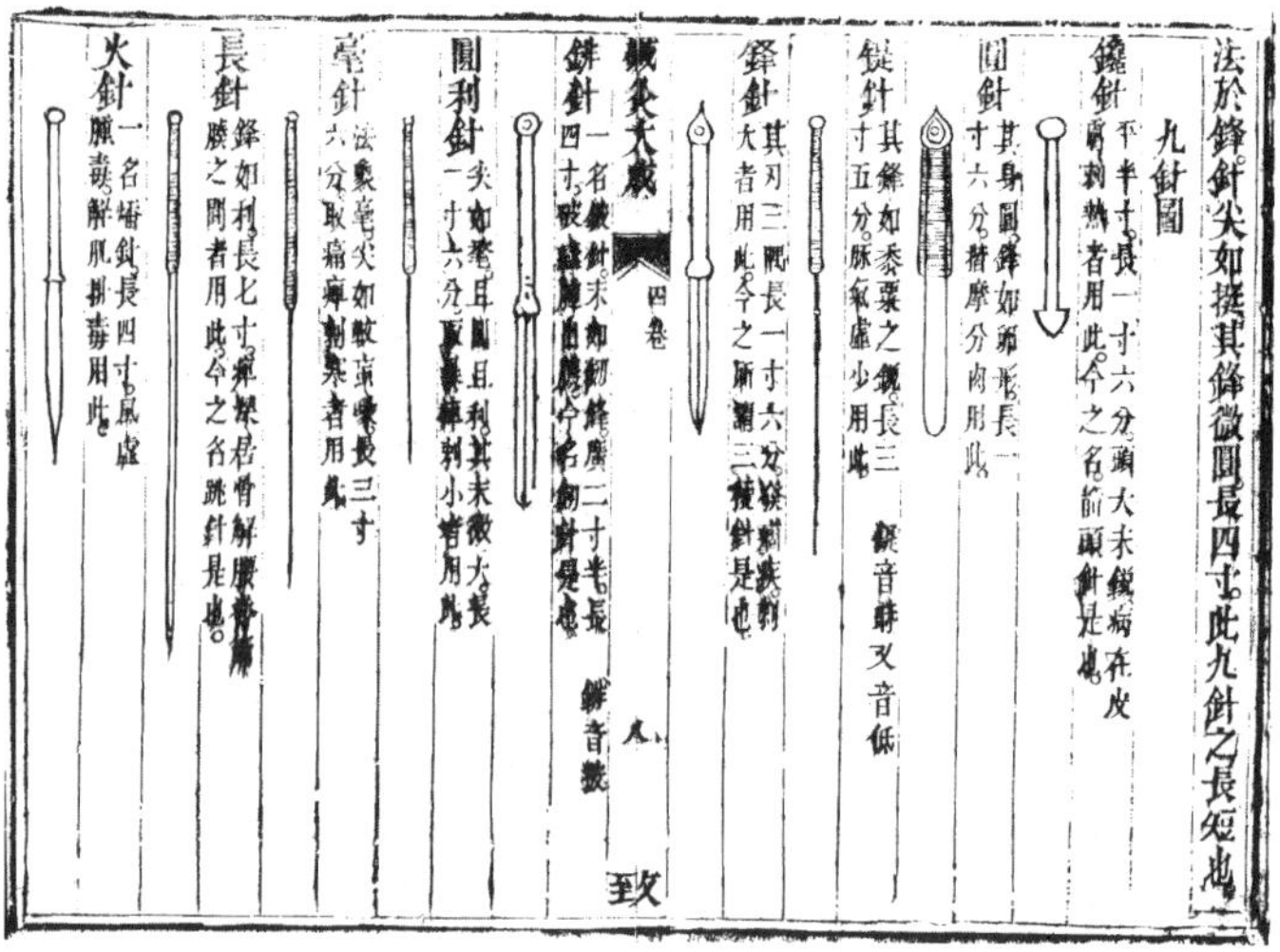

図 40 『針灸大成』巻 4 の九針図（清康熙間刊）

針灸書に言及した針灸源流、そして針灸直指と題して『内経』『難経』から抜粋した針灸論がある。本書は『針灸聚英』と並び明代を代表する針灸書であるが、『針灸聚英』の集用書目外の書として、『神応経』『古今医統』『乾坤生意』『医学入門』『医経小学』『(陳氏)小児按摩』そして『針灸聚英』『針灸節要』などの資料が追加採用されていることが針灸源流の記載から知られる。巻二は周身経穴賦・百症賦・標幽賦など一〇の針灸賦。巻三は五運六気歌・百穴法歌・十二経脈歌などの歌訣や、針灸法についての問答。巻四は仰伏人尺寸図、背部や腹部の経穴寸法、『素問』九針論をはじめとする諸針法と禁忌。巻五は原穴・五行穴や子午流注・霊亀飛騰八穴針法などに関する説明。巻六と七は正経脈・奇経脈の経穴の主治、その他について。

巻八は首に『神応経』の穴法、ついで各種疾患とその針灸治療法を述べる。巻九は李東垣ほか各家名医の針灸法と楊継洲の臨床治験。巻十は『(陳氏)小児按摩経』からの引用。同書は佚書で、小児の按摩に関する貴重な記述といえる。

本書は明までの中国針灸学の集大成ともいうべき書で、中国では清代の針灸界で爆発的といってよいほどヒットし、驚くほど多種の版本が出、流布した。民国時代の石印・鉛活字本も多い。一方、どういうわけか、日本では一度たりとも翻刻されなかった。だからその日本に対する影響は『針灸聚英』に到底及ばない。

『黄帝内経註証発微』

馬蒔(ばじ)の撰注になる『素問』『霊枢』の注解書で、『黄帝内経素問註証発微』全九巻補遺一巻(一五八六刊)、『黄帝内経霊枢註証発微』全九巻(一五八八刊)の二部より成り、両書は合わせて『素問霊枢註証発微』もしくは『内経註証発微』とも称され、明代の代表的『黄帝内経』注解書として、張介賓の『類経』と並び称せられるものである。馬蒔は会稽の人。生没年は不詳。字は仲化。号は玄台(子)。日本では馬玄台といったほうが通りがよい。庠生(府県学の生員、科挙第一次合格者)で、のち太医院正文の職に就いた。

『素問註証発微』は万暦十四年(一五八六)、王元敬(南京兵部右侍郎)の序を付して上梓された。

王元敬序には、「馬氏は私の甥であるが、科挙試験がうまくいかず、また病気がちであったため、季父（父母の末弟）白峰氏の指示で医学を専攻、精通した。医名は世間に聞こえ、さらに研鑽を積んで本書をなした。いまこの優れた医書を永遠に伝えるため、刻工に命じて出版せしめることにした」とある。また同年付の馮行可序も付されている。校正には庠友・門人一一名が従事しており、馬蒔に対する周囲の評価は相当なものであったらしい。しかし『霊枢註証発微』に比べ『素問註証発微』に対する後世の評価には厳しいものがある。たとえば、汪昂は『素問霊枢類纂約注』で「誤謬がきわめて多い。注のしかたに節度がなく、王冰注をなじると思えば、判らないところは無視してしまい、何とも適正さを欠く」と弾劾し、『四庫全書総目提要』では「注に独自の見解がない一方で、前人の説を過激なまでにそしる」と酷評されている。

『霊枢註証発微』は前書の二年後、万暦十六年（一五八八）に刻に付された。これが初版である。現代中国では万暦八年（一五八〇）初版とする文献が多くあるが、誤り。本書には章憲文（尚書虞部郎）の序があり、「私ははじめ馬玄台氏が『素問』に注をなしていると聞き、そうすぐにはできまいと思ったが、三年足らずで完成してしまった。次に『難経』に注をしていると聞き、すぐにはできまいと思ったが、また三年足らずでやり終えた。さらに『霊枢』に取り組んだと聞き同じように思ったが、また三年足らずで成った。氏は一〇年かけて医経の注解を完成したのである」といっている。これによると本書の完成は『素問』のそれに遅れること六〜七年ということになろう。む

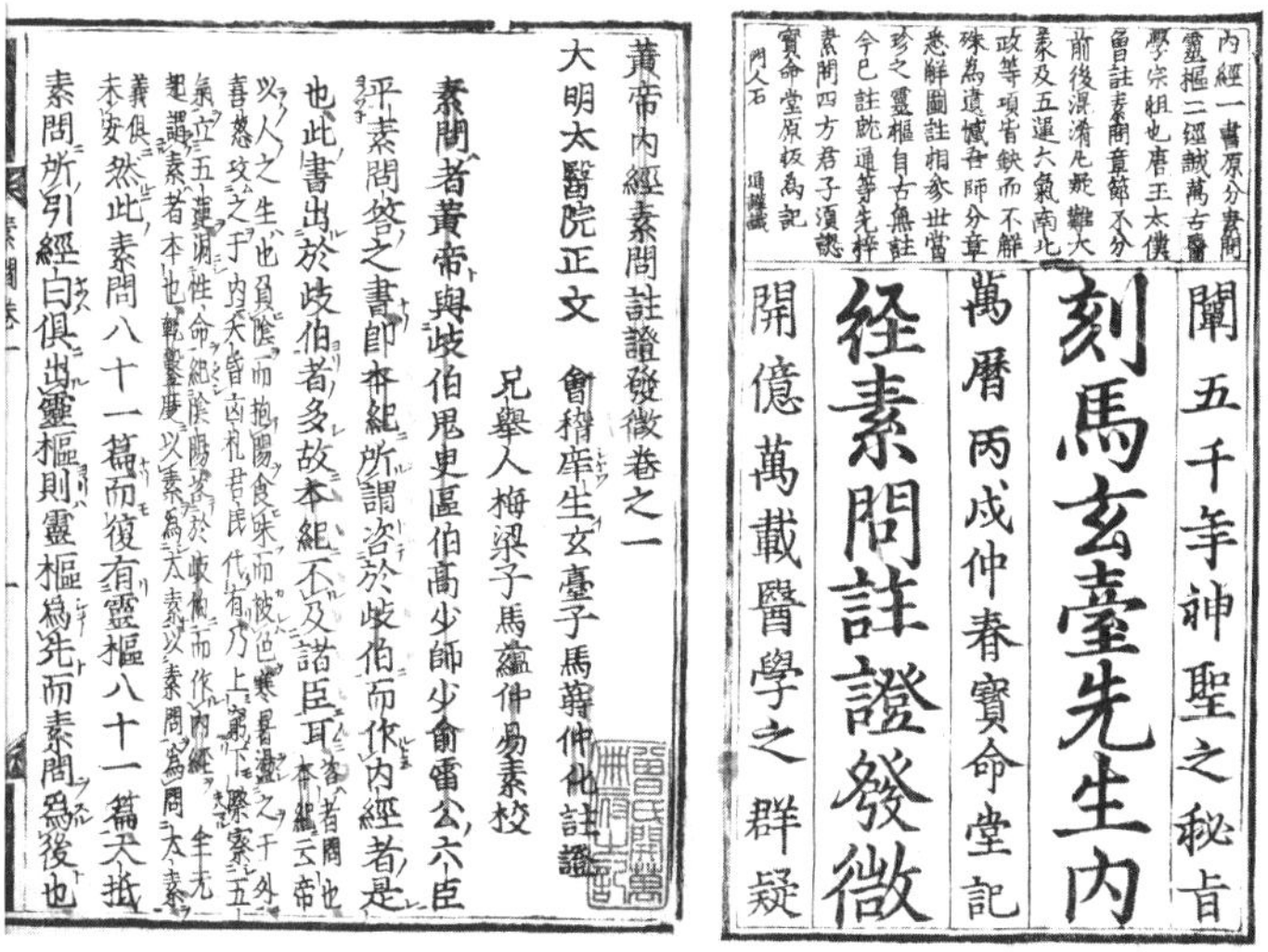

図 41 『黄帝内経素問註証発微』（寛永 5 年道伴和刻本）

ろん本書の初刊が『素問』のそれの後にあることは確実で、門人の柳宗模が万暦戊子（一五八八）刊記の本書の扉（もしくは見返し）で「吾師の註成り、両経皆名づけて註証発微と曰う。昔、兵部古林王公、工に命じて先ず素問を梓す。今、礼部康洲羅公、霊枢を梓すを命じ、以て内経が一書を全うす」といっているとおりである。

『霊枢註証発微』の評価は、『素問』とは対照的にすこぶる高い。それは『霊枢』に対するはじめての注解書であり、先行する前人注がなかったため、いやがおうでも独創に拠らざるを得なかったからである（『素問』『霊枢』を混合した『太素』の楊上善注はすでに中国では亡んでいた）。また『素問』『難経』の注解作業を終え、実力を積んだ上で本書に取り組んだことは大いに幸いしたであろう。『素問』と『霊枢』が逆であったなら、後世の高い評価はおぼつかなかったかも知れない。あれほど『素問』の注には辛辣であった汪昂も、本書に対しては一目おいた。「『霊枢』には従来注釈がなかった。たいへん難解であるから、医者は誰も読まなくなってしまったところ、明になって馬玄台がはじめて注をなし、その書かれているところがすこぶるはっきりしたのである。後学を大いに益したといえよう。やや記述に過不足はあるものの、優れており、『素問』のそれとは比べようもない抜群の出来だ」と絶賛したほどである。わが国の『倭板書籍考』も「内経は万歳医家の祖宗と云えども、唐王冰以後、馬氏が注に越えたる訓釈なし。ことに霊枢に馬氏初めて注せり。誠に医門に功ある人なり」と評している。

このように馬玄台注は『素問』『霊枢』で好不評の差はあったが、初版より一セットの『素問霊枢註証発微』として流布し、清代でも多くの版を重ねた。民国時代には張隠庵注と合わせたいわゆる「馬張合注本」も出た。

日本へは、初版本がいちはやく伝えられ、江戸前期における『黄帝内経』研究の基本テキストとなった。『註証発微』の研究に先鞭をつけたのは秦宗巴である。宗巴没の翌慶長十三年（一六〇八）には『素問註証発微』が、また翌年（一六〇九）には『霊枢註証発微』が梅寿の手によって活字印行された。前者には異植字版があり、予想以上の需要があったことがわかる。さらに前者には元和末頃、後者には寛永二年（一六二五）の梅寿活字本がある。寛永五年（一六二八）には道伴（中野市右衛門）が古活字版を製版で覆刻している。堀杏庵（ほりきょうあん）は秦宗巴に次いで『註証発微』を講究し、大勢の門人に広めた。すなわち、日本における『黄帝内経』の初出版は、新校正王冰本ではなく、馬玄台注『註証発微』が嚆矢をなすのである。近世日本の『内経』研究は馬注をもって幕を開けた。馬注が日本の『内経』受容に及ぼした影響には計り知れないものがあるといわなければならない。

馬玄台にはこのほか『難経正義』と『脈訣正義』の著があったが、いずれも亡失したと考えられていた。ところが近年両書ともに現存品が発見された。『難経正義』は『註証発微』に先だつ万暦八年（一五八〇）の序刊で、全九巻中、前半の五巻四冊が中国科学院図書館に現存。かつて影印本を出版した（一九九六、北里東医研医史研刊）。『脈訣正義』は全三巻で、欧州、英・仏・独の図書館に残存が確認された。巻一前半を欠くので序刊年は不明であるが、『註証発微』の後、一五八八年以降の著述と考えられる。

『類経』

『類経』は張介賓（一五六三〜一六四〇）の撰になる『黄帝内経』の再編・注釈書で、本編全三二巻、付編として『類経図翼』一一巻、『類経附翼』四巻がある。張介賓、字は会卿、景岳または通一子と号した。祖先はもともと四川綿竹県の人であったが、明初に軍功があって代々浙江紹興の守備官となり、のち浙江の会稽へ移り住んだ。張介賓は十四歳のとき京師（北京）に上り、医を金夢石（金英）について学んだ。そしてその学術をことごとく伝授されたという。介賓はこれより四十余年間、中国北部にあって軍務に服すかたわら、医療にも心を配っていたらしい。万暦四十八年（一六二〇）、長期にわたって帝位にあった神宗（翊鈞・万暦帝）が没するにともない、介賓は南の会稽へ帰郷した。この年、介賓は五十八歳であり、その後二〇年を経て没した。介賓については『明史』には伝がないが、明末清初の著名な学者（思想家）黄宗羲が「張景岳伝」を書いており、上述の帰郷年や卒年に関する記事はこの「張景岳伝」に見えている。すなわち介賓の生没年（享年七十八）はこれより算出されたものである。介賓は学術思想において、朱丹渓・李東垣・薛己らの学説を尊崇したが、さらに「陽は有余にあらず」「真陰の不足」あるいは「人体虚すこと多く、実すること少なし」という自己の見解を打ち出し、真陰元陽の補益を主眼とし、寒涼と攻撃の方薬の使用は慎重にすべきことを主張した。臨床においては温補剤を用いることを常とし、熟地黄を多用したので、世間から張熟地とも称された。

『類経』には天啓四年（一六二四）の葉秉敬の序が付されている。葉秉敬は西安の人で、字は敬君。万暦の進士。秉敬の序によると、秉敬と介賓は万暦三十一年（一六〇三）に初めて交誼を結び、『内経』についても論議を交した。介賓は早くから『内経』の注釈を計画し、秉敬はこれを激励した。秉敬はのち汴梁（河南開封）の官吏となり、このとき秉敬の母親の病気の治療のため介賓を招いて治療させ、母親は八年間延命した。ときに『類経』は未完成だった。秉敬は江右参藩の職

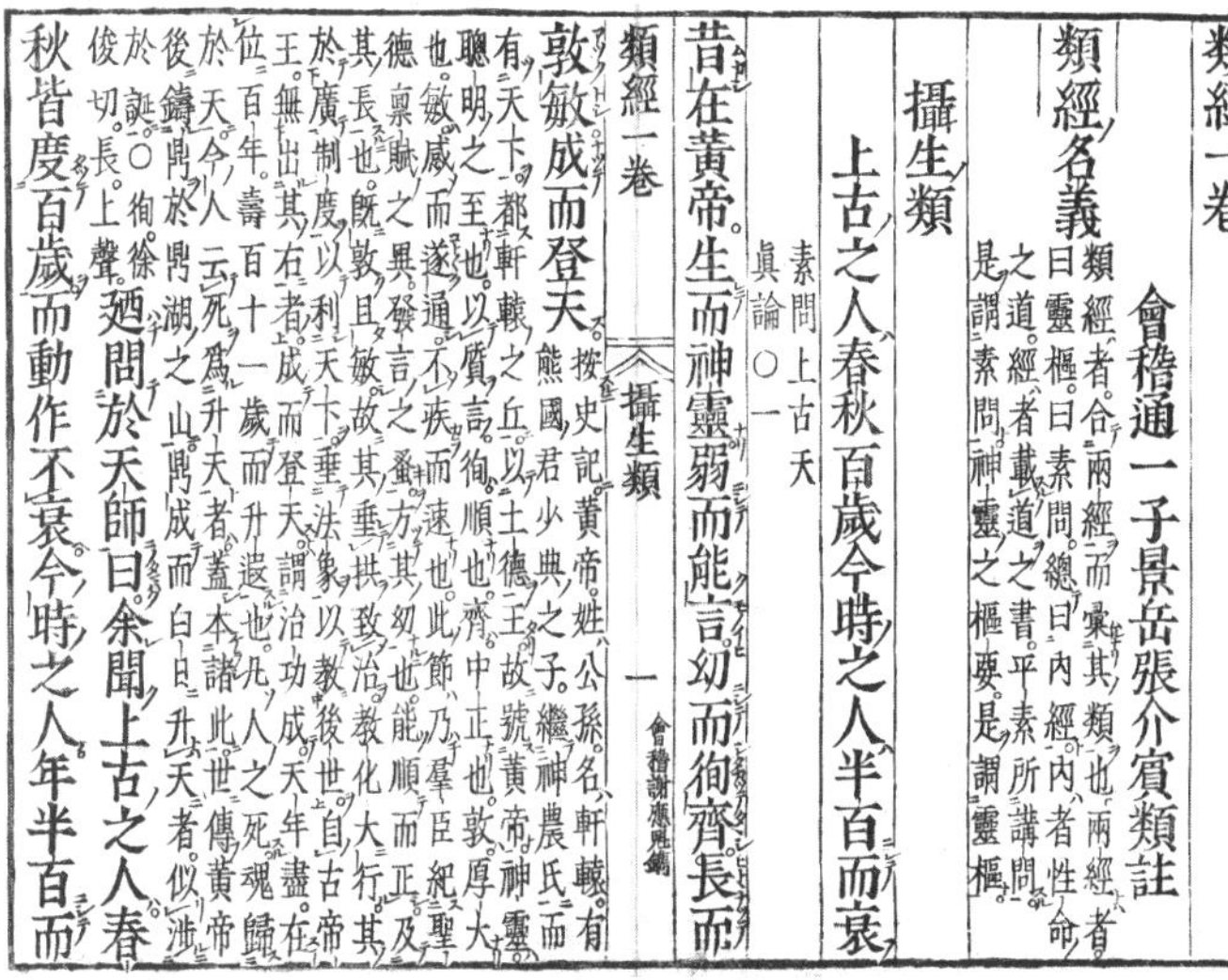
類經一巻
會稽通一子景岳張介賓類註
類經名義 類經者合兩經而彙其類也兩經者曰靈樞曰素問總曰内經内者性命之道經者載道之書平素所講問是謂素問神靈之樞要是謂靈樞
攝生類
上古之人春秋百歳今時之人半百而衰
素問上古天眞論○一
昔在黄帝生而神靈弱而能言幼而徇齊長而
類經一巻 攝生類 一
敦敏成而登天 按史記黄帝姓公孫名軒轅有熊國君少典之子繼神農氏而有天下都軒轅之丘以土德王故號黄帝神靈聰明之至也以質言徇順也齊中正也敦厚大也敏感而遂通不疾而速也此節乃羣臣紀聖德禀賦之異發言之蚤方其幼也能順而正及其長也既敦且敏故其垂拱致治教化大行其於廣制度以利天下垂法象以教後世自古帝王無出其右者成而登天謂治功成天年盡在位百年壽百十一歳而升遐也凡人之死魂歸於天今人云死爲升天者蓋本諸此世傳黄帝後鑄鼎於鼎湖之山鼎成而白日升天者似涉於誕○徇徐俊切長上聲 迺問於天師曰余聞上古之人春秋皆度百歳而動作不衰今時之人年半百而

図 42 『類経』（寛文間和刻本）

を経て、西安に帰郷。一〇余年後、介賓も西安より会稽へ帰郷。一日、秉敬と介賓は会稽からしばらく行ったところにある峥嶸山という山の麓で再会。介賓は「『類経』が完成した」ことを告げ、秉敬にそれを見せた。素晴らしい出来栄えに、秉敬は『類経』の出版を強く薦め、介賓は序を秉敬に乞うたという。さらに『類経』には同じく天啓四年の介賓自序が付されており、完成までに稿を改めること四たび、三旬（三〇年）にして成就したという。

『類経』はひとことでいうと、『素問』と『霊枢』の二書の文章を段落ごとにいったん解体し、類文別に再編成し、かつ自己の注解を加えた書である。したがって『黄帝内経』の別テキスト（異本）でもあり、注釈書でもある。これは唐初の楊上善注『黄帝内経太素』と基本的には同じ路線・手法を採るものである（皇甫謐の『甲乙経』はやや似た性格もあるが、『素問』『針経（霊枢）』『明堂』の文章を再合成したもので注はない）。張介賓は自序でも触れている元の滑寿『読素問鈔』を直接の参考書とし、この作業を行ったらしい。類文は大きく一二の類目に再編されている。その類目と巻次第は次のとおりである。

〔巻一〕摂生類。〔巻二〕陰陽類。〔巻三～四〕蔵象類。〔巻五～六〕脈色類。〔巻七～九〕経絡類。〔巻十〕標本類。〔巻十一〕気味類。〔巻十二〕論治類。〔巻十三～十八〕疾病類。〔巻十九～二十二〕針刺類。〔巻二十三～二十九〕運気類。〔巻三十～三十二〕会通類。

『類経図翼』は文字どおり『類経』本編において文章で説きえなかった事象を図解したものである。巻一～二では運気、巻三～十は「経絡」で経穴を述べ、巻十一は「針灸要覧」で要穴を述べている。

『類経附翼』は『類経』本編の不足を補う諸論で、巻一は「医易」、巻二は「律原」、巻三は「求正録」、巻四は「針灸諸賦」となっている。

『類経』初刊本は日本へもすみやかに舶載された。少なくとも寛永十九年（一六四二）には幕府の紅葉山文庫に入っている。『類経』は馬玄台の『素問霊枢註証発微』に続いて入ってきた当時最先端にして最高水準の『黄帝内経』の研究書であった。日本における『内経』研究の流れはそれまで一世を風靡した馬玄台説から一転して張介賓説へと移った。
『類経』に注目し、天啓四年序刊本に訓点を付した和刻本（一六六一〜七二）を刊行したのは、江戸前期の儒者、鵜飼石斎（うかいせきさい）である。また和刻本『黄帝内経（素問・霊枢）』に、江戸前〜中期の無注本があるが、これは『類経』経文から逆に組み立てられた『素問』『霊枢』で、「類経本」とも称すべきテキストである。和刻本『類経』そして類経本『素問』『霊枢』、とりわけ後二者は大量に印刷され、江戸時代全期を通じて『黄帝内経』の普及に絶大な役割を果たした。

張介賓には別に『景岳全書』全六四巻の大著がある。張介賓は張元素・李東垣・王好古らのいわゆる易水学派の学統上にあるとされ、『景岳全書』は張路玉・黄元御らをはじめとする後世の医家に強い影響を与え、現代中医学の学説形成にあずかった。全六四巻という大部にもかかわらず、数多くの版種の清刊本が存在し、いかに中国で『景岳全書』が広く流布したかがわかる。『類経』よりはるかに受けたのである。

一方、日本では先に述べたごとく張介賓といえば『類経』の著者として著名であり、『景岳全書』はなぜか一度も翻刻されなかった。一部分が、『張景岳新方彙』（一七一二刊）、あるいは『張景岳傷寒全書』（一七三七刊）として抜粋単行されたにすぎない。『景岳全書』の日本初渡来記録は正徳元年（一七一一）で、これは康熙五十年にあたる。『古今方彙』（一七四五）には『景岳全書』からの引用があるが、日本における引用としては早い部類であろう。こういった状況は、十七世紀には

『景岳全書』は日本に渡来しなかった、もっとはっきりいえば、十七世紀には中国で『景岳全書』は刊行されなかったという事実を裏付けるものであろう。ともあれ、『景岳全書』と『類経』の中国・日本における受容の姿勢は好対照といえよう。

　このほか明代の針灸に関する著作として次のようなものがある（年代順）。

熊宗立『勿聴子俗解八十一難経（ふっちょうしぞくかいはちじゅういちなんぎょう）』（一四七二刊）
呉崑『黄帝内経素問呉註』（一五九四成）
王文潔『鍥王氏秘伝図註八十一難経評林捷径』（一五九九刊）
呉崑『針方六集』（一六一八成）
李中梓『内経知要』（一六四三序刊）

第九章

清から現代中国へ

満洲の女真族（金の後裔）である努爾哈赤（ヌルハチ）は一六一六年に後金国を起こし、その子皇太極（ホンタイジ）は一六三六年に瀋陽で即位。後を承けた順治帝の一六四四年、明を滅した李自成の軍を破って北京を帝都とし、異民族支配の清王朝が成立した。しかし、歴代の皇帝は漢民族の文化を受容し、明の制度を継承して、巧みに中国を統治した。順治帝に続く、康熙帝（一六六二～一七二二）、雍正帝（一七二三～三六）、乾隆帝（一七三六～九六）の時代、清朝は中国史上最大の国力を誇示し、繁栄を極めた。

清の学風と政府の出版物

清朝の学問で特筆すべきは、考証学の隆盛である。従来の経書の解釈は自己を主張するあまり偏見に陥りやすい傾向にあった。清朝考証学はこれに対し、客観的根拠を示して事物の真相を究明しようとする学問である。明末清初の黄宗羲・顧炎武を先駆とし、閻若璩（えんじゃくきょ）・戴震・銭大昕（せんたいきん）・段玉裁・王念孫らが活躍した。これは康熙・雍正・乾隆の学問奨励の意向を背景としたもので、諸帝みずから命じて、康熙帝の『康熙字典』（一七一六成）、雍正帝の『古今図書集成』（一七二五成）、乾隆帝の『四庫全書』（一七八二成）などの大がかりな書物の編纂事業が行われた。

『古今図書集成』は全一万巻から成る厖大な類書（多くの書籍の文章を解体して事類別に編集しなおした事典）。康熙帝の命で陳夢雷が始め、それを継いで雍正帝の命で蔣廷錫らが一七二五年に完成。翌年銅活字で印行された。内容は暦象・方輿・明倫・博物・理学・経済の六彙編に分類。医学は博物の部に入っており、『古今図書集成医部全録』と称され、全五二〇巻から成る。歴代の百数十種の医書から、医経の注解、診断、生理、各科治療、その他の記事を集め、治療には湯液治療と並んで針灸療法が併記される。中国最大の医学百科事典であるが、針灸学は随所に取り込まれているものの独立していないので針灸のみの検索は容易でない。

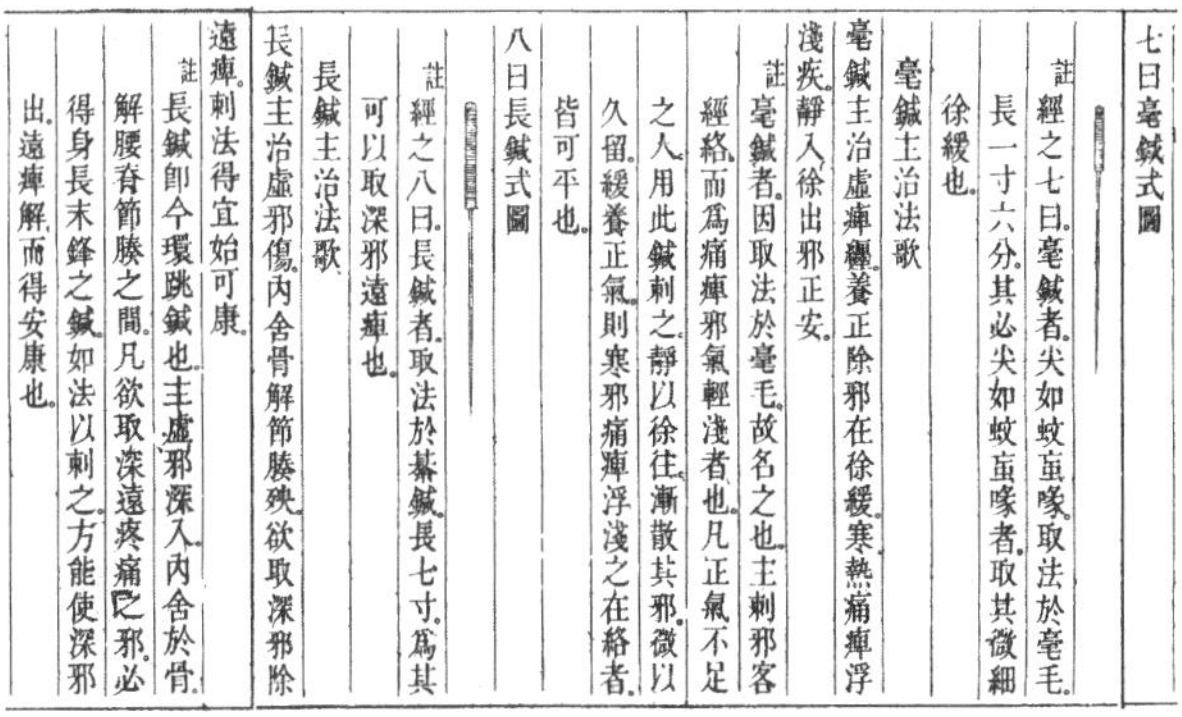

七日毫鍼式圖

註 經之七日。毫鍼者。尖如蚊虻喙。取法於毫毛。長一寸六分。其必尖如蚊虻喙者。取其微細徐緩也。

毫鍼主治法歌

毫鍼主治虚痺纏。養正除邪在徐緩。寒熱痛痺浮淺疾。靜入徐出邪正安。

註 毫鍼者。因取法於毫毛。故名之也。主刺邪客經絡。而爲痛痺邪氣輕淺者也。凡正氣不足之人。用此鍼刺之。靜以徐往。漸散其邪。微以久留。緩養正氣。則寒邪痛痺浮淺之在絡者。皆可平也。

八日長鍼式圖

註 經之八日。長鍼者。取法於綦鍼。長七寸。爲其可以取深邪遠痺也。

長鍼主治法歌

長鍼主治虚邪傷。内舍骨解節腠殃。欲取深邪除遠痺。刺法得宜始可康。

註 長鍼即今環跳鍼也。主虚邪深入内舍於骨。解腰脊節腠之間。凡欲取深遠疼痛之邪。必得身長末鋒之鍼。如法以刺之。方能使深邪出。遠痺解。而得安康也。

図 43 『医宗金鑑』巻 79・刺灸心法要訣

『医宗金鑑』は清代を代表する医書（医学叢書）である。乾隆帝の命のもと、呉謙と劉裕鐸の二名を総修官として乾隆四年（一七三九）に太医院で編集が開始され、同七年（一七四二）に完成。銅活字で印行された。全九〇巻より成り、針灸学は巻七十九～八十六の『刺灸心法要訣』全八巻にまとめられている。本書は中国では翻刻を重ね、大いに流布し、医学生の教科書として用いられた。ただ日本の針灸に『刺灸心法要訣』はほとんど影響を及ぼさなかったようである。

『四庫全書』は乾隆帝の欽定になる中国最大の叢書（歴代書籍の集成）である。三五〇三種の書を収め、約八万近い巻数を誇る。乾隆三十七年（一七七二）に編纂、書写が開始され、同四十七年（一七八二）に成った。あらゆる書籍を従来の分類法である四部分類（経・史・子・集）によって集成したことから『四庫全書』の名がある。はじめ①文淵閣②文源閣③文溯閣④文津閣の四セットが書写され、ついで⑤文宗閣⑥文匯閣⑦文瀾閣の三セットが作られた。今日①台北③蘭州④北京⑦杭州の四セットが現存している。医書は子部に属し、九七書が採録。針灸関係書としては『素問』『霊枢』『難経本義』『甲乙経』『銅人腧穴針灸図経』『明堂灸経』『針灸資生経』『扁鵲神応針灸玉龍経』『針灸問対』『類経』が収められており、これらが当時重要書とみなされたことがわかるが、いずれも版本に由来する写本であり、善本として実用に供するには足りない。一方、『四庫全書』収録本にはそれぞれ解題（書誌解説）が作られて付され、完成時には『四庫全書総目提要』としてまとめられ刊行された。むしろこのほうに意義がある。当然日本人は『四庫全書』を目にすることはできない。しかし刊行された『四庫提要』によって清朝書誌考証学の水準をうかがうことができたのである。形而下の医学は中国では軽んじられ、考証学は医学において花開かなかった。ひるがえって多紀氏ら日本の考証医学者達はこれで中国における医書の残存状況と研究の程度を知り、古医籍の残存は日本のほうが勝ると確信してその探索に努め、考証を進め、ついに医籍考証学では中国を凌駕するに至ったのである。その引き金となった『四庫提要』の存在意義は大きい。天保三年（一八三八）に石坂宗哲が『四庫提要』の医書の部分を単行したのも日本の医家の注目度を示す現象である。

考証医学とは英語に訳せばまさにＥＢＭ（Evidence-Based Medicine：根拠に基づく医学）にほかならない。考証医学は証拠を過去の事例に求める。現代のＥＢＭは西洋科学万能主義を前提とする。その違いはある。

針灸学の低迷

清の康熙～乾隆間に中国の文化は栄え、およそ頂点に達したが、医学の面では清は明ほどには奮わなかった。これは医学全般についていえるが、とくに針灸に関してはめざましい進歩は皆無であった。しいて挙げれば、李守先の『針灸易学』（一七九八）、著者編年不詳の『針灸集成』、李学川の『針灸逢源』（一八一七）、金冶田・雷少逸の『灸法秘伝』（一八八三）などがあるが、いずれも前代の知識の簡素化、普及が目的で、むろん日本への影響は認められない。江戸時代にはむしろ日本のほうがはるかに進歩的だったのである。

道光二年（一八二二）に発令された針灸禁止令は中国における伝統針灸の断絶を決定づけた。すなわち永年、太医院に置かれた針灸科は「奉君の宜しきところにあらず」として撤廃されたのである。ただし、それは政府の方針であり、庶民に強要するものではなかった。特記すべき発展こそはなかったが、明の楊継洲『針灸大成』などは一〇巻という巻数にもかかわらず乾隆以降、中華民国時代まで、おびただしいほどの版を重ね、広く流布した。民間においてはなお針灸の需要が大きかったのである。逆に先述のように『針灸大成』は日本では一度も出版されなかった。清代中国と江戸時代日本とでは、針灸の嗜好や志向は完全に分離し、別の道を歩んだといってよい。

なお、康熙前期に著され、日本に影響を与えた書として郭志邃の『痧脹玉衡』四巻（一六七五刊）がある。本書は痧病（特殊な病症名で西洋医学の病名には当てられない）に対して瀉血療法を多用しており、日本では享保九年（一七二四）に翻刻されて瀉血の評価につながった。

中華民国から現代中国への道のり

一九一一年（明治四十四年）、辛亥革命によって清朝は倒れ、翌年中華民国が成立し、二千年に及んだ王朝支配の歴史に終止符を打った。袁世凱の失脚後、一九二八年蒋介石の国民党政府となったが、第二次大戦終了（一九四五）の後、毛沢東率いる共産党軍との内戦に敗れ、一九四九年、台湾に移った。国民党軍は台湾移動の際、持てる限りの文化財を中国本土から搬出した。現在、台北の故宮博物院図書館や国立中央図書館に、針灸を含む貴重な古医書が所蔵されるゆえんである。

一九四九年に建国した中華人民共和国は、五億を越える多大な人口の国民医療を西洋医学一辺倒で支えることはできないため、中国伝統医学存続の方針を選んだ。農村で即製された赤脚医生はその象徴である。しかし本来の伝統医学理論は複雑で難解である。おいそれと農民が短期間に修得できる学術ではない。それを何とか普及するため簡素化、整理して作られたのが中医学であった。それは従来の漢字（繁体字）を簡体字化したのと軌を一にしている。

江戸時代まで、中国は日本の医学の影響をほとんど受けなかったが、明治維新（一八六八〜）となって清国との正式国交化が始まると、それまで日本に蓄積されていた中国系医学（漢方・針灸）が中国人の知るところとなり、一気に中国に環流しはじめた。それは清の光緒宣統から中華民国時代、日中戦争が始まるまで（一八七五〜一九三七頃）の六〇年余り、ずっと続いた。明治時代には針灸を含む多くの漢方医書が海を渡って中国にもたらされた。さらに大正〜昭和前期には日本人の著作になる針灸漢方医書が中国語に翻訳され、活字刊行された。真柳誠氏の報告（全日本針灸学会雑誌・二〇〇六）によると次のようなものがあるという。

岡田愛雄『実習針灸科全書』↓顧鳴盛訳『最新実用西法針灸』（一九一五）
原志免太郎『灸法の医学的研究』↓周子叙訳『灸法医学研究』（一九三〇）
猪又啓岩ら神戸延命山針灸学院教科書↓陳景岐・張俊義・繆召予訳『高等針灸学講座』（一九三〇）
杉山和一著書↓繆召予訳『百法針術』（一九三二）
吉原昭道著書↓陳景岐訳『中風予防名灸』（一九三二）
玉森貞助著書↓『人体写真十四経経穴図譜』（一九三五）
玉森貞助著書↓『針灸経穴医典』（一九三六）
玉森貞助『針灸秘開』↓楊医亜訳『針灸秘開』（一九三六）

また一九三六年には陳存仁が日本人の医書七二種を集成した『皇漢医学叢書』全一四冊を刊行した。このうちには針灸書も含まれている。

中華民国時代に活躍した針灸学者には、黄石屏・趙熙ほかがいるが、とくに承淡安が現代中国針灸の基礎作りに果たした功績は大きい。

承淡安（一八九九〜一九五七）は蘇州の人で、父も針灸家であった。かつて清の太医院で針灸科が廃止されて以来、中国で針灸が衰退しているのを憂い、針灸療法を研鑽し、一九三一年に『中国針灸治療学』を出版した。中国針灸研究社や針灸学校を創設。通信教育を行い、一九三三年には『針灸雑誌』を創刊し、編集事務に携わった。一九三四〜五年には来日し、日本における針灸の学術と教育の情報を収集し、多くの文献を持ち帰った。当時、坂本貢（みつぐ）によって開設されてまもない東京高等針灸医学校（現呉竹学園東京医療専門学校）で学んでいる。『十四経発揮』は日本では広く流布していたが、中国では埋没していた。『十四経発揮』を持ち帰り中国に広めたのも承淡安の功である。承淡安の『中国針灸治療学』は版を重ね、日本での収穫も取り入れて一九三七年には『増訂中国針灸治療学』が刊行された。

中華人民共和国成立後も日本人著作の針灸書が多く中国で翻訳出版された。真柳氏の報告によると次のようなものがある。

代田文誌『針灸治療要穴』＋松元四郎平『針灸臨床治方録』→楊医亜訳『針灸処方集』（一九四九）

柳谷素霊『針灸治療医典』→楊医亜訳『針灸治療医典』（一九五三）
阪井松梁『灸点新療法』→劉芸卿訳『灸点新療法』（一九五四）
長浜善夫・丸山昌朗『経絡の研究』→承淡安訳『経絡之研究』（一九五五）

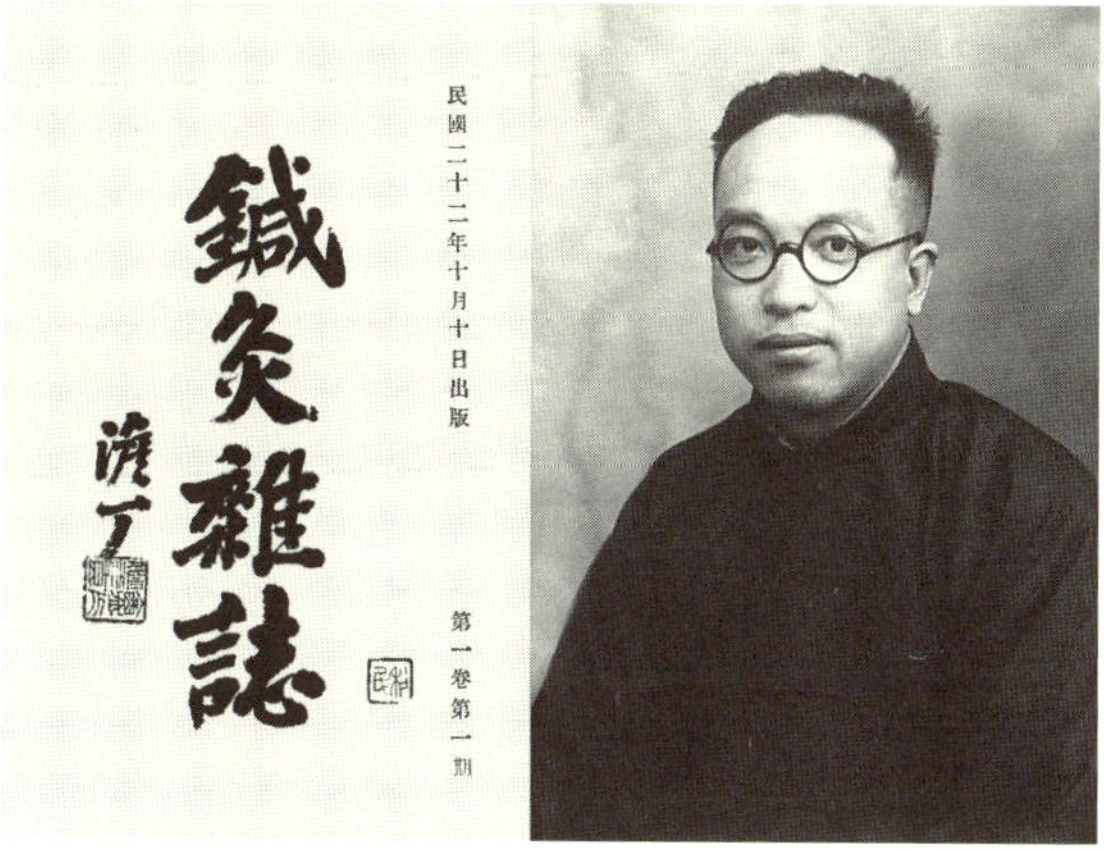

図44　承淡安と『針灸雑誌』創刊号（1933）

赤羽幸兵衛『知熱感度測定法』『針灸治療学』→劉芸卿・承為奮・梅煥慈訳『知熱感度測定法・針灸治療学』（一九五六）
本間祥白『針灸経絡治療講話』→承淡安訳『経絡治療講話』（一九五六）
代田文誌『針灸臨床治療学』→胡武光訳『針灸臨床治療学』（一九五七）
本間祥白『図解実用針灸経穴学』→承為奮・梅煥慈抄訳『十四経穴図譜』（一九五七）
柳谷素霊『針灸医学全書・経穴篇』→董徳懋編訳『針灸経穴概要』（一九五八）
間中喜雄・シュミット『医家のための針術入門講座』→蕭友山・銭稲孫『針術之近代研究』（一九五

八）

代田文誌『沢田流聞書・針灸真髄』→承為奮・承淡安『針灸真髄』（一九五八）

本間祥白『図解実用針灸経穴学・第二部』→承為奮・梅煥慈抄訳『経穴主治証之研究』（一九五九）

その後、中医学のテキストとしての針灸書がいく種も中国で出版されるようになり、現在に至っている。中医針灸の成立には近代日本の針灸書の存在が深く関わっているのである。著者小曽戸もかつて先達の岡部素道、間中喜雄先生らから直接・間接にその旨うかがったことがある。

第十章

日本古代の針灸

中国医学の伝来

わが国における中国医学伝来の端緒については、はっきりしたことはわからない。弥生時代から古墳時代にかけて、様々のかたちで漢字が伝わり、日本人がようやく漢字を理解するようになってからのことであるが、六世紀までは中国文化は多く朝鮮半島を経由して入ってきた。五世紀には新羅から医師の金武が来日、ついで百済から徳来（難波薬師の祖）が渡来して医を伝えたという。六世紀に入ると百済より医薬学を含む五経博士が定期的に来日。欽明天皇十五年（五五五？）には百済から医博士の王有陵陀、採薬師の潘量豊・丁有陀らが渡来し、医薬知識を普及させた。いわば当時の御雇外国人教師である。仏教伝来の経緯にともなう動向であった。

医薬書伝来の現存最古の記録は欽明天皇二十三年（五六二？）のことである。万多親王らが弘仁六年（八一五）に奏進した『新撰姓氏録』の和薬使主の項に、「呉国主の照淵の孫の智聡が欽明天皇のとき大伴佐弖比古（狭手彦）に随行し、内外典・薬書・明堂図など計一六四巻、仏像一体、伎楽調度一揃などを持って日本に来た。その男子の善那使主は孝徳天皇のとき（六四五〜六五四）に牛乳を献上した功で和薬使主の姓を賜り、本方書一三〇巻、明堂図一巻、薬臼一つと伎楽器一揃を奉った。これらは今なお大寺に現存している」とある。大伴狭手彦は欽明二十三年に高句麗に遠征し、多くの財宝を携えて帰朝したという（『日本書紀』）。「内外典」とは仏典と漢籍。「薬書」は本草書かあるいは医方書か。「明堂図」は『七録』所載の『明堂流注』や『明堂孔穴』に類するものか。「本方書」とは医方書のことかとも思われる。「大寺」は法興寺（飛鳥寺）のことと考えられている。

遣唐使の開始から大宝律令の制定

七世紀初頭（六〇七あるいは六〇一とも）、日本は中国との国交を求め、小野妹子らの使者を送った。聖徳太子による遣隋使の派遣である。「日の出ずるところの天子、日の没するところの天子に書を致す。恙（つつが）無きや」という国書を携え、隋の煬帝（ようだい）の怒りをかったとされるが、中国在留中の六一八年に隋は滅び、大帝国唐が興った。

この隋唐の遣使一員として活躍した人物に薬師（くすし）（医師）の恵日（えにち）がいる。恵日は前述の五世紀後半に高句麗より百済を経て日本に帰化した徳来の五世の子孫である。当時中国への航海には大きな危険がともなったが、恵日は三度も中国を往復した。ほとんど奇跡に近いといっても過言ではなかろう。一度目は遣隋使に従い、唐の王朝となった六二三年に帰国。二度目は第一回の遣唐使として六三〇年に入唐。三度目は六五一年に入唐した。恵日らは整った唐の制度をわが国に伝えて朝廷に上申し、日本の律令制定の基礎作りを行ったのである。のちの大宝律令に指定された医薬・針灸の教科書の多くはこのときに将来されたものと思われる。遣唐使は以降八三八年まで計一六回にわたり派遣され、医学書も続々ともたらされたに違いない。

七〇一年には藤原不比等らによって大宝律令が完成。ついで七一八年には養老律令が制定されたが、医療制度に関してはほとんど同じ内容であったらしい。

医事官庁としては、中務省に内薬司が置かれ、正・佑・令史・侍医・薬生・使部・直丁の職位が定められた。また宮内省には典薬寮が置かれ、頭・助・允・大属・少属・医博士・医師・医生・針博士・針師・針生・按摩博士・按摩師・按摩生・咒禁博士・咒禁師・咒禁生・薬園師・薬園生・使部・直丁の職制が定められ、医学教育はもっぱら典薬寮における大学において行われた。地方の国学においても医学教育がなされ、地方最大の大宰府学には正八位上の医師二人が派遣された。

当時の医学教育に用いられた教科書は唐令に依拠したもので、医生には『甲乙経』『脈経』『本草』『小品方』『集験方』の習得が義務づけられ、針生には『素問』『黄帝針経』『明堂』『脈訣』『流注図』『偃側図』『赤鳥神針経』の学習が要求された。医生・針生となるにはこれらの書から出題される仕官試験（国家試験）を受験せねばならなかった。いずれも計一二題の問答（面接）試験があり、八題以上正解すれば合格。全題正解すれば、医生では従八位下に、針生はその一等下に叙せられた。今日この考試に合格できる針灸学校の学生はそう多くはいまい。

奈良から平安へ

大宝律令の発布からまもなく都は平城京に遷り奈良時代（七一〇～七九四）となった。八世紀中頃には楊上善注の『太素』と『明堂』が遣唐使によってもたらされ、七五七年の勅令で医生の教科書に『太素』が新指定された。従来の日本における『黄帝内経』のテキストは『素問』（全元起本）『針経』（無注）および『甲乙経』であり、七六二年に成った王冰注『素問』は、林億本の宋刊本が十三世紀に到来するまで日本に知られなかった。わが国では、『素問』と『針経』を合わせ、『針経』部分までに注をつけた楊上善注『太素』が、『黄帝内経』の第一テキストとして五〇〇年以上も用いられたのである。『太素』が中国で亡び、日本でのみ残りえたのは故なきことではない。

七九四年には平安京に遷都し、鎌倉幕府の成立（一一八三か）まで約四〇〇年間、平安時代が続いた。遷都まもない七九九年、宮廷医和気（のちに半井（なからい））家の始祖、和気広世は大学において『太素』の講義を行っている。かの空海もまた『太素』の存在を意識していた。八三四年の空海の上奏文（『続日本後紀』）からその事実が知られる。平安時代になると国風文化の隆興にともない、わが国でも独自に医学書が編纂されるようになった。『大同類聚方』や『金蘭方』が有名であるが、『難経』を注解した『難経開委』（出雲広貞）や、『太素』を注解した『集注太素』（小野蔵根）なども編まれた。いずれも失伝したので内容を知ることはできないが、日本人もようやく漢籍医書を解し、中国に劣るまいとする自意識をもって和製漢文医書の著述に取り組み始めたのであった。

平安時代には、針生にも薬剤学の知識を備えることが要求された。八二〇年の勅令では、針生に『新修本草』『明堂』『劉涓子鬼遺方』の読習と、『小品方』『集験方』『千金方』『広済方』中の治瘡方の読習が課せられた。これは度重なる疱瘡（天然痘）の流行に対処する必要に迫られてのことであろう。

九二七年には新たな法典『延喜式』が完成し、奏上された。典薬寮における医学教科書はさらに改められ、一律に『太素』『新修本草』『小品方』『明堂』『難経』の五書を学ぶよう定められた。これはいま見ても合理的な選定と思われる。この五書を熟誦すれば、医学理論・針灸経穴学・薬物学・処方運用学のすべてに通暁できるからである。

『日本国見在書目録』の針灸関係書

八三八年の派遣をもって遣唐使は最後となった。その価値が薄れたからである。日本はそれまで遣唐使によって充分、唐の文化を輸入していた。医学も同様である。渡海の危険を冒してまで努力して持ち帰った中国医書の質量は、前述の『隋志』所載のそれに匹敵するか、もしくは凌駕するものであった。その事実を示す資料に藤原佐世（ふじわらのすけよ）が八九五年頃に撰したとされる『日本国見在書目録』がある。現伝本は省略本とみられるが、それでも医方家の部（医針・合薬・仙方）には一六六部、一三〇九巻もの医書が著録されている。針灸に関するものを挙げれば次のようなものがある（脈書・医方書は除く）。

『黄帝素問』十六　全元起注

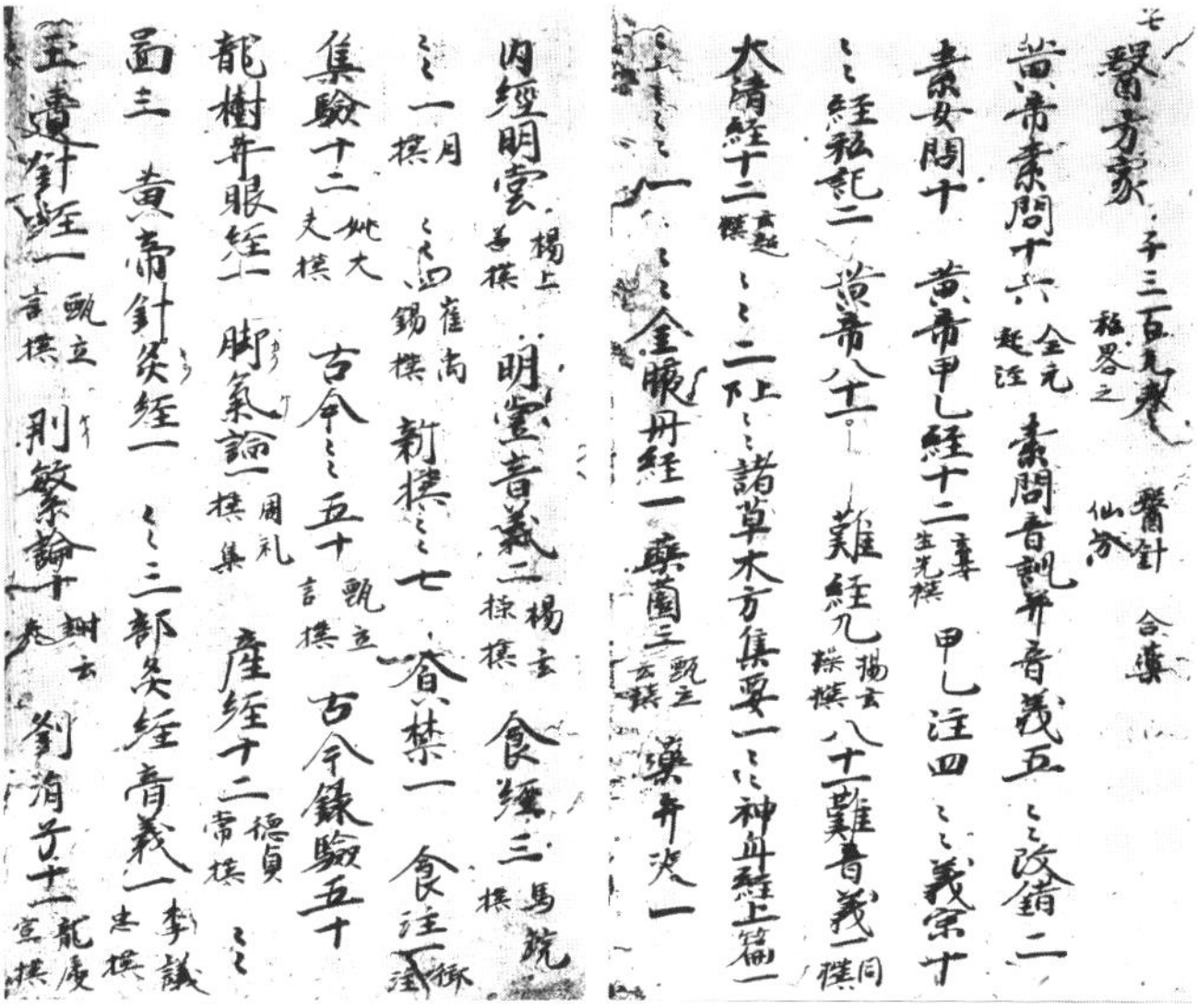

図 45 『日本国見在書目録』医方家の部（宮内庁書陵部所蔵）

『素問音訓幷音義』五
『素問改錯』二
『黄帝甲乙経』十二　玄晏先生撰
『甲乙注』四
『甲乙義宗』十
『甲乙経私記』二
『黄帝八十一難経』九　楊玄操撰
『八十一難音義』一　楊玄操撰
『黄帝針経』九
『針経音』一　楊玄操撰
『黄帝内経明堂』　楊上善撰
『明堂音義』二　楊玄操撰
『黄帝針灸経』一
『針灸三部灸経音義』一　李議忠撰
『玉匱針経』一　甄立言撰
『内経太素』三十　楊上善撰

音義書を多く著録するのは日本人が中国音とその字義を学ぶ上で必要だったからであろう。『玉匱針経』を唐の甄立言の撰とし、『太素』を楊上善の撰とする点については一考を要するが、ここでは詳細は略す。

『医心方』の精華

前述のように遣唐使の廃止までに唐の主要な医学書はみな日本に輸入されていた。丹波康頼（たんばのやすより）はこれら唐伝来の医学書をことごとく読破し、駆使して『医心方（いしんほう）』全三〇巻を編纂。九八四年にこれを時の円融上皇に献上した。『医心方』こそは日本現存最古の医書にして、隋唐医学の集大成、中国医学受容の精華にほかならない。

康頼（九一二〜九九五）は後漢の霊帝（一五六〜一八九）の子孫で、日本に帰化した阿智王（あちのおう）より数えて八世の孫とされ、針博士・医博士となり、丹波宿禰（たんばのすくね）の姓を賜った。『医心方』は宮廷医学の秘典となり、子孫は以後九〇〇年にわたり、宮廷医としての地位を確保した。

『医心方』は医学の各科を網羅し、薬物学・養生・房中（性医学）までに及ぶ。ほとんどは漢〜唐の医薬書からの引用から成るが、その編集法には日本人的選択眼が反映されている。すなわち、陰陽五行説や脈論など、観念的・思弁的な論は排除する傾向にある。論理よりも即応性・実用性を重んじた日本の個性のあらわれである。

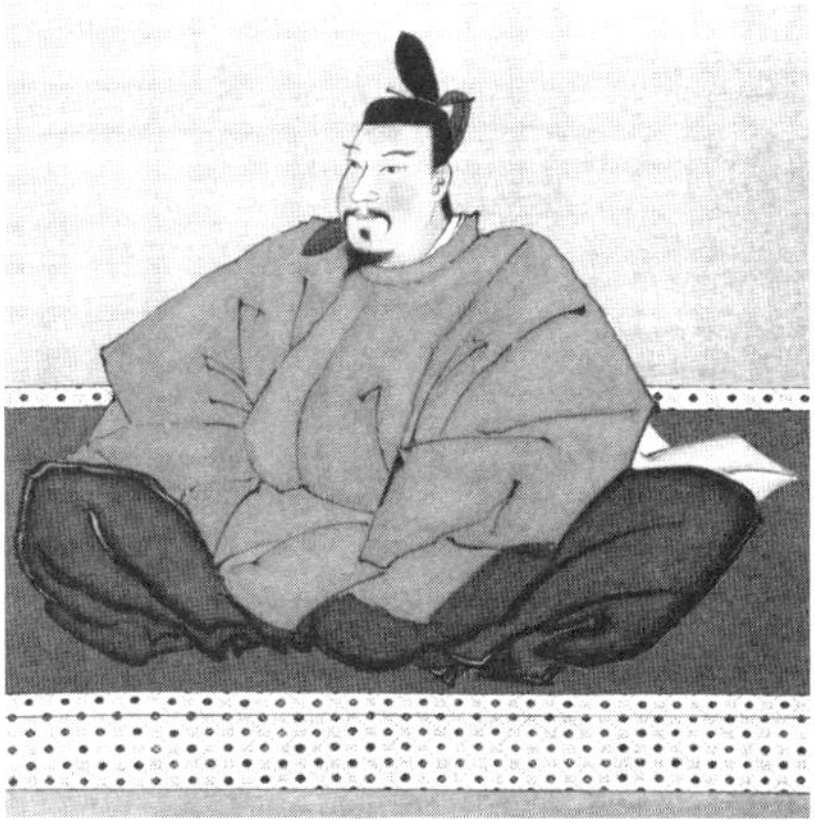

図 46　丹波康頼（武田科学振興財団杏雨書屋所蔵）

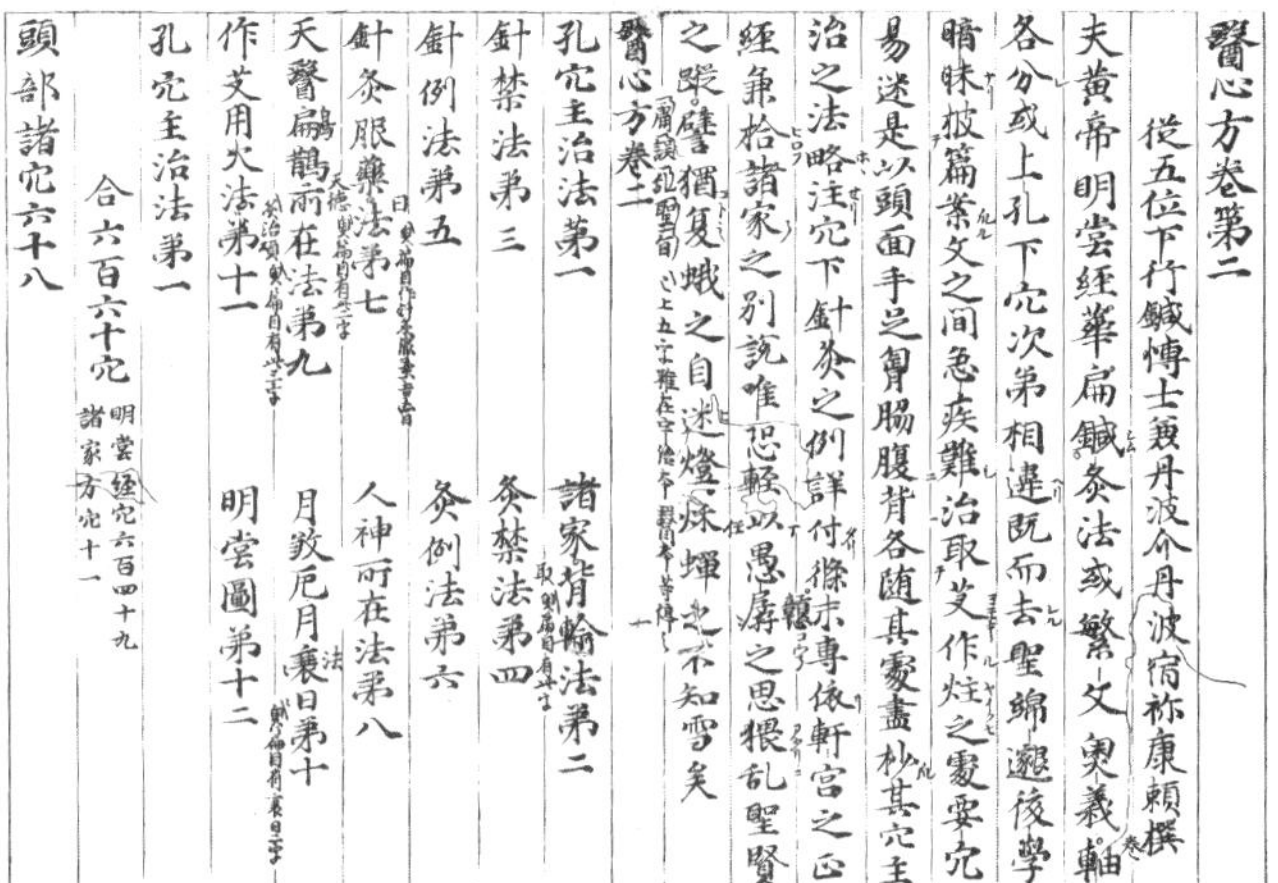

醫心方巻第二
従五位下行鍼博士兼丹波介丹波宿祢康頼撰
夫黄帝明堂経華扁鍼灸法或繁文奥義軸
各分或上孔下穴次第相違既而去聖綿邈後學
暗昧披篇案文之間急疾難治取艾作炷之要穴
易迷是以頭面手足胷腸腹背各随其處盡抄其穴主
治之法略注穴下針灸之例詳付條末専依軒宮之正
經兼拾諸家之別説唯恐輕以愚庸之思猥乱聖賢
之蹤譬猶夏蛾之自迷燈炷蟬之不知雪矣
醫心方巻二
孔穴主治法第一　諸家背輸法第二
針禁法第三　灸禁法第四
針例法第五　灸例法第六
針灸服藥法第七　人神所在法第八
天醫扁鵲所在法第九　月殺厄月衰日第十
作艾用火法第十一　明堂圖第十二
孔穴主治法第一
合六百六十穴　明堂経穴六百四十九　諸家方穴十一
頭部諸穴六十八

図 47 『医心方』巻 2・針灸首（安政 6 年江戸医学館影古鈔刊本）

至宝『医心方』は以後長く秘され、数奇な運命を辿り、幕末（十九世紀半ば）に子孫の多紀氏によって世に公開されるまで、一般の目に触れることはなかった。その裏には和丹二家と呼ばれる和気（半井）氏と丹波（多紀）氏の熾烈な争奪戦があった。ここでは紹介しきれないほどたくさんのエピソードが残されている。

宮廷から半井氏の所有となり、多紀氏が覆刻した『医心方』の一千年前の原本は、一九八二年、ついに半井家から文化庁に入った。その買収価格は実に二七億円。その翌々年、成立からちょうど一千年の一九八四年、この『医心方』は国宝に指定された（東京国立博物館所蔵）。著者の小曽戸は国宝指定の前年、文化庁においてこれを子細に調査する機会に恵まれた。先年、霊界に入られた名優・丹波哲郎氏は康頼一千年後の子孫である。

丹波康頼は針博士だけあって針灸にすこぶる詳しかった。全三〇巻のうち巻一が総論であるのは当然であるが、各論の冒頭巻二が針灸篇に充てられるのは、中国の医学全書では類のないことである。しかも、巻二のみに丹波康頼自作の序文が付いており、康頼の針灸に対する思い入れの深さがわかる。当時、薬物療法の材料の多くは中国からの輸入に頼った。残念なことに現在も事情は同じである。いくら医学書が輸入されても、薬物が手元になければ薬物療法ははじまらない。これに対し、針灸療法の材料は中国に頼る必要はない。針灸療法の優位性はここにある。

針灸篇の孔穴主治法第一では、身体部位ごとに分けられた経穴三五四穴について、名称、別名、

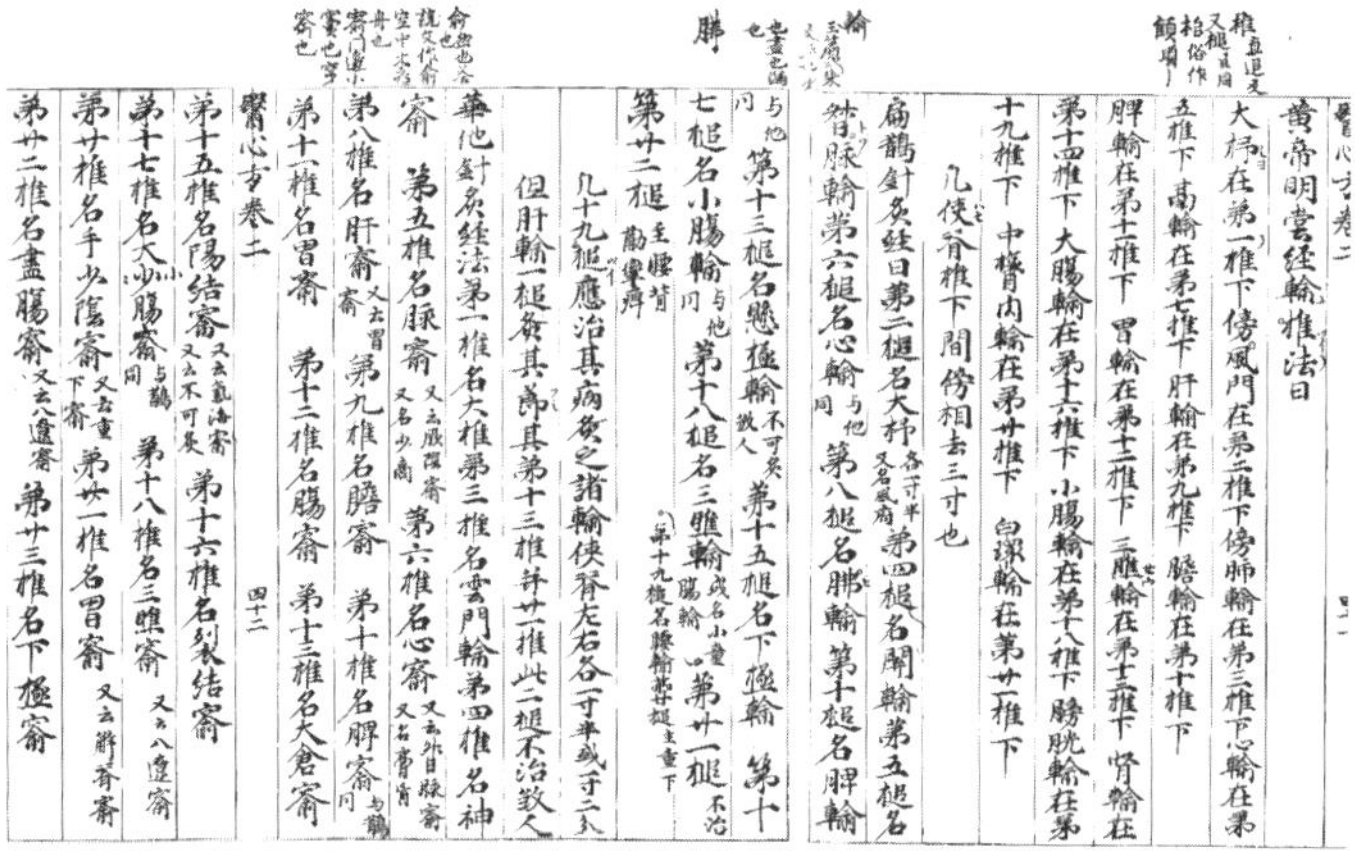

図48　『医心方』巻2・諸家取背輸法（部分。安政6年江戸医学館影古鈔刊本）

位置、刺灸法、主治、経脈が記述される。その基本文献には楊上善が編纂した『黄帝内経明堂（類成）』が用いられている。諸家取背輸法第二では、五家の背兪穴取穴法が記される。これら失伝した医書の取穴法は現在のそれとは異なり、また今では用いられていない経穴名も多く残る。医史学上また針灸臨床上において貴重な資料といえよう。

巻二十二は婦人妊娠にあてられており、ここに妊娠脈図月禁法第一と名づけられた篇がある。『産経』から引用される本篇では、婦人が妊娠すると、一〇カ月の間、経脈が交代で胎児を養う役目にあたるため、養胎にあたっている経脈には針灸をしてはいけないという。そして、各月で養胎にあたる経脈と経穴を文字と図で示し、一月目は足厥陰肝脈、二月目は足少陽胆脈、以降、手心主心脈、手少陽三焦脈、足太陰脾脈、足陽明胃脈、手太陰肺脈、手陽明大腸脈、足少陰腎脈、足太陽膀胱脈の順で養胎にあたると記している。

『医心方』は中国中世、また日本古代の医学を研究する上で、かけがえのない宝典である。

第十一章

日本中世～近世の針灸関係書

中世とはふつう十二世紀末の鎌倉幕府成立（一一九二）から十六世紀末の室町幕府滅亡（一五七三）までをいうが、ここでは安土桃山時代（織豊時代。一五七三〜九八）も含める。近世とは江戸時代（一六〇〇〜一八六七）をいうが、ここでは明治前期も若干含める。

中世の針灸関係書

『座右抄』は倉部侍郎（伝不詳）の筆写になる針灸禁忌書。全一巻。同人の正嘉二年（一二五八）古抄本が尊経閣文庫に伝存する。中世までにさかんに行われた人神所在にもとづく針灸の日忌・年忌（針灸施術可不可の日や年）を記したもので、「本云……承安元年（一一七一）……」「本云……養和二年（一一八二）……」という識語があるから平安末期の成立。『八素経』『黄帝明堂薬術』『黄帝蝦蟇経』『針灸蝦蟇経』『蝦蟇経』「華佗法」『新彫諸家明堂灸経』や東晋の『范汪方』針灸篇など、佚書からの引用がほとんど。針灸関係の古佚書の旧をうかがう史料として貴重である。多くは遣唐使将来の古巻子本に由来する記述であるが、『新彫諸家明堂灸経』は新渡来の宋版によったものであろう。

『吉日抄』は編者不詳の針灸禁忌集。全一巻。室町前期頃の古鈔本が尊経閣文庫に伝存する。『座右抄』に類する書で、針灸施術の日忌・年忌を記したもの。『太素』『黄帝明堂薬術』『玉匱針経』『耆婆脈決経』『黄帝蝦蟇経』『針灸蝦蟇経』『蝦蟇経』『銅人腧穴』『小品方』などからの引用があり、多くは佚書。

『医談抄』は惟宗具俊（生没年不詳、鎌倉時代十三世紀）の著した医学随筆集。全二巻。成立年未詳であるが、具俊は弘安七年（一二八四）に『本草色葉鈔』を完成しているから、その前後、十三世紀後半の作であろう。和文で、上巻には「脈法」「針灸」「薬寮」に関して二一篇、下巻は「雑言」として医家の心得や不節制による病気などについて述べている。医家の随筆としては最も古いものの一つで、当時の医療状況や思想を示す貴重な資料。惟宗氏は平安〜鎌倉時代の宮廷医。

『続添要穴集』は惟宗時俊（生没年不詳、鎌倉時代）の編著になる灸法書。正安元年（一二九二）成。未刊。唯一、近世の影写古巻子本が静嘉堂文庫にあり、もと全二巻一七八篇より成るが、現存部は上巻の巻首より第三〇篇まで。巻首の時俊序によると、本書は旧伝の『要穴之抄』（選者不詳）に時俊が続添したものという。本文では旧本『要穴之抄』と続添の文章とが区別されており、原本部には「耆婆針灸図」「秦承祖図」「九虚図」「明堂経」「明堂灸経」「耆婆方」「小品方」など唐鈔巻子本に基づく書を引き、続添部には「聖恵方」「外台秘要方」「王惟一」「備急（千金）要方」「千金翼方」など宋刊本に基づく書が引用してある。当時医学典範が旧鈔巻子本から秦渡来宋刊本に転換したことを示す興味深い史料である。惟宗氏は鎌倉時代の宮廷医。時俊は惟宗良俊の子で典頭権助従四位下。

『医家千字文註』は惟宗時俊の著になる医学入門書。全一巻。永仁元年（一二九三）の成立。原本は幕末に焼失したが、天保年間（一八三〇～四四）に刊本となり流布した。医家にとって必要な学識を『千字文』の形式で四言二句の要訣とし、さらに注をつけて解説したもの。鎌倉時代の代表的医書の一つ。注には『黄帝内経太素』『黄帝内経明堂』『八十一難経』『千金方』『新修本草』などの旧渡来中国医書を引用する一方で、『素問』（新校正注本）『外台秘要方』『活人書』『本事方』『千金翼方』『選奇方』『証類本草』『孫真人玉函方』などの新渡来の宋版医書もいちはやく活用されている。

『万安方』は梶原性全（鎌倉時代）の編著になる医学全書。『覆載万安方』ともいう。正和二年（一三一三）に起草、同五年（一三一六）に初稿五〇巻が成り、嘉暦二年（一三二七）に至るまで改訂が続けられ、のち単行の自著に加えて全六二巻となった。性全が先に著した『頓医抄』が民衆医療向けに平易な和文が用いられているのに比べ、本書は家学を子孫に伝授する目的で、漢文で書かれる。また『頓医抄』が北宋初の『太平聖恵方』一〇〇巻を主要文献としているのに対し、本書はその後新たに中国で編纂された『聖済総録』二〇〇巻（元大徳版）をいち早く取り入れ、中心資料としている。灸法に関しては巻五十七に「諸灸穴」として経穴各論が述べてある。灸穴と題し、灸を優先するものの、針を廃するわけではない。実用本位で、経穴の配列は経脈を度外視し、頭部・肩手臂部・脚足部……など、身体部位別である。「資生経」「銅人」「明堂」「甲乙経」「素問」「素問注」「王執中」「甄権針経」「灸経」「秦承祖」「華佗」「外台」「新校正素問」「小品」「千金」「難経疏」などからの引用があり、当時の日本針灸に及ぼした中国文献の様相を知ることができる。現行本の祖本は幕府医官岡本寿品が望月三英の慫慂により延享二年（一七四五）に鈔写して幕府に献上したものが唯一で、同書は内閣文庫に伝存している。『頓医抄』では、針灸に関しては巻四十二に経穴一二七穴について、各穴ごとに部位、主治症、灸法を『銅人腧穴針灸図経』を中心に引用する。多くの穴では灸法のみをあげ、針法は採録してない。巻四十三は蔵府論、巻四十四は五蔵図と十二経脈図とともに解説を載せる。

『伝屍病廿五方』は我宝（鎌倉末〜南北朝の僧医。生没年および伝不詳）の編著になる伝屍病（結核性疾患）の治方集。全一巻。建武元年（一三三四）成。二五種の伝染疾患（結核性疾患）の病態と経過が記され、治法は灸治が主で、食治も併記されている。中世の医療の実態を示す数少ない資料の一つ。

『福田方』は有林（有隣とも。生没年不詳）の著になる南北朝時代もしくは室町時代前期の医書。『有林福田方』ともいう。全一二巻（あるいは全一三巻）。有林は洛陽隠士・壺隠庵と称したが、活躍年や経歴については諸説があり、今後の検討がまたれる。成立年は貞治二年（一三六三）頃とされるが、実は十五世紀前半くらいには降るかとも思われる。仮名交じり文で書かれた比較的コンパクトな医学全書で、各科にわたり病症と適応薬方が記される。灸法は巻十二に「明堂灸穴略要」を録し、針は用いていない。漢〜元の約一六〇種の中国医薬書を渉猟し、引用文献名を明記し、著者の私見を交えて平易に記してある。刊本は明暦三年（一六五七）の中野是誰印行本が唯一。また宮内庁書陵部に文明二年（一四七〇）写本が所蔵されている。

『康富記』は室町時代の公家・中原康富（一四〇〇頃〜五七）の日記。十五世紀前半の朝廷や室町幕府の動向、公家社会の様子などを細かに書き残している。その嘉吉二年（一四四二）十月十七日条には称光天皇の癰（できもの）に関する記載がある。その治療として針治を進言されたことに対し、「宮廷に針博士が置かれているのは、このようなときに役立てるためである」とし、また康富は「宮廷の医師の中に、このような時、役に立つ医師がいないのは医道の零落である」と記している。これは、当時針治療は癰腫などに対する外科的処置に多く用いられていたが、その技術に宮廷医は精通していなかったことを示している。このほか種々の日記資料にもやはり灸を主に用いた記録が残る。

『煙蘿子針灸法』は樵青斎洞丹（伝不詳）の著になる針灸専門書。不分巻一冊。享禄三年（一五三〇）自序。明代前期以前の中国医書を主要典拠とし、針灸の総論と治病の各論を記す。図は南宋の李駉（字は子埜、号は晞范子）『（新刊）晞范句解八十一難経』所収図に拠ると推定されている。煙蘿子は中国の伝説上の仙人で、その名を冠する道家の書が数種ある。また宋の解剖書・楊介『存真環中図』は煙蘿子の蔵府図を参考としているという。本書は室町時代の針灸を探る上で貴重な資料である。

『管蠡備急方』は久志本常光（一四七一～一五四二）の著になる医方書。全三巻。天文三年（一五三四）成（自序跋）。写本。漢文。全八一門にわたり処方を列記する。曲直瀬道三活躍前の日本の医学水準を示す資料として注目すべきであるが、これまで影印されたことがなく、研究も着手されていない。久志本氏は本姓は度会と称し、平安後期の常任を祖とし、代々伊勢の神宮医をつとめ、幕末まで官職を襲った名家。弟に常真（その子は常顕）、子に常辰がいる。本書の続編として本草主治・針灸腧穴・診切脈法を記した『管蠡草灸診抄』（同じく天文三年跋）の針灸腧穴部分では針具・灸具・針法・灸法、禁忌、経穴の記述があるが、分量的には経穴の記載が大半を占める。その経穴の記載はおよそ『銅人腧穴針灸図経』の引用からなる。

『針灸集要』は曲直瀬道三（一五〇七～九四）の著になる針灸書。不分巻一冊。二一三頁参照。

『扁鵲真（新）流針書』は編著者不詳の針術書。不分巻一冊。二二五頁参照。安土桃山から江戸初期に成った日本の針灸書として資料価値が高い。

『陰虚本病』は御薗意斎（一五五七～一六一六）の編（『意仲玄奥』の記載による）になるとされる基本医論書。不分巻一冊。二二〇頁参照。

近世の針灸関係書

『針灸指南』は著者不詳の針灸書。全二巻一冊。慶長古活字版。十四経の経絡経穴図を交え全三四葉。和文。

『日用灸法』は曲直瀬玄朔（一五四九〜一六三一）の著に成る灸法書。不分巻一冊。二一四頁参照。

『灸所抜書之秘伝』は著者不明の灸法書。不分巻一冊。明暦二年（一六五六）刊（松会市郎兵衛）。巻尾の書名は『灸法』。和文。経穴図入。日本針灸書としては『日用灸法』に次ぐ早期の刊本で、同年同出版元から『端座流易極病穴之抜書』という針灸書も刊行されている。

『端座流易極病穴之抜書』は著者不詳の簡明針灸治療書。全一冊。明暦二年（一六五八）松会刊。同四年印本もある。本文六葉に経絡経穴図正背四面を付す。端座流の由来は明らかでないが、室町時代かとも思われる日本ではかなり古い起こりの針灸流派。このほか端座流の秘伝と称する写本もいくつか伝えられている。

『針灸合類』は雒（洛）陽散人（生没年不詳）の編著になる針灸書。全二巻。万治二年（一六五九）の自跋（四味堂）を付して、翌三年（一六六〇）刊。『類経図翼』からの引用が多い。

『黄帝秘伝経脈発揮』は饗庭東庵（立伯、一六二一〜七三）の著になる経脈・経穴学書。全七巻。単に『経脈発揮』ともいう。一六六〇年頃初版。二二八頁参照。

『艾灸通説』は後藤椿庵（一六九六〜一七三八）の著になる灸法医書。不分巻一冊。宝暦十二年（一七六二）後藤敏序刊。

『秘穴授調』は名古屋玄医（一六二八〜九六）の著になる針灸書。不分巻一冊。寛文三年（一六六三）刊。「膏肓」「四華患門穴法」の二部からなる。末尾に寛文二年の玄医の識語があり、膏肓穴と四花患門穴の取穴法はむずかしく、出典の文献をないがしろにしては誤りを重ねるばかりである。そこで諸書の記載を求め、それを明らかにした、といい、口伝、秘伝の風潮を批判している。

『針灸枢要』は山本玄通（生没年不詳、十七世紀）の著になる針灸医学書。全二〇巻。寛文十年（一六七〇）の野間三竹（号柳谷・字子苞）序、延宝元年（一六七三）の林鵞峰（号弘文学士）序、寛文九年の玄通自序を冠して、延宝四年（一六七六）刊。さらに延宝七年の竹中通庵跋を付した後印本もある。玄通は宗孝と称し、適庵と号した。京都の人であったが江戸に出て医業を行った。他に『木偶説』『人身図説』などの著書があり、子の三安以下、代々幕府医官となった。本書は江戸時代の針灸医学中、質量ともに最も充実したものの一つであるが、後世に及ぼした影響はさほどではなく、元刊本も現存もきわめて稀である。なお、同名異書に佐田房照の著（宝永六年自序、写本一冊）がある。

『杉山流三部書』は杉山和一（一六一〇〜九四）の針灸術を伝える針灸医学書。『療治之大概』『選針三要集』『医学節要集』（各不分巻）の三部よりなり、明治十三年に鉛活字印行された（明石埜亮刊）。明治二十年・明治四十四年版もある。二二二頁参照。

『経絡捷径』は林玄厚（生没年不詳）の著になる経脈経穴学（針灸）書。不分巻一冊。延宝元年

（一六七三）自跋（奥書）。同二年（一六七四）刊。巻首には書題が記されず、書題は外題と跋記によるが、外題を『十四経指南』と称する同一版の伝本もあり、別に『十四経指南』とも称して流通したようである。玄厚の伝については不詳。

『針灸抜粋』は著者未詳の針灸医学書。全三巻、五冊（上、中之上、中之中、中之下、下からなる）。延宝四年（一六七六）紀伊国屋半兵衛刊。本文は和文で平易に針灸の術を説く。著者は無分（御薗）の末流であると書かれているが、人物は特定できない。貞享二年（一六八五）岡田三郎右衛門の異版もある。さらに元禄九年（一六九六）刊の『合類針灸抜粋』と題する縦型袖珍本（五巻三冊本、異版も存在する）や、同年刊の『（合類）広益針灸抜粋』と題する横型袖珍本（李遷校、不分巻一冊本）などもあり、針灸入門書として当時一般に広く流布した。『針灸重宝記』と内容的に密接な関係にある。

『大明琢周針法』は匹地喜庵（生没年不詳）の針術を孫の福田道折（生没年不詳）が出版した匹地流針術書。本編（『大明琢周針法一軸』）一巻、和語抄（『大明琢周針法鈔』）二巻からなる。延宝七年（一六七九）の杉立道允序、同年の福田道折序を付して刊。二二五頁参照。

『灸法口訣指南』は岡本一抱（一六五五〜一七一六）の著になる灸法の解説書。全五巻。貞享二年（一六八五）刊。和文で灸の要訣をわかりやすく述べており、江戸時代、広く用いられた。和田養安の『針法口訣指南』（全三巻、一七二八刊）という書もある。

『針道秘訣集』は著者不詳の針灸医学書。全二巻。貞享二年（一六八五）刊。安永二年（一七七三）版もある。奥田家に伝わった夢分流（御薗流）の打針術を解説した書で、文体は和文で平易。巻上に一八項、巻下に二二項の針術秘訣に関する要綱を設け、日本独特の針術を伝える。

『針灸要法』は岩田利斎（如雲、生没年不詳）の著になる針灸医学書。全六巻。貞享三年（一六八六）自序。同年刊。享保五年（一七二〇）の後印本（外題は『針灸要法指南』）もある。

『経脈図説』は夏井透玄（生没年不詳）の著になる経脈経穴学書。全四巻。元禄十四年（一七〇一）の北山友松子の序、同元年（一六八八）の自序（引）、同十六年（一七〇三）の今井健の後序を付して刊。二三〇頁参照。

『臓腑経絡詳解』は岡本一抱の著になる臓腑経絡の解説書。全五巻、付録一巻。元禄二年（一六八九）の菅宗徳（白雲斎）の序を付して、翌三年（一六九〇）刊。首に臓腑総論を置き、巻一には肺・大腸・胃、巻二には脾・心・小腸、巻三には膀胱・腎、巻四には心包・三焦、巻五には肝および任督二脈の各臓腑・経絡について論じ、付録（巻六）には銅人経穴の法について記載してある。

『針灸要歌集』は安井昌玄（紀伊の人、生没年不詳）の著になる針灸医学書。全五巻。元禄六年（一六九三）自序。同八年（一六九五）刊。無分（御薗）の末流の針灸を伝えると言うが、内容は道三流に似るともされる。巻一は秘伝部、巻二・三は経絡図説、巻四は病論と治方、巻五は小児病論となっている。

『針灸遡洄集』は高津敬節（松悦斎、生没年不詳、十七世紀）の著になる針灸医学書。全三巻。元禄七年（一六九四）の竹杏伯（正庵、止水亭）序、同年の今井近知（活軒）序、同年の敬節（是道庵）自序がある。翌八年（一六九五）刊。針灸術について理論・実技をわかりやすく説いた書で、腹診術を重要視している。漢文であるが総振り仮名がついている。のち宝永七年（一七一〇）に岡本一抱の撰と偽り、書題を『針灸初心鈔』と改刻した後印本が出された。

『灸法要穴』は著者不明の灸法書。不分巻一冊。成立年代不詳。あるいは浅井周伯（一六四三～一七〇五）の著で、十七世紀末の成立と推定される。取穴法と五三の要穴における灸法を述べたもので、張介賓の『類経図翼』に依拠している。若干の改訂を経、元禄八年（一六九五）に『経穴機要』と題して刊行されている。

『意仲玄奥』は森共之（一六六九～一七四六）の編著になる御薗意斎流針術の秘伝書。不分巻一冊。元禄九年（一六九六）自筆稿本が現存する。共之は意斎の門人森宗純の四代で、字は養竹、号は中虚。のちに名を嘉内と改め、医術を五雲子（王寧宇）流をもって江戸に鳴った。また『老子』を好み、謡曲を嗜んだ。森立之はその後裔。

『針灸和解大全』は著者不詳の針灸入門書。全五巻一冊。元禄十一年（一六九八）刊。横型袖珍本。和文。版心に『針灸指南』とあり、巻尾には『針灸指南大全』とある。宝暦五年（一七五五）後印本もある。

『針灸抜粋大成』（しんきゅうばっすいたいせい）は岡本一抱の編著になる針灸医学書。全三巻、七冊（上之上、上之下、中之上、中之中、中之下、下之上、下之下）。元禄十一年（一六九八）自序、翌年（一六九九）刊。『針灸抜粋』を敷衍し改補した書で、和文。針灸治療の指針書として流布した。

『医学至要抄』（いがくしようしょう）は岡本一抱かその門派の著と推定される経脈・経穴学書。全二巻。元禄十二年（一六九九）刊。『十四経発揮』（じゅうしけいはっき）に準拠した針灸学の入門書。和文。同十六年（一七〇三）刊の続編全三巻もある。

『針灸阿是要穴』（しんきゅうあぜようけつ）は岡本一抱の著、門人の熊谷順安（くまがいじゅんあん）・末兼原端（すえかねげんたん）の校になる針灸経穴書。全五巻。元禄十六年（一七〇三）刊。二三〇頁参照。

『針灸初心鈔』（しんきゅうしょしんしょう）は岡本一抱の撰とされ、高津敬節（松悦斎）の纂輯になる針灸医学書。全三巻。宝永七年（一七一〇）の竹杏伯（正庵、止水亭）ならびに今井近知（活軒）の序を冠して同年刊。しかし、実はこの書は元禄八年（一六九五）刊の『針灸遡洄集』と同一書・同版本で、書肆岡田三郎右衛門が、当時有名であった一抱の名を借りて見返しに一抱撰と偽り、杏伯・近知の両序の記年を改刻し、版心の「初心鈔」の三字を削り去り、新刊書を装ったものである。

『経穴密語集』（けいけつみつごしゅう）は岡本一抱の著になる針灸経脈学書。全三巻。正徳五年（一七一五）刊。二三〇頁参照。

『針灸重宝記』（しんきゅうちょうほうき）は本郷正豊（ほんごうまさとよ）（生没年不詳）の著になる針灸入門ハンドブック。不分巻一冊。横小型本。享保三年（一七一八）初版、同七年・同十一年重印。『針灸重宝記大成』（享保版）、『針灸重宝記綱目』（寛延版）ともいう。和文で平易に書かれ、一般の針灸家に広く流布した。正豊は御薗意斎（常心）─常正─常憲─常倫の弟、すなわち意斎の曽孫で、母方の本郷家に継ぎ、父系の針灸学を講究した。京都に生まれたが、正徳元年（一七一一）徳川家宣に召されて江戸に出、拝謁して厚遇をうけた。『医道日用綱目』（一七〇九成）のベストセラーがある。なお文化十三年（一八一六）刊の『針灸日用綱目（針灸日用重宝記）』なる書もある。

『医学詳解』は著者不詳の経穴学書。全二巻二冊。享保六年（一七二一）熊谷玄随序刊。安井尚賢後序。本書は浅井周伯の著かと思われる『灸法要穴』の解説書で、序によると味岡三伯の門人某の講義に基づき、小川（朔庵）の校訂を経て成立したものという。ただし、享保六年序刊本の毎巻首の「医学詳解巻之幾」の書題文字は埋め木を用いた修刻で、版心題からすると原題は『灸法要穴（灸穴要解）詳解』と称したらしく、そのような旧刷本も存在したかも知れない。

『灸焫要覧』は堀元厚（一六八六～一七五四）の著になる灸法書。不分巻一冊。享保九年（一七二四）刊。

『灸草考』は井上玄通（死没年不詳）の著になる灸草（艾）に関する専門書。不分巻一冊。享保十二年（一七二七）の梁田蛻巌の序を冠して同十四年（一七二九）刊。延享五年（一七四八）印本もある。従来の文献を徴用し、もぐさの来歴を説いたもの。玄通は播州明石藩医で、字は子默。号は桐庵。京都で松岡玄達に学び、本草学に通じた。

『針法口訣指南』は和田養安（生没年不詳）の著になる針術の入門・口訣書。全三巻。享保十三年（一七二八）刊。横型袖珍本。平易な和文で、当時流布した。

『隧輸通攷』（ずいゆつうこうとも）は堀元厚の著になる経穴学書。全六巻。未刊であるが、江戸中期には比較的流布したらしく、写本が少なからず伝存する。延享元年（一七四四）の堀正修序、同年の自序、翌二年の堀景山（名正超）跋がある。衢昌栢（甫山）との共著とされる。二二八頁参照。

『骨度正誤図説』は村上宗占（生没年不詳）の著になる骨度（人体部位の寸法測定）研究書。不分巻一冊。延享元年（一七四四）自序、翌二年の井上雅貴序、宝暦二年（一七五二）の与玄伸（忠広・茅坡園）跋を付して刊。加藤俊丈の校。二三〇頁参照。

『針灸五蘊抄』は田中智新（知箴とも書く。名は休意。生没年不詳）の著、中村元道（伯綏、生没年不詳）の編になる針灸書。全五巻一冊。延享二年（一七四五）刊、天明三年（一七八三）再刊。横型本、和文。貞享二年（一六八五）田中智新序、延享元年（一七四四）中村元道序がある。さらに天明三年版には同年付の山田正珍の序がある。

『経絡発明』は菊池玄蔵（生没年不詳）の著になる経脈経穴学書。不分巻一冊。宝暦三年（一七五三）の望月三英序、同年の二宮政弼（東庵）序、同年の富永正翼（号竜潭）序、ならびに自序を付して刊。『十四経早合点』と改題した印本もあるが、実は同版本。『十四経発揮』の流注を是正すべく論じ、図解を施している。玄蔵には『難経釈義』の著もある。

『穴名備考』は竹田景淳（生没年不詳、紀州藩医）の編著になる針灸経穴書。河北宗碩校、浅井図南閲。宝暦六年（一七五六）刊。浅井図南序、浅井南溟跋。本書は経穴名をイロハ順に配列して典拠を記したいわゆる経穴名辞書である。引用文献は幅広い。

『挨穴明弁』は堀元昌（一七二五～六二）の著になる経穴学書。不分巻一冊。『挨穴法』とも称す。写本。元昌は堀元厚の長男として京都に生まれた。号は廻欄。二二九頁参照。

『針法弁惑』は加藤秀孟（郡子、一説に姓藤井、生没年不詳）の著になる針術書。全三巻。明和二年（一七六五）自序、年次不詳の伊邦彦英卿（名は邦彦、字は英卿）跋がある。明和五年（一七六八）刊。和文。巻上・巻中にはそれぞれ一〇の医論を収め、巻下には二五の病門に分けて針治法を載せている。

『針灸則』は菅沼周桂（生没年不詳、一説に一七〇六～六四）の著になる針灸医学書。不分巻一冊。明和三年（一七六六）の林東溟（義卿）序および同年の菅義則（玄慎）の跋がある。翌四年（一七六七）刊。二一五頁参照。

『刺絡編』は荻野元凱（一七三七～一八〇六）の著になる刺絡療法の解説書。全一巻。明和八年（一七七一）刊。漢文。高道昂（号葛坡）の序、元凱の識語、木村恒徳の跋がある。

『針灸手引草』は大簡室主人の著になる針灸医学書。全二冊。上冊は上編上（巻一〜四）、下冊は上編下（巻五〜七）。以上でいちおう完結しており、下編の存在は知られていない。安永二年（一七七三）刊。和文で平易にしかも懇切に針灸の要を説いた実用書。著者の実名・経歴等は一切不詳であるが、その内容形式あるいは造本様式からみて、加藤謙斎かその学統と深い関係をもつ可能性が高い。

『熙載録』は垣本針源（生没年不詳）の刺絡療法の治験を娘の茂登が筆記した医案集。不分巻一冊。梶川樹徳（字は長卿、号は東岡）の校。安永七年（一七七八）の梶川樹徳序、同年の市川匡（号鶴鳴）跋を付して、天明二年（一七八二）刊。二一六頁参照。

『針灸極秘伝』は木村太仲（元貞、生没年不詳）の編著になる針灸書。不分巻一冊。安永七年（一七七八）荻野元凱序。同九年（一七八〇）刊。和文。慶長年間に永田徳本が朝鮮医官金徳邦から授かった術を伝えるものと太仲の序にいう。

『広恵済急方』は多紀元悳（一七三二〜一八〇一）の著、その子元簡（一七五四〜一八一〇）の校訂になる救急医療書。全三巻。寛政元年（一七八九）、中野清翰・佐野義行序。同年開彫。翌二年（一七九〇）、元簡跋。同年印行。元悳は父元孝の跡を継いで医学校躋寿館を主宰した人物で、将軍家斉の御匙、法印。本書は、田舎や旅先などで専門医の医療が受けられない状況に備えて作られた応急書で、一般人向けに、平仮名で記し、入手しやすい薬物で簡単な処方を選用。また応急手当法や灸療法などに及び、民間療法を採用してある。

『錦嚢針灸秘録』は加藤謙斎（一六六九～一七二四）の著になる針灸治療書。不分巻、全二冊。寛政七年（一七九五）の謙斎の序を付して定栄堂（鳥飼洞斎）刊。臨床上有用な針灸の要穴について説き、養生や施術上の要点を述べている。

『経穴彙解』は原南陽（一七五二～一八二〇）の著になる針灸経穴学書。全八巻。享和三年（一八〇三）自序、文化四年（一八〇七）多紀元簡序刊。嘉永七年（一八五四）再刻。二三一頁参照。

『経穴纂要』は小阪元祐（生没年未詳、江戸後期）の著になる針灸経穴学書。全五巻。文化七年（一八一〇）多紀元簡・吉田仲禎・岡守挙白・片倉元周・小阪元祐各序。同年、岡益謙跋刊。弟子、大橋徳泉・西村元春・松田貞庵校。二三一頁参照。

『針灸説約』は石坂宗哲（一七七〇～一八四一）の著になる針灸医学書。不分巻一冊。文化九年（一八一二）の杉本忠温序、同八年の自序、無記年の月亭老人跋、文化九年の溝部有山跋、同年の田中信行の跋を付して、同年刊行。息子の石坂宗貞ならびに門人斎藤宗甫の校。自序によると、かつて甲府医学所における講義を土橋甫輔と川俣文哲が筆録したものという。漢文で簡潔。宗哲の代表作の一つ。宗哲は江戸後期の代表的針灸医家で、甲府の人。名は永教、号は竿斎。寛政中、幕府の奥医師となり、法眼に進む。寛政九年（一七九九）に甲府医学所を創立。中国古典医学を重視する一方、蘭学に興味を示し、解剖学を修めた。またトゥルリングやシーボルトらを介してヨーロッパへ日本の針灸を伝えた。他に『医源』『針灸知要一言』『針灸茗話』『骨経』『竽斎先生問答』などの著述がある。

『名家灸選』は浅井南皐（一七六〇～一八二六）の編著になる灸治療書。不分巻一冊。『名家灸選大成』ともいう。文化十年（一八一三）刊。二四五頁参照。

『灸穴図解』は石川元混（生没年不詳）の著になる針灸経穴学書。全三巻。文化十二年（一八一五）成。写本（国会図書館所蔵）。上巻には『十四経発揮』所載の経穴、中巻には奇穴について記し、下巻には主治と施術法を示す。元混は蘭学にも通じた石川玄常（名世通、字子深、号愚岡。一橋侯侍医）の養嗣子で、江戸の人。字は子進。大田錦城とも交流があった。

『刺絡聞見録』は三輪東朔（一七四七～一八一九）の口述、伊藤鹿里（一七七八～一八三八）の筆記になる刺絡療法の解説書。全二巻。文化十四年（一八一七）刊。首に同年付の大田錦城ならびに伊藤鹿里の序がある。二一七頁参照。

『針灸知要一言』は石坂宗哲の著。不分巻一冊。『針灸知要』『知要一言』とも。文政七年（一八二四）成。同九年（一八二六）の塘公愷（号它山）序、同年の自跋を付して、同年刊。もと宗哲がシーボルトに自己の針灸術を紹介するため著したもの。

『針道発秘』は葦原検校（一七九八～一八五七）の著になる針灸臨床医学書。全一巻。天保二年（一八三一）岡本玄冶（寿臧、初代玄冶の八世、法印）序。井田信斎（寛仁）跋（無記年）。同五年（一

八三四）退耕老人（井田赤城、名龍）跋刊。葦原検校は木曽義仲の二七代の子孫義長その人で、名は英俊一。江戸に住し、針術を業とした。

『困学穴法』は石塚汶上（生没年不詳）の著になる経穴学書。全一冊。天保六年（一八三五）刊。絵入りの横型三切本。汶上にはこのほか『護痘錦嚢』（一八二四刊）、『掌中麻疹方』（一八三四刊）、『困学医言』（一八〇四刊）、『傷寒論私衡』などの著がある。

『針術秘要』は坂井豊作（生没年不詳）の針術を中村謙作（篤）が記述したもの。全三巻。慶応元年（一八八五）の山口蓋世の序と跋、元治元年（一八六四）の中村謙作序を付して慶応元年刊。坂井豊作は加賀の人で、号は梅軒。京都に出て小森頼愛の門に入り、針の臨床家として名声をえた。とくに針の横刺法を開発したことで知られる。本書は針の施術法を図入りで解説。さらに湯液治療を併用し、『傷寒論』『金匱要略』の処用を多く紹介している。

『針灸指掌』は今村了庵（一八一四～九〇）の著になる針灸経穴書。不分巻一冊。文久三年（一八六三）の浅田宗伯序、同年の了庵例言を付して、元治元年（一八六四）刊。『十四経発揮』の経穴記載の不正確さを正すため、『素問』『霊枢』『千金方』『外台秘要方』『甲乙経』『医心方』などの典籍に基づき、経穴の位置を考定し、さらに諸症の主治穴について記した書。

『針灸備要』は青山道醇（生没年不詳、幕末～明治の人）の著になる針灸書。全二巻。明治二十年（一八八七）刊。同年付の今村了庵序、ならびに本人跋がある。鉛活字印刷。和文。道醇は森立之の門人で、立之の旧蔵書の多くを継承したが、のち四散した。なお、小阪元祐の著になる同名異書もある。

『黄帝内経』の解説書

『内経知新論』は那須資信（生没年不詳、十七世紀）の著で、『素問』『霊枢』より要論九条を抜粋し、注解したもの。全二巻。天和元年（一六八一）自序、貞享五年（一六八八）の高（深見）玄岱序、正徳二年（一七一二）の李東郭（朝鮮通信使趙泰億一行の一員）序を付して同四年（一七一四）刊。資信は尾張の人で、号は心庵・是心庵。饗庭東庵の弟子。竹中通庵とは東庵門下の同門生。刊行年にはすでに没していたらしい。

『内経病機撮要』は浅井周伯（一六四三〜一七〇五）の著になる『黄帝内経』経文の抄録再編書。不分巻一冊。写本。『素問』『霊枢』から病理に関する論を抜出し編録したもので、上焦（神蔵＝心蔵）・中焦（穀府＝胃）・下焦（精蔵＝腎）の三蔵の生理・病理論に主眼をおいている。周伯（周璞とも）は京都の人で、名は正純、号は策庵。味岡三伯（饗庭東庵の高弟）に医を学び、井原道閲・小川朔庵・岡本一抱とともに門下の四傑と称された。尾張藩医浅井家の祖。

『黄帝内経霊枢弁鈔』は浅井周伯の口授を、門人の戸坂三碩が元禄二年（一六八九）に筆録したもの。周伯は尾張藩医浅井氏の祖。以後浅井家は『黄帝内経』を家学とし「素霊伝家」と称した。

本書はその周伯の学識を示す好資料。写本として伝えられた。

『黄帝内経素問要語集註』は竹中通庵（生没年未詳、十七世紀後半に活躍）の著になる『素問』の注解書。全一〇巻。通庵は美濃の人で、名は敬、字は子昌（昌父）、瑞伯と称した。京都で饗庭東庵に学び、万治二年（一六五九）、江戸に移って半井通仙院瑞堅の門に入った。通庵・瑞伯の称はそれに依る。本書には半井瑞章（瑞堅の子）の延宝九年（一六八一）序、通庵の元禄十二年（一六九九）跋があり、宝永三年（一七〇六）に刊行された。同著者の『黄帝内経霊枢要語集註』とともに、『黄帝内経』全書にわたり行われた日本人による初めての注解書で、質量ともに江戸中期を代表する『内経』研究書。本書の補遺として同著者による『黄帝内経素問要語意翼』（一七〇二・中谷通寅序、一七四〇刊）がある。

『黄帝内経霊枢要語集註』は竹中通庵の著になる『霊枢』の注解書。全九巻。同著者による『黄帝内経素問要語集註』の姉妹編として編まれたもので、成立年不詳。没後、享保二十年（一七三五）に至って刊行をみた。刊本となった邦人の『霊枢』注釈書としては最も古く大規模なもの。補遺として『黄帝内経霊枢要語意翼』があったらしいが、失伝。通庵にはこのほか『古今養性録』『医病問答』『医病両鑑』の著がある。

『内経病機撮要弁証』は森嶋玄勝（生没年不詳、十八世紀初）の著で、『素問』『霊枢』の要論の抜粋を再編し、注解を施した書。全六巻。宝永三年（一七〇六）刊。玄勝は京都の人で昌庵と号し、その祖は曲直瀬寿徳院玄由の門人という。玄勝は浅井周伯の弟子で、本書は師の周伯の『内経病機撮要』に訓解を加えたもの。

『黄帝内経素問諺解』は門真嘉寛（通称道碩、号松軒、一六八四頃～十八世紀半ば）の編録、岡本一抱の鑑定になる『素問』の和語注解書。『素問諺解』ともいう。全九巻。寛保四年（一七四四）刊。嘉寛は仙台の人で、宝永三年（一七〇六）京に上り、足かけ三年、一抱の門で学んだ。当時一抱は病気がちで『黄帝内経』の和解に志があったが果たせず、嘉寛をして編纂に当たらせた。嘉寛帰郷後、一抱は没し、享保十八年（一七三三）に至ってようやく完成。嘉寛はこのとき齢五十過ぎ、出版を目的に稿本を持して京都に走ったという。出版がなるまでには、それからさらに一一年を要した。当版末尾には「霊枢諺解嗣出」とうたってあるが、成らなかった。本書は平易な『素問』入門書として昭和の針灸界でも用いられた。

『内経探賾』は吉田元卓（一六七七～一七五四）の著になる『素問』『霊枢』の注釈書。全二巻。延享三年（一七四六）の自序、林榴岡序、今大路玄佐（曲直瀬元勲）序、ならびに寛延元年（一七四八）の趙栄寿（朝鮮通信使洪啓禧一行の一員）の序と、延享四年の山脇東洋跋がある。元卓は吉田徳春の後裔で幕府医官、名は之参。法眼。本書は『黄帝内経』より臨床上重要な経文を抜粋して若干の注を付したもの。

『素難評』は荻生徂徠（一六六六～一七二八）の原著、大野通明編刊になる『素問』『難経』の注釈書。『徂徠先生素難評』とも。不分巻一冊。山県大弐の『医事撥乱』と合刻、明和二年（一七六五）刊。かつて徂徠の門人の長手某（医家）が徂徠に『素問』次注本と熊宗立の『勿聴子俗解八十一難経』を提して教示を乞うた。徂徠はこれに評語を記して長手某に返却。この長手秘蔵本の徂徠評を山県大弐が借鈔し、のち大野通明が大弐より得て刊行したもの。『素問』の評は『素問評』と異本関係にあるが、『難経』の評は本書独自のものである。なお徂徠は江戸中期の大儒であるが、父の荻生方庵は幕府医官で徳川綱吉の侍医であった。

『素問評』は荻生徂徠の原著、宇佐美灊水の編刊になる『素問』の注釈書。不分巻一冊。『徂徠先生素問評』ともいう。明和三年（一七六六）刊。徂徠の門人であった医家の曲直瀬養安院正珪（越智雲夢）はかつて自家蔵の『素問』（明刊呉悌本）を徂徠のもとに持参し、評語を書き入れてもらった。徂徠の死後、徂徠の門人で儒者の灊水が正珪の息子の曲直瀬正山よりこの書を借り受け、評語のみを抜き出し刊行したのがこの書である。『素難評』の『素問』部分と異本関係にある。徂徠書き入れの原本は静嘉堂文庫に現存している。

『素問研』は稲葉通達（生没年不詳）の著になる『素問』の注解書。全八巻。成立年不詳（十八世紀中後期）。未刊の写本として伝えられた。現伝本に東大図書館所蔵の多紀家本と高島久貫本がある。通達は豊後臼杵の人で、号は良仙。山科一安の門人となり、宝暦六年（一七五六）に法橋に叙せられている。現伝するその他の著書に『医学管見』『三焦営衛論』『方伎則説』がある。儒者の朝倉荊山はその次男。本書は従来世に知られなかったが、多紀元簡の『素問識』に先行し、同書に少なからぬ影響を与えた高水準の『素問』研究書として評価される。

『素問考』は金窪七郎（生没年不詳）の著になる『素問』の注釈書。全五冊。寛政四年（一七九二）成。未刊。写本一本が杏雨書屋に伝存。多紀元堅『素問紹識』や森立之『素問攷注』に影響を及ぼしている。七郎の字は公観、号は鼇城。経歴は不詳。この書は弘化三年（一八四六）に関宿藩針医の榎本玄仙によって元堅に伝えられ、はじめて世に出たという。多紀元簡の講義を録した『素問記聞』の別本とする説がある。

『素問識』は多紀元簡（一七五五〜一八一〇）の著になる『素問』の注釈書。全八巻。文化三年（一八〇六）自序。没後の天保八年（一八三七）刊。『素問』の考証学研究のスタンダード。『聿修堂医学叢書』（一八八四）や『皇漢医学叢書』に収められ、早くに中国でも知られた。廖平『六訳館叢書』にも少なからぬ影響を与えている。別に元簡の口述を筆記した『素問記聞』（写本）もある。

『霊枢識』は多紀元簡の著になる『黄帝内経霊枢』の注解・研究書。全六巻。文化五年（一八〇八）著者識語。文久三年（一八六三）に至り、多紀元佶らの跋を付して江戸医学館から刊行されたが、木活字版で少部数しか刷られなかったこともあり、ほとんど流布しなかった。一方、中国では『中国医学大成』（一九三六）の初巻に鉛活字で収められ、ついで上海科学技術出版社（一九五九）

からも鉛活字本が出た。

『太素経攷異』は藍川玄慎（?～一八四二）の著になる『黄帝内経太素』の校勘録。全二巻。天保中（一八三〇～四三）成。唐初の楊上善の編注になる『黄帝内経太素』全三〇巻は『黄帝内経』の重要テキストであるが、中国では失伝。日本でも湮没したが、文政十年（一八二七）に京都仁和寺から平安古鈔本が発見された。本書はその伝写本と従来所伝の『素問』『霊枢』『難経』『甲乙経』などと校合し異同を示したもの。玄慎の名は慎、通称は新吾、号は茅山。出雲松江藩医・儒。目黒道琢に学び、とりわけ針灸と本草に通じ、ほかに『参考挨穴編』『読甲乙経丙巻要略』『読骨度篇』『読肘後方』『針灸甲乙経孔穴主治』『大同類聚方攷異』『大同類聚方窃疑』『穴名捜捷』『茅山査苞』『査苞茅山』『茅山本草医伝』『博桑果図考』『康頼本草校注』などの著書を遺している。玄慎は国学にも通じ、松平治郷の命で、塙保己一のあとを継ぎ雲州本『延喜式』（一八二八刊）を完成させた人物である。

『霊枢講義』は渋江抽斎（一八〇五～五八）の著になる『黄帝内経霊枢』の校注書。全二五巻。弘化元年（一八四四）、江戸医学館で同書を講義することを契機に作成されたもので、その後の補訂も加えられている。抽斎の謹厳実直な性格を反映し、『太素』『甲乙経』などの典籍と詳細な校合がなされるが、私見は抑制してある。考証学的『霊枢』研究の最高峰に位置する書で、抽斎の代表作といえる。刊行されるには至らず、抽斎自筆本（京大富士川本）、伊沢氏旧蔵本（東大鶚軒本）が伝えられる。抽斎は森鷗外の歴史小説によって知られる考証医家で、弘前藩医。名は全善、字は道純また子良。狩谷棭斎・市野迷庵に儒を、伊沢蘭軒・池田京水に医を学んだ。多紀元堅に才を愛され、江戸医学館講師となり、古医籍の研究を行った。

『素問紹識』は多紀元堅（一七九五～一八五七）の著になる『素問』の注釈書。全四巻。弘化三年（一八四六）自序。「紹識」とは父多紀元簡の『素問識』を紹す（継ぐ・承ける）の意で、『素問識』の時点では未発見であった仁和寺本『太素』をはじめとする資料を用い、『素問識』を補翼する目的で執筆されたものである。未刊で写本として伝えられたが、その一写本が中国に渡って『皇漢医学叢書』に活字収録された。なお、本書の前段階となった元堅の著書に『素問参楊』（新発現の楊上善注を参ずるという意）なる書もある。

『素問箚記』（そもんさっきとも）は喜多村直寛（一八〇四～七六）の著になる『素問』の注釈書。全三巻三冊。嘉永四年（一八五一）成。同著者の『黄帝内経素問講義』の基礎となったもの。『太素』をはじめとする他資料との校合作業の過程から生まれたもので、『素問識』『素問紹識』にすでに記されていることは省き、また同学者の啓示に負うところは必ずその人の名をあげたと良い、多紀父子に対する気概をみせている。

『素問攷注』は森立之（一八〇七～八五）の著になる『素問』の研究・注釈書。全二〇巻、四〇冊。安政七年（一八六〇）起草、元治元年（一八六四）脱稿。従来の考証学研究の成果を集大成し、自己の見解を付して成った『素問』研究書の白眉で、現在の日本・中国でもこの水準を凌ぐ書は現れていない。『太素』をはじめ歴代の有用文献資料、諸家注を徴用し、徹底した校勘を加え、しかも自己の意見が臆するところなく述べられている。国会図書館に自筆本が完存。立之の字は立夫、通称養真のち養竹。号は枳園。十五歳で家督を継ぎ福山阿部侯の医員となったが、天保八年（一八三七）禄を失い、落魄して一二年間家族とともに相模を流浪した。弘化五年（一八四八）帰参して江戸に戻り、医学館を活動拠点として古典医書の校勘業務や、研究・執筆に従事した。維新後はすでに没した先輩や同僚の業績を引き継ぎ、考証医家の第一人者として名をなした。

『素問釈義』は伊沢棠軒（一八三四〜七五）の著になる『素問』の注釈書。全二〇巻一二冊。慶応三年（一八六八）成。棠軒は考証学者・伊沢蘭軒の孫（榛軒の養嗣子）。名は信淳。自己の注は「淳按」「信淳按」として見えるが、本書の特徴は中国歴代諸家はもとより、多紀元簡・元堅、稲葉通達、金窪七郎、小島宝素、喜多村直寛、渋江抽斎、堀川舟庵、また伊沢蘭軒、伊沢柏軒ほかの先輩諸家の注を博採しており、ことに著述に伝えられていない人々の意見をかいまみる上で資料性が高い。

『素問次注集疏』は山田業広（一八〇八〜八一）の著になる『素問』の研究・注解書。全二〇冊。明治三年（一八七〇）の稿。同六年自序。明治に入ってから成った考証学派のただ一つのまとまった『黄帝内経』研究書で、書題の示すように、王冰注や林億注（古注・伝注）に重きを置き、古注に注釈（すなわち疏）をなす形式を採っている。これは従来の考証学者が当時新発現の楊上善注を重要視したことに対する一抹の批判もあってのことと思われる。業広には『内経』に関する編著としてほかに『医経訓詁』九巻と『医経声類』三巻がある。

『難経』の解説書

『難経雲庵抄』は谷野一栢（十五世紀末〜十六世紀中頃）の著になる『勿聴子俗解八十一難経』（熊宗立、一四七三刊）を底本に用いた『難経』の抄物（注釈書）。不分巻一冊。永正六年（一五〇九）頃初稿、享禄二年（一五二九）再稿。『難経抄』『俗解難経抄』ともいう。本書は日本人による現存最古の『難経』注釈書で、自筆再稿本が福井の三崎家に伝わるほか、永禄二年（一五五九）道器写本による伝本もある。一栢は戦国時代の僧医で、雲庵・連山人と号した。関東・和泉・京を経て朝倉孝景に招かれ一乗谷に居住。暦学・儒学に通じ、天文五年（一五三六）には日本第二の医書出版とされる『勿聴子俗解八十一難経』を同地で校刊した。

『難経蓬庵抄』は道器（一五〇五か〇六〜？）の著になる『難経』の抄物（注釈書）。不分巻一冊。天文十三年（一五四四）自序、同二十三年（一五五四）自跋。漢文。未刊。道器は僧で肥後の人。蓬庵と号した。谷野一栢の『難経雲庵抄』に続く『難経』の古注釈書。『難経』の難解な点について項を立て、数学的な問題を図解するなどしている。

『難経本義抄』は寿徳院（曲直瀬）玄由（?～一六四四）の著になる『難経本義』の注解書。全六巻。寛永六年（一六二九）白跋。正保五年（一六四八）刊。漢文。慶長十二年（一六〇七）曲直瀬玄朔跋を付す本もあるが、これは同年刊古活字版『難経本義』跋を転用したもので、直接には関係がない。

『難経抄』は著者不詳の『難経』の注解書。全三巻三冊。寛永七年（一六三〇）中野市右衛門（名道伴）刊。わが国早期の『難経』注釈書の一つ。漢文。曲直瀬道三の著ともいわれるが不詳。あるいはその門派の筆になるものか。道伴（?～一六三九）は寛永年間、古活字版から製版への移行期に、主として覆刻の製版本を多量に出版した当時きっての出版人。儒を兼ね、寛永七年刊『傷寒六書』の訓点は自ら行った。

『難経本義首書』は名古屋玄医（一六二八～九六）の講授、玉名玄呂（生没年不詳）の編刊になる『難経本義』の鼇頭注本。万治三年（一六六〇）の玄呂の跋を付して刊。『難経本義』は元の滑寿（伯仁）が一三一六年に脱稿し、一三六六年に初刊された『難経』の注解書全二巻で、簡明であったため、同著者の『十四経発揮』（一三四一成。全三巻）とともに特に日本ですこぶる広く行われ、慶長十二年（一六〇七）の古活字版を皮切りに、多版種の和刻本が出版された。本書は玄医の『難経』講義を聴講した門人の玉名玄呂がそれを筆録整理し、師の許可を得て『難経本義』の匡郭の上・左右に付刻したもので、その注は多数の文献を引用し、詳細にわたっている。玄医には別に

『難経註疏』の著がある。

『難経本義大鈔』は森本玄閑（十七世紀）の著になる『難経本義』の注解書。序目三巻、彙攷一巻、図一巻、図解二巻、本編は上下二巻（上巻之一〜十、下巻之一〜十に分かれるので二〇巻とも数えうる）。『難経本義鈔』とも呼ばれる。延宝六年（一六七八）成。元禄八年（一六九五）刊。玄閑は浪華の人で、昌敬、昌敬斎と称した。諸書を博引しており、『難経』の注解書としては最大級の量を誇る。

『難経註疏』は名古屋玄医の著になる『難経』の注解書。全二巻。延宝七年（一六七九）の伊藤素安序、同年の自序、天和三年（一六八三）の伊藤素安跋を付して、同四年（一六八四）刊。巻頭に『三焦心包絡命門弁』一巻を付す。漢文。歴代の諸文献を引用し、自説を展開。玄医の『難経』に対する深い見識を示す。玄医は早くから曲直瀬寿徳玄由の高弟福井慮庵について医学を学び、『難経』を講説していた。

『難経本義諺解』は岡本一抱の著になる『難経本義』の和語解説（諺解）書。全一二巻。門人らの校正を経、宝永三年（一七〇六）長岡恭斎の序を付して同年刊。岡本一抱の手になる一連の古典医書諺解本の一つで、多部数印刷され、広く流布した。

『難経或問』は古林正禎（生没年不詳。十七〜十八世紀）の著になる『難経』の注解書。二巻付録一巻五冊。正徳元年（一七一一）自序。同五年（一七一五）刊。正禎は古林見宜の五世の孫で、見宜を襲名した。これに先だつ宝永二年（一七〇五）には『医家大業要覧』全三巻（『蔵府診脈異考』を付す）を著述刊行している。

『難経鉄鑑』は広岡蘇仙（一六九六～?）の著になる『難経』の注解書。全九巻付首巻、五冊。享保十三～十四年（一七二八～二九）講述。寛延三年（一七五〇）刊。享保十四年中島玄迪の序、寛延三年門人章貞等の跋がある。蘇仙は大坂の人で、名は富原。仏典を参考にしたと称するが、むしろ易の影響が大きく、解釈に独創的な面があることが指摘される。

『難経口問口伝鈔』は南里先生（不詳）の口伝になる『難経』の解説書。全二巻三冊。元文五年（一七四〇）刊（武村嘉兵衛）。弟子の高垣隆仙（紀州若山）・小原玄周（平安）・井口玄礼（奥州相馬）・今井玄淳（平安）の四名が質問し、南里が答える形式で書かれる。和文。

『難経釈義』は菊地玄蔵の著になる『難経』の注釈書。全二巻。宝暦十年（一七六〇）の望月三英序、同年の桂川国訓（号湖月楼）序、同年の富永正翼（字君厳）序、同年の自序を付して刊。『難経集註』から『難経鉄鑑』まで、中国日本の古今の『難経』注解書や医書類を引用して注し、自説も多く付してある。伝本は極稀。玄蔵の名は周之。号は東籬。信濃の人。『経絡発明』（別名『十四経早合点』。一七五三刊）ほかの著書がある。

『難経古義』は加藤万卿（生没年不詳。名章、通称俊丈、号筑水。十八世紀）の著になる『難経』の注解書。著者は町医者であったが、『難経』に造詣がふかく、躋寿館に出講して『難経』を講じた。全二巻二冊。宝暦十年（一七六〇）自序、安永元年（一七七二）の男仲実の跋を付して翌二年（一七七三）刊。中国でも早くに価値が認められ、『珍本医書集成』（一九三六）に活字収録された。

『難経疏証』は多紀元胤（一七八九〜一八二七）の著になる『難経』の注解書。全二巻二冊。文政二年（一八一九）成、同五年（一八二二）刊。漢文。考証医家の元胤が『難経集註』を底本とし、諸文献を引用し、父多紀元簡や弟元堅の説も取り入れて完成したわが国における『難経』研究の精華。巻首に「難経解題」一篇を付す。『皇漢医学叢書』に活字収録され、中国の『難経』研究にも少なからぬ影響を与えた。

『難経滑義補正』は杉本忠温（一七七〇〜一八三六）の著になる『難経本義』の補注書。不分巻一冊。写本。忠温の名は良・良敬、樗園と号した。官医杉本家の養子となり、六代目を継ぎ、御匙・法印に進み、陽春院の号を賜って頂点をきわめた。多紀元簡没後と多紀元胤没後は一時江戸医学館を督し、文化十三年（一八一六）には『聖済総録』を、文政十二年（一八二九）には『千金翼方』を督刊した。

『難経韻語図解』は岡田静安（一七七〇〜一八四八）の著になる『難経』の音韻研究書。全二巻二冊。『難経韻語図』とも（原本では韻を韵に作るが同字）。半井成美の閲、秋本玄仙の受筆、仲田兮斎（名鳳）の校正、天保二年（一八三一）自序。同四年に池守秋水（名龍）序、同五年（一八三四）の小川汶庵序、同年の大窪詩仏（名行、別号江山）序、同年の自跋を付して刊。他に友人らから贈られた祝詞も録してある。特殊な記号を用いて『難経』の経文に踏まれている韻を示したもので、経文は『難経本義』を底本にし、補正を加えている。静安は武蔵国蕨の人。名は静黙、字は子成、華陽と号した。室号は養生堂・松響園など。『傷寒論』『金匱要略』『素問』『霊枢』『難経』などの古典に通じ、多くの著述を遺した。本書のほか、『傷寒論』『金匱要略』『素問』『霊枢』『論語』『大学』『中庸』に対する『韻語図解』がある。

『難経文字攷』は伊藤鳳山（名馨、一八〇六～七〇）の著になる『難経』の注解書。全二巻一冊。安政四年（一八五七）自序。写本。『難経』中で問題となる字義や名義について八一項にわたり述べたもの。『傷寒論文字攷』などと同じく、一連の医経注釈書として著されたものであるが、本書は刊行には至らなかった。

第十二章

針灸の様相

十六世紀はじめ頃までの本邦医書における針灸の記述を概観すると、当時は諸病の治療には灸が主に用いられ、針は主に癰腫や外科領域に用いられていたことが示唆される。日本独自に体系化された針灸法もこれらの書に見ることはできず、また、針灸治療の総論・各論を網羅するような針灸専門書は著されていない。針灸に関する記述は中国医書からの引用により構成されることがほとんどであり、当時日本で行われていた針灸治療は、残された資料の少なさもあり未だ詳細には明らかになっていないといえよう。

日本独特ともいえる針灸の学術は十六世紀半ば以降に現れるようになった。

曲直瀬道三と針灸

曲直瀬道三（一五〇七～九四）は室町末期から安土桃山時代に活躍し、当時の中国医学を本邦に導入、以後の漢方医学の基礎を築いた医家として日本漢方中興の祖と称される。道三は、当時最新の明刊医書、おもに嘉靖間（一五二一～六六）の医書を積極的に導入し、特に中国・金元代の李東垣・朱丹渓らの唱えた医学を重視し、それらを巧みに整理して曲直瀬流または後世方派と称される医学の基盤を確立した。それまでの医学理論を「察証弁治（病の証を察して、治方を弁析する）」と呼ばれる理論により体系化し、多くの著述をなした。主な編著書には、道三流医学の集大成ともいえる『啓迪集』（一五七四自序）、日本初の独立した小児科医書として知られる『遐齢小児方』（一五六六成）などがあり、ほかに薬物書・養生書・脈診書など幅広い著述をなした。また針灸専書として『針灸集要』（一五六三以前成）を編纂した。

道三が活躍した時代は、中国からの物的流入や人的交流が進み、それらを通じて中国医学を積極的に受容し、また印刷出版による知識の普及が始まった。まさに以後の日本漢方の礎を築いた時代といえる。針灸分野においては、日本独特ともいえる針灸諸流派が興る以前の、中国医学の受容期ともいえよう。

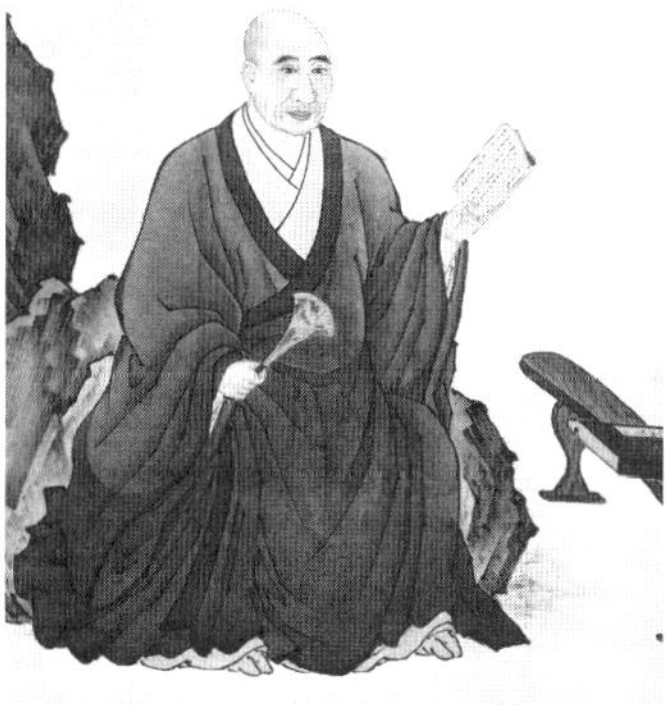
図49　曲直瀬道三（武田科学振興財団杏雨書屋所蔵）

この様な時期に道三が著した『針灸集要』は、中国医書を抄録し編纂された一種の針灸全書。内容は総論部と、諸病症の治法をまとめた各論部の二部からなる。総論部は『針灸大全』を根幹にすえ、『針灸聚英』『針灸節要』『十四経発揮』など明の新刊針灸書を引用。一方で、各論部では明・王璽（おうじ）の『医林集要』（一四八二序刊）、月湖原著・曲直瀬道三増補改訂の『全九集』（伝一五四四成）、明・劉純の『雑病治例』（一四一七成）など医方書からの引用が主となっている。これは、道三流の医学を学んだものが針灸を治療に活用できるようにした意図も考えられ、道三が中国医学を受容し日本的咀嚼の上で確立した医学体系に針灸治療を組み込む試みをしたともいえよう。また各論部では、針治療より灸治療が重視されている。道三の他の著書においても、「灸穴の枢要、記憶すべし」（『切紙』五十七ケ条）と灸法を重視し、『医家要語集』針灸要語でも灸に関する記載が多くを占めるなど、灸を重視していたことが分かる。

また、道三は経穴研究も積極的に行っており、その基礎テキストは従来よく用いられていた『黄帝明堂灸経』はもとより、当時最新の『十四経発揮』をも取り入れこれを重用している。江戸時代以降の経絡経穴研究は『十四経発揮』を基礎として行うことが主流になるが、道三はその先駆けであったといえよう。

道三の跡を継いだ玄朔もまた灸を活用した。玄朔の医案集（治験録）である『医学天正記』（一六〇七成、一六二七初版）には灸を用いた治験が残されている。また、『日用灸法』は灸の要領と主経穴の部位・主治をきわめて簡便に説いた入門書。寛永八年（一六三一）に『食性能毒』と合綴され古活字印行。寛永十年（一六三三）以降、『日用食性』ほかと合綴した袖珍整版本がしばしば印行され、広く流布した。『啓迪庵日用灸法』と題し、類似の内容をもつ写本も存在する。『日用灸法』には切艾の作成法や当時行われていた種々の灸法、あるいは艾炷をつまむのに用いていた灸箸の記載があるなど、灸法のコンパクトなテキストになっている。『日用灸法』に対し一般向けの『日用針法』という書はない（『啓迪庵日用針法』という書はあるが、これは専門家向け）。これはすでに述べたように、灸は一般人が養生的に用いるもの、針は熟練した専門家が病気治療に用いるものという概念によることはいうまでもない。『日本居家必要』（一七三七）ほか後世の家庭保健書でも灸法はあるが針法は記載されない。

刺絡

三稜針などの針具を用いて浅く刺し、皮膚や細い血管から少量出血させることにより気血の循環を改善させ、諸症状の緩和を図る方法を刺絡といい、『黄帝内経』にはすでに記載されている針法のひとつである。日本でも古く用いられていたが、十八世紀中頃にはこの刺絡療法が再興し、多く用いられるようになった。その背景には西洋医術の伝来や、郭志邃が著した『痧脹玉衡』（一六七五刊）の流布などがあろう。次に刺絡術を用いた代表的医家を挙げよう。

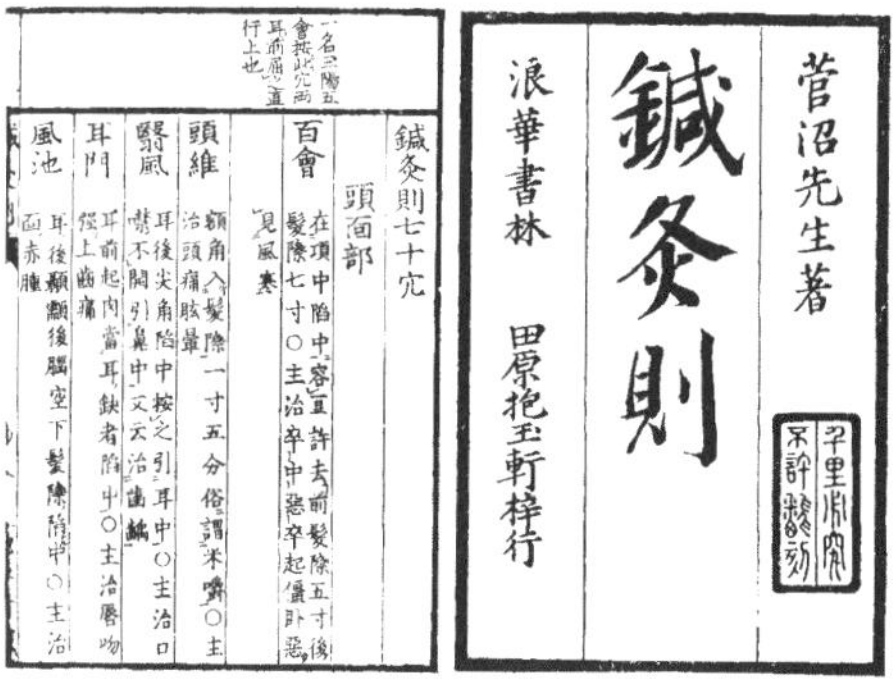

図 50　『針灸則』（明和 4 年刊本）

菅沼周桂（生没年不詳、一説に一七〇六～六四）は摂津の人で、名は長之。吉益東洞らの湯液古方派に呼応し、針灸における復古（古方針）を唱え、経絡説等を否定。親試実験の方向をめざし、常用七〇穴による治療を主張して

『針灸則』（一七六七刊）を著した。しかし実際の内容は病証の認識や選穴の凡庸さが指摘される。本書中で周桂は刺絡法に用いる三稜針について、日本の鋼鉄製のものより南蛮渡来の用具を推奨した。『針灸学綱要』と改題してほぼ同内容が『皇漢医学叢書』に活字収録されている。周桂には他に『針灸摘要』『針灸治験』の著があったが、現所在不詳。

荻野元凱（一七三七〜一八〇六）は金沢の人で、字は子元、通称左仲、号は台州。奥村良竹に学び、京で医を開業。寛政六年（一七九四）典薬大允、同十年（一七九八）尚薬、河内守となった。『温疫論』や腹診術にも通じ、蘭方も吸収した。その著『刺絡編』（一七七一刊）は刺絡療法の解説書で、刺絡法の代表的著述とされている。元凱の著述は多いが、他に刊行された著書としては『吐法編』（一七六四刊）がある。

垣本針源（生没年不詳）は明和（一七六四〜七二）の頃の京都の刺絡家で、韮葉針という葉形の大針を用いて刺絡療法を行った。『熙載録』（一七八二刊）は針源の刺絡による治験を娘の茂登が筆記した医案集で、その治験六九例が年代を追って（一七六五〜七二）記録されている。

山脇東門（一七三六〜八二）は『蔵志』の著者・山脇東洋の第二子で、名は玄陶、字は大鋳、初名は玄侃、方学居士とも号した。十七歳のとき父の命で永富独嘯庵とともに越前の奥村良竹を訪ね、吐方の術を学んだ。明和三年（一七六六）法眼。同八年（一七七一）には解剖結果を図譜とした『玉砕臓図』を作成。また吉雄耕牛からは刺絡の教えを受け、その啓蒙にも力を注いだ。『東門随筆』（未刊）などの著が知られる。

中神琴渓（一七四四〜一八三三）は近江国栗太郡南山田村の農家に生誕。大津の医家中神氏の養子になったとされるが、京都中神氏の養嗣子とする異説もある。名は孚、字は以隣、通称右内。堂号は生々堂。二十歳代後半ごろに中根之紀の門に入って学び、ついで最晩年の吉益東洞に師事して古医方を修得した。大津に住し、宿場女郎の梅毒治療に腕をふるい、寛政三年（一七九一）には京都堺町四条に開業して繁昌し、門人三千人を輩出したという。その後、江戸や諸国を遊歴したのち、山城国相楽郡に隠居し、自適の生活を送った。門人の筆録として医論集『生々堂医譚』（一七九五刊）、『生々堂雑記』（一七九九刊）、『生々堂治験』（一八〇四刊）などの書がある。琴渓は刺絡が重要な治療法の一つであることを強調し、刺絡による治験も多く残されている。

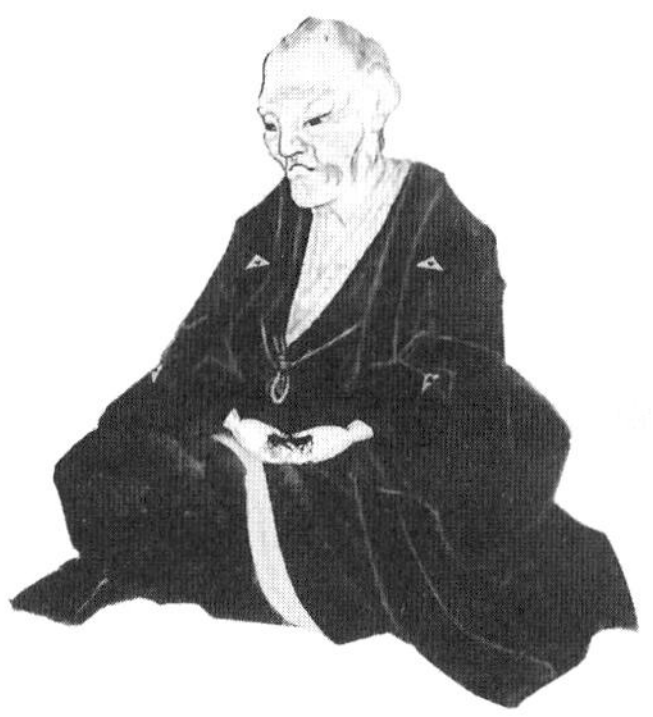

図51　三輪東朔（武田科学振興財団杏雨書屋所蔵）

三輪東朔（一七四七〜一八一九）は京都の人で、字は望卿、号は浅草庵。刺絡法を荻野元凱に学んだ。東朔の口述を伊藤鹿里（一七七八〜一八三八）が筆記した『刺絡聞見録』（一八一七刊）は刺絡療法の解説書。和文で平易に、しかも臨床的な観点から記述され、現代刺絡療法における指針書ともなっている。東朔の自著になる『薬真途医語』（一八一一自序刊）は三輪流刺絡術の解説書。全一五丁の小冊子。自序末には三輪愿と署名されている。本書には東朔の刺絡術がよく残されており、あるいは中神琴渓に言及し高く評価しているなど、東朔の医学思想を知る上で貴重な書となっている。なお『大和医語』（一八一一序刊）なる異本も存在する。同書は、前書と同じ一五丁の小冊子ながらも文言が多く追加されている。

打針・管針の発明

針を刺入するとき、針を持ち刺入する手を刺手といい（多くは利き手）、針を刺す部位を押さえると同時に針を挟み持ち保持する手を押手（多くは非利き手）という。この押手と刺手によって針を刺入する方法を撚針法といい、古くから行われてきた。この撚針法に加えて、日本では室町末期から江戸初期にかけて副針具を用いた針法である打針法と管針法が開発展開された。打針法は、針を小槌で叩打して刺入するもの。管針法は、針刺入の初期動作（切皮）を管（針管）に入れた針の針管から突出した部分を刺手の指頭で叩打して行い切皮痛をやわらげるもの、あるいは針管を用いて刺入後の針に手技を加えるもの。管針法のうち前者の方法は現在日本を初め外国でも広く用いられている。

打針法がいつ頃どのようにして始まったかはいまだ解明されていない。現在は打針法の祖として無分（また夢分、無文、無分斎、夢分斎などとも）が挙げられることが多いが、この無分についても分かっていることは多くない。宇津木昆台（一七七九～一八四八）が著した医家伝記集『日本医譜』には、夢分斎は多賀法印から針術を学んだとある（この多賀法印には、多賀法印流（法印流・印流とも）という薬治と針治と水掛を組み合わせた治療法の流派があり、流儀書も伝存している）。また、仙刻

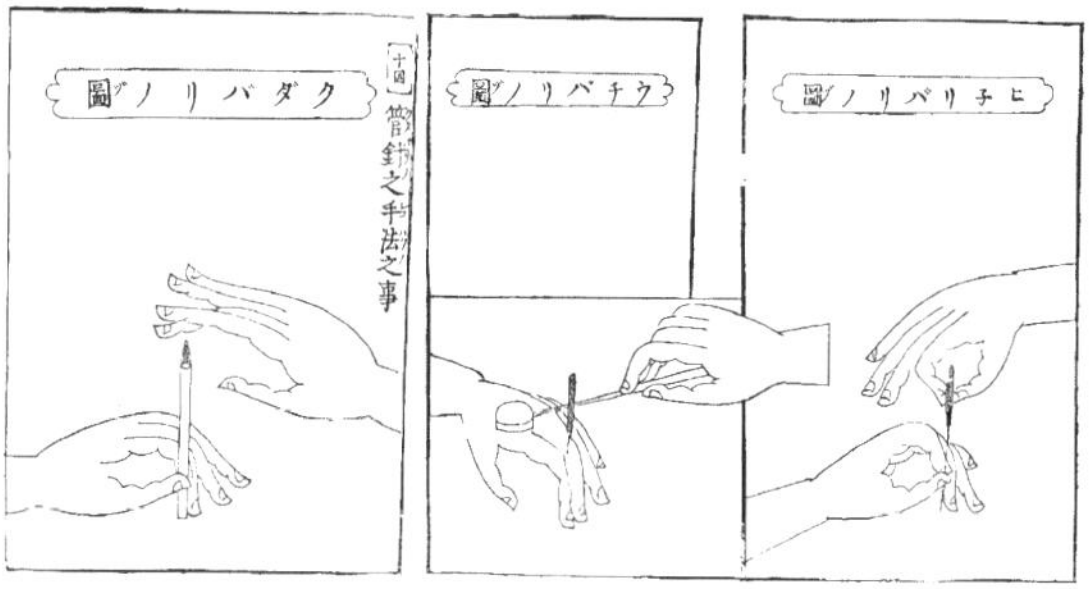

図 52 『針灸抜粋』に描かれた撚針・打針・管針の図

路針が編した『無分一伝書』には無分から門人の什可に伝えられたという腹部と手足への打針法が残されている。あるいは『今新流針法伝書』奥書には無紛なる人物の名前がみえ、伊勢国の小川に住むと記されている。無分の跡は娘婿の小川定宗、孫の無三が継ぎ、摂州に住し、脈診を多用し手足にも施針する治療を行ったという。無分あるいは打針法のルーツについては不明な点が多く、今後の研究が待たれる。

打針術を広めたことにより「中興の祖」と称される人物に御薗意斎（一五五七～一六一六）がいる。意斎の名は常心、通称は源吾、号は意斎、御薗の他に山田・松岡などの姓も称した。摂津の人で、天正三年（一五七五）に無分と出会い秘伝を授けられたという。のち京で針術をもって名を馳せ、また金銀製の針を創始し、意斎流打針術を考案。正親町天皇・後陽成天皇に

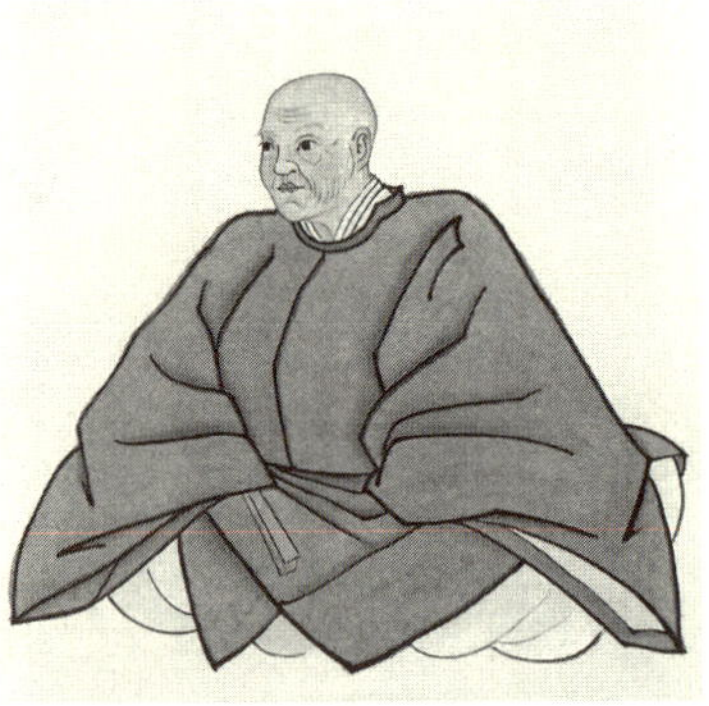

図 53　御薗意斎（武田科学振興財団杏雨書屋所蔵）

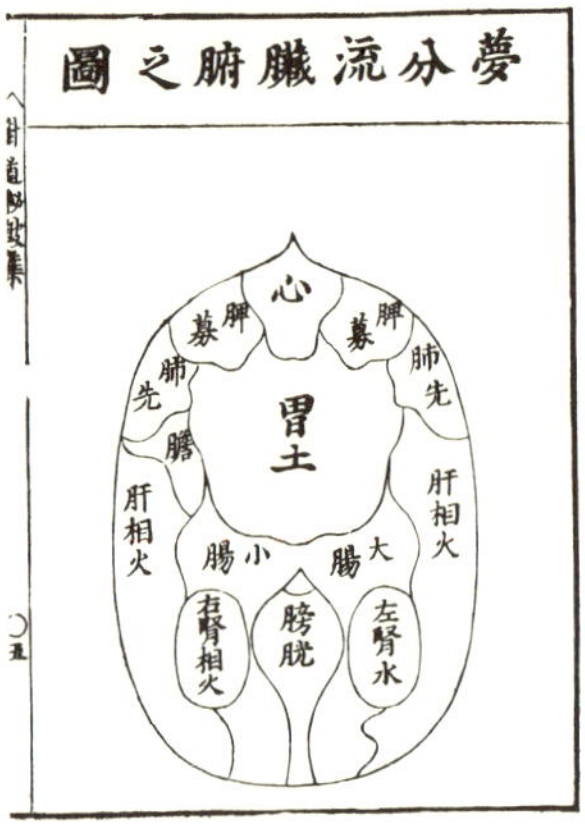

図 54　『針道秘訣集』の夢分流臓腑の図

仕え、針博士となった。のち徳川秀忠の治病に功あり、恩賞に与かった。意斎の編になるとされる『陰虚本病』は基本医論書で、後陽成天皇の命で慶長二年（一五九七）に作製された木活字で刊行（慶長勅版）され、その整版による覆刻もある。第一篇は明・劉純の『医経小学』巻四末篇の「陰虚本病」の転刻。第二・三篇は明・虞摶の『医学正伝』巻一「医学或問」第五条と第二三条からの引用からなる。著書にはほかに『医家珍宝』『針灸秘訣』『針灸全論』『神華秘伝』などがある。意斎流を伝える書には、森共之の『意仲玄奥』、打針術の書として最も知られる『針道秘訣集』などがある。意斎門下からは、藤木元成（駿河流）、中塚東斎（中塚流）、奥田意伯（夢分流）、森宗純・仲和など有数の名医が輩出された。また、中塚門下からは朝山更斎（朝山流）が出るなど分派も生まれた。

打針法での治療では、腹部や手足に施針を行う方法や、全ての病を腹部のみへの施針で治療する方法などがある。診断では腹部に五臓を配当する腹診も行われ、『針道秘訣集』所掲の腹診図はよく知られている。

管針法は延宝四年（一六七六）に刊行された『針灸抜粋』に撚針法・打針法とともに紹介されており、この頃には広く行われていたようである。針管を使う手技の記述は入江流の流儀書にすでにみられるが、管針法の創始について詳しいことは未だ明らかになっていない。

管針法は杉山和一（一六一〇〜九四）により世に広められ、以後の針灸界に多大な影響を及ぼしたことはよく知られている。和一は、名は養慶、通称は和一。伊勢の津藩士の子として生まれたが、幼くして病のために失明。江戸に出て、針術を山瀬琢一（入江流開祖の入江頼明の子・良明の門人）に学ぶが才能を発揮できず破門された。伝説では、この時期に江の島で断食修行をしたときに臥牛石につまずき、倒れたところ松葉の入った竹管を手にして管針法の着想を得たという。破門された和一は悲憤慷慨して研鑽し、京都の入江豊明（良明の子）に入門し、針術の奥義をきわめた。江戸で開業するや名声を博し、寛文十年（一六七〇）に検校となり、将軍家綱・綱吉の侍医をつとめた。日本針灸の振興・教

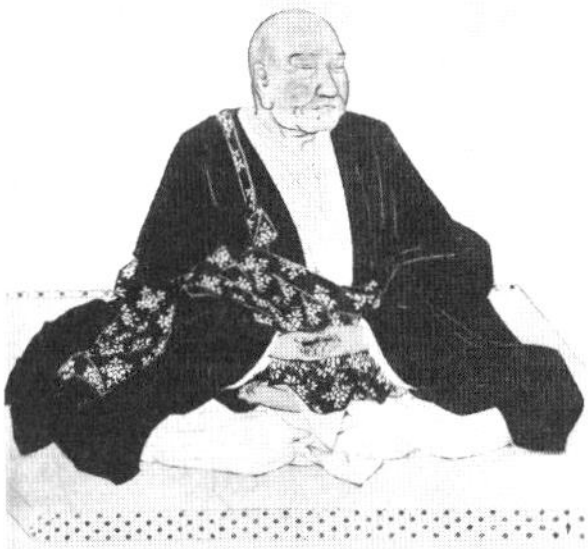

図 55　杉山和一

育に貢献し、元禄五年（一六九二）に関東総検校となり、権大僧都（ごんのだいそうず）に任ぜられた。視覚障害者に対する針の教育にも力を注ぎ「針治学問所」を設けた。和一は、神奈川県藤沢市の江の島に墓所があるほか、将軍綱吉から拝領した地に建つ江島杉山神社（東京墨田区）に祀られている。

和一の針灸術を伝える書として、針治学問所の暗誦用テキストとして基礎理論をまとめた『杉山流三部書（すぎやまりゅうさんぶしょ）』がよく知られている。本書は『療治之大概（りょうじのたいがい）』『選針三要集（せんしんさんようしゅう）』『医学節要集（いがくせつようしゅう）』の三部よりなり、明治十三年（一八八〇）には鉛活字印行された。その内容は中国・日本の針灸書を取捨選択し、平易かつ有効な独自の治療体系を展開したもので、理論背景は明・張介賓の『類経』に基づくところが多い。この『杉山流三部書』の成書経緯は従来不明だったが近年研究が進み、『療治之大概』は砭寿軒圭庵（へんじゅけんけいあん）編の『針灸大和文（しんきゅうやまとぶみ）』を再編したもの、『選針三要集』は和一が著したもの、『医学節要集』は和一の講義録をまとめたもの、であることが明らかになった。

このほか『杉山真伝流（すぎやましんでんりゅう）』なる流儀書がある。和一が開発した管針術は二代目総検校の三島安一（みしまやすいち）に継承されさらに発展し、三代目総検校の島浦和田一（しまうらわだいち）がその治療技術を理論化・体系化して流儀書『杉山真伝流』としてまとめた。本書の研究も近年大きく進み、杉山真伝流の詳細が明らかになってきた。『杉山真伝流』は中心部分をなす「表之巻」「中之巻」「竜虎之巻」、加えて「選針論」「目録之巻」「皆伝之巻」「別伝三関之法」からなる。杉山真伝流の特徴として挙げられることに、多様な刺針技術がある。初伝向けの表之巻では基本となる「十八術」や「十四通りの押手」、中伝向けの中之巻では「九十六術」（百法針術とも称される）の術式が記され、この中には針管を用いた「十四管術」なども含まれる。そして治験例を含む種々の病症に対してこれら術式を駆使した治療法が記載されている。

『杉山流三部書』『杉山真伝流』は流派の針術を学習する階梯によって伝授された。杉山和一の針術は長く針灸界の中心的位置を占め、現代の学校教科書にも「十八術」由来の刺針技術が載るなど、その影響は多大なるものがある。

近世日本の針灸流派

室町時代後期になると、『黄帝内経』を基礎とするいわゆる「内経系医学」のみならず仏教系医学や道教に影響を受け、針治療を中心とした諸流派が興りはじめた。そして、江戸時代前期にかけて多数の針灸書が編まれ日本独特ともいえる針灸術が発展した。これら諸流派の発展に関わる事柄には、中世仏教系医学の理論が影響していること、朝鮮出兵を機に明や朝鮮から医師が渡来して日本の医学に影響を与えたこと、古活字版や整版を用いた書籍出版活動の隆盛にともない中国・日本の医書が多数刊行されたことなどが挙げられよう。

これまであまり知られていなかった日本の針灸流派について、近年の研究により徐々にその具体像が明らかになってきている。ここではそれら諸流派のうち代表的なものについて述べよう。

今新流は、摂津の人・茨木二介（元行）が開いた流派で、永禄十二年（一五六九）の奥書を持つ『今新流針法伝書』が現存している。今新流は伊勢国小川に住む無紛なる人物から連なる流派であるという。開祖の茨木二介は、『針聞書』（一五六八奥書。九州国立博物館所蔵）の編者としても知られている。『針聞書』の内容は、針術の総論・各論を述べた聞書、病症ごとの治療穴を描いた図、種々の病を起こすと考えられた「虫」の図とその治療法、臓腑などの図、の四部からなっている。両書は、現存書の多くない当時の針灸の様相を示すものとして貴重な資料となっている。

吉田流は永禄（一五五八～一五七〇）頃に興った。開祖の吉田意休（生没年未詳）はもと出雲大社の神官で、永禄年間（一五五八～七〇）に渡明、七年間留まり、針術を崔林杏（琢周）より伝授されたという。意休の針術は子の喜安、孫の一貞（越前藩医）へと継承され、まとめられた。流儀書には『刺針家鑑集』（一六六一序）などが伝存している。吉田流の特徴には、流儀書では経穴は部位ごとにまとめられ、また自流の学術秘匿のためか経穴名に隠名を使用していること、諸病をもたらす原因として想定した「虫」を退治する治療法を秘伝としていたこと、などが挙げられる。

文禄（一五九二～一五九六）慶長（一五九六～一六一五）頃には入江流、扁鵲新流（扁鵲真流）、雲海士流、匹地流などが興った。

入江流の開祖・入江頼明は、はじめ豊臣秀吉の医官・園田道保に針術を学び、のち、朝鮮出兵時に捕虜となった明人の呉林達に針術を授かり、京都で入江流を興したという。頼明の跡は子の良明、孫の豊明と継承された。良明の門弟からは江戸の盲人針医として名を挙げる山瀬琢一が出た。入江流の流儀書では、経穴名には仏教系医学書『耆婆五蔵経』に基づいた隠名を用い、病症名も仏教系医学書の『五体身分集』によって記載している。入江流の特徴には、「掛け」と称される二二種の催気法を用いたこと、「十五勢」と称される針の手技を用いたこと、十四通りの押手を使い分けたこと、などが挙げられる。

扁鵲新流（扁鵲真流）は『扁鵲真（新）流針書』の慶長十二年（一六〇七）識語によれば、奥州の越斎寿閑が得た妙針を村井四郎右衛門に伝えて興った流派という。流儀書には『扁鵲新流針書』『針之極意切紙』『針灸歌之書』『新撰小銅人略図』『十二経絡幷臓腑図』などがある。扁鵲新流の特徴には、流儀書では経穴の記載は多く『黄帝明堂灸経』に基づいていること、治療では腹背部の経穴を中心に手足の要穴を用いていること、などが挙げられる。

匹地流は、慶長年間（一五九六～一六一五）に長崎に渡来した明人の琢周に、雲州（出雲）松江の住人である匹地喜庵が針術の直伝を受けて生まれた流派とされ、喜庵の孫の福田道折が流儀を整備した。流儀書には『大明琢周針法』（一六七九序刊）がある。本書は、本篇『大明琢周針法一軸』、和語抄『大明琢周針法鈔』からなる。匹地流の特徴には、琢周に由来する円利針を用いたこと、流儀書における経穴の記載は多く『十四経発揮』に範を取っていること、などが挙げられる。

雲海士流は、長宗我部元親に従い文禄の役（一五九二）に参加した桑名将監が、捕虜として連行された朝鮮の名医・金徳拝から針術を学んだことにより興ったという。この金徳拝は明の雲海士に師事していたとされる。流儀書には長生庵了味等による『針法蔵心巻』『理穴集』『広狭神倶集』などがある。雲海士流の特徴には、経穴は『十四経発揮』に基づくこと、針法は『難経』を参考に補瀉を論じ、時刻と経脈との関係を考慮して経絡経穴を選択する「観時針法」や五兪穴を用いた「井栄兪経合補瀉法」「井兪補瀉」などがあること、などが挙げられる。

このほか江戸期に興った針灸流派の代表的なものには、（仙刻）路針流（『路針流歌之巻』など）、十七世紀半ばに松沢浄室が興した妙針流（『妙針流兪経偶人図』、『妙針流秘伝』など）、浄室門人の田中知新（知箴）が興した田中知新流（『針灸五蘊抄』）、端座流（『端座流易極病穴之抜書』『端座当流針書』など）、柳川流（『方円心法針科発揮』、『柳川流針術秘訣』など）、あるいは黒田藩針科侍医の粕谷仲意（一六四八～一七一五）による粕谷流（『針術秘書』『粕谷流針道巻物』など）ほかがある。

室町時代後期から興り始めた日本の針灸諸流派は江戸前期にかけて大きく発展し、元禄（一六八八～一七〇四）のころに成熟期を迎えたとみられる。その過程では、流儀書の経穴名の表記が『耆婆五蔵経』や流派に基づく隠名から『十四経発揮』由来の経穴名に変わってゆくなどの変遷がみられる。これは日本針灸界における中国医書受容の過程や、針灸諸流派の有り様を考える上で興味深いことである。

針灸は針と灸という単純な道具しか用いず、施術者が患者の体の反応を読み取り施術点を見つけそこに適切な刺激を加えるという、施術者の技量や感覚に拠るところが大きい医術である。かくも多くの針灸流派が生まれた背景には、自己の会得した針術を独自の流派として標榜した、ということも考えられよう。

近世の日本針灸諸流派については現在精力的に研究が行われ解明が進んでいる。今後のさらなる研究に期待したい。

経脈経穴の研究

針灸の施術・診断部位に用いられている、いわゆるツボは腧穴という。腧穴は、経穴（正穴）、奇穴、阿是穴（天応穴・圧痛点）に分類される。経穴は十四経脈（正経十二経脈・任脈・督脈）に所属し名称を持ち部位が定まっているもの、奇穴は十四経脈に所属しないが臨床上有効であり名称を持ち部位が定まっているもの、阿是穴は名称や部位は定められていないが病態に応じ圧痛などの反応が出現したり治療点となるもの、と定義されている。このうち頻用されるのは経穴であり、これを臨床で運用するには、経穴がどこにあるか、すなわち経穴の部位が基本的要素となることは言を俟たない。しかしながら、医学古典の諸書においては経穴の列記法（身体部位ごとにまとめて記載するか、経穴が所属する経絡ごとにまとめて記載するか、対応病症ごとにまとめて記載するか）に相違が見られ、また経穴部位の表記にも相違が見られる。これら諸説の何れに従うかはしばしば論究されてきた。例えば中国では、一〇二七年に『銅人腧穴針灸図経』が勅命により従来混乱のあった経脈・経穴の諸説を考定し経脈経穴の標準テキストとして刊行され、その後、王執中の『針灸資生経』、張介賓の『類経図翼』などで経穴部位の諸説の比較が行われている。

日本では江戸時代以降、多数の経脈経穴研究書が編刊された。以下、代表的な書について述べよう。

『黄帝秘伝経脈発揮』（一六六〇頃初版）は饗庭東庵の著になる経脈経穴学書。単に『経脈発揮』ともいう。本書は『黄帝内経』の説に基づき、それ以降の諸書を引いて経脈経穴などを論述している。経穴の経脈配当は通説と異なるところがある。江戸前期の優れた経脈経穴学書として評価され、以降の経穴研究の先駆けをなした書としても重要な意義を持つ。万治（一六五八〜六〇）頃の木活字を用いた印本があり、さらに万治木活字版に返り点・送り仮名を付して覆刻（かぶせぼり）した寛文八年（一六六八）の整版本もある。著者の東庵は曲直瀬玄朔の門人で、『素問』『霊枢』『難経』などの古典医書に造詣が深く、とくに運気学説には精通した。その学派は素霊派あるいは後世別派と称され、門下には優秀な学医が多く輩出し、江戸中期の医学に大きな影響を与えた。

江戸中期に著された優れた経穴研究書の一つに堀元厚の『隧輸通攷』（一七四四自序）がある（衢昌栢〔甫山〕との共著とされる）。饗庭東庵の『黄帝秘伝経脈発揮』を基本資料に諸家の説と自説を加えて編纂された。刊行はされなかったが写本として伝わり、後世の経穴研究に大きな影響を及ぼした。本書に基づく著者の口述書に『経穴古今省略』（写本）がある。著者の元厚は山城国山科の人で、名は貞忠、号は北渚。味岡三伯・小川朔庵に学び、医名を馳せた。ほかに『灸焫要覧』（一七二四刊）、『医学須知』（一七五〇刊）をはじめ多くの著書があり、とりわけ日本針灸学の形成に寄与した。子の元昌もその学を継いだ。

元厚の子・元昌は『挨穴明弁』を著し、各穴の取穴で準拠すべき寸法を同身寸法および十二支の名を冠した骨度法で表す「挨穴尺寸法」を提示、同法は以後の経穴学に大きな影響を与えた。挨穴とは経穴のことで、日本では経穴学をいう語として用いられるようになった。たとえば、目黒道琢の原著・藍川玄慎の校訂になる『参考挨穴編』、井岡冽（号は桜仙、通称は道貞）の『挨穴資蒙』、多紀元簡の『挨穴集説（挨穴集要）』、杉原養倫（名は敦）の『挨穴捷径』、小原峒山（春造）の『挨穴寸法』などの経穴学書がある（いずれも写本）。堀家の門流からは寺尾隆純『十四経絡腧穴弁解』（一七八四成）など優れた経穴研究書が多く編まれた。

岡本一抱（一六五四～一七一六）は江戸時代中期に活躍し、中国医書の諺解（日本語注解）をはじめ数多くの著述があり、経脈経穴に関わる書も著している。『十四経絡発揮和解』（一六九三刊）は『十四経和語鈔』ともいい、元・滑寿の『十四経発揮』の解説書。『十四経発揮』は経穴学のテキストとして従来の書にかわり盛んに利用された。本書は和文で平易な解説をなしたいわゆる一抱の諺解書シリーズの一つで、日本における『十四経発揮』の解説書として最も流布した。『医学至要抄』（一六九九刊）は一抱かその門派の著と推定される経脈・経穴学書で、和文で書かれた『十四経発揮』に準拠した針灸学の入門書。続編（一七〇三刊）もある。『針灸阿是要穴』（一七〇三刊）は単に『阿是要穴』ともいい、歴代諸書から奇穴三八七穴を引用登載した経穴学書。『経穴密語集』（一七一五刊）は、明・李時珍の『奇経八脈考』（一五七七また七八刊）の注解書で、巻上では督脈・任脈、巻中では陽蹻脈・陰蹻脈・衝脈、巻下では陽維脈・陰維脈・帯脈について述べている。著者の一抱は福井の人で、名は伊恒、通称は為竹。近松門左衛門の実弟で、母方の岡本姓を称した。官は法橋。編著書にはほかに『灸法口訣指南』（一六八五刊）、『臓腑経絡詳解』（一六九〇刊）、『針灸抜粋大成』（一六九九刊）、『難経本義諺解』（一七〇六刊）、『針灸初心鈔』（一七一〇刊）、『黄帝内経素問諺解』（一七四四刊）などがある。

夏井透玄（生没年不詳）の『経脈図説』（一七〇三序刊）は、透玄自ら図を描き、二〇年の歳月をかけて成ったという経脈経穴学書。元亨利貞の各巻をさらに二分し、経絡の流注や経穴の所在について詳しく記している。透玄は武蔵の人で、友草子と号し、堂号を采青園と称したが、詳伝は不明。

『骨度正誤図説』（一七五二跋刊）は村上宗占（生没年不詳）の著になる骨度（人体部位の寸法測定）研究書。経穴の定位に必要な骨度に関して諸文献を引き、図解した書。宗占は土浦藩医員で、名は親方、字が宗占、号は一得子。本書はさきに宗占が著した『兪穴弁解』を補完する目的で編まれたもの。

江戸後期に編まれた経穴研究書のうち特筆すべきものに、原南陽（一七五二〜一八二〇）の『経穴彙解』（一八〇七序刊）、小阪元祐の『経穴纂要』（一八一〇刊）がある。

『経穴彙解』は『甲乙経』を骨子とし、中国・日本の歴代医書を博引旁証し経脈経穴を解説。江戸後期の代表的経穴学書として流布した。著者の南陽は、名は昌克、字は子柔、通称は玄璵。水戸藩医の家に生まれ、京都に遊学して山脇東門や産科の賀川玄迪に学び、江戸で開業。のち父の跡を継いで水戸藩医となって臨床・学問に腕をふるった。

『経穴纂要』は『経穴彙解』と並び称される経穴学書で、『十四経発揮』に基づき、歴代の諸説を多く引用し、師説や自説を加えている。著者の元祐は亀山藩医で、名は営昇、牛淵と号した。体療を多紀元悳に学び、明堂孔穴を宮本春仙・多紀元孝の学統に連なる良益なる人物に学んだという。元祐にはほかに『兪穴捷径』（一七九三刊）、『十四経全図』（一八一二序刊）、『刺灸必要』（一八一六成）、『針灸備要』などの著がある。

このほか江戸後期の代表的経穴書には、それまでの日中の経穴学を集成した著として『経穴彙解』『経穴纂要』と並び評される多紀元簡の『挨穴集説』などがある。また、江戸後期には経穴を穴名のイロハ順で配列し、実用上の検索の便を図り編集した書も刊行された。竹田景淳の『穴名備考』（一七五六刊）、杉原養倫の『挨穴捷径』、百々漢陰の『経穴類彙』、関口東園の『経絡以呂波分』などである。藍川玄慎の『穴名捜捷』は別名を含め経穴を画数順で配列、古今諸家の説を数多く引用しており、良質の経穴工具書といえる。

日本の経穴研究は十七世紀中頃を境にその依拠する中国典籍が『銅人腧穴針灸図経』『黄帝明堂灸経』や仏教系医学書の『耆婆五蔵経』といった書から変遷し、滑寿の『十四経発揮』に基づくものが圧倒的に多くなった。前述のように、『十四経発揮』は慶長元年（一五九六）に小瀬甫庵が古活字印行して以降、何度となく翻刻出版が重ねられ、日本の経穴学に多大な影響を及ぼした。『十四経発揮』がかくも歓迎された背景には、同書が簡明に記されていることはもとより、日本で広く受け入れられた薛鎧・薛己父子の校刊を経て『薛氏医案』に編入されたこと、薛氏父子の校訂本が出された嘉靖・万暦間の医学文献は日本近世医学文化の黎明期すなわち安土桃山時代から江戸時代前期においては最先端の医学であったことなどが挙げられよう。また曲直瀬道三はいち早く同書に注目し、針灸の学習書の一つとして挙げ、あるいは自著の『針灸集要』にも引用するなど、『十四経発揮』受容の端緒を開いた。

前述のとおり『十四経発揮』は翻刻出版が重ねられたが、その形式は原文に返点・送仮名を付したものから、漢文の右傍に訓読文を記したもの、または『仮名読十四経発揮』（一八〇五刊）といった平仮名交じりで読み下しをしたものまで出版されている。あるいは、『十四経久世舞』（一六八三跋刊）のように謡曲形式で暗唱するための書も刊行された。

かくも広く受け入れられた『十四経発揮』の注解書は江戸前期を中心に数多く著された。以下、その代表的なものを挙げよう。

『十四経絡発揮鈔』は谷村玄仙（生没年不詳）の著述になる『十四経発揮』の解説書。全一〇巻。万治二年（一六五九）の西村子嘿序、同年の自跋を付して同四年（一六六一）刊。漢文。玄仙は摂津の人。就安斎玄幽の弟子で、昌安斎と称した。本書のような江戸前期の中国典籍の講義録に基づく注解書を抄物という。

『十四経眸子』は逵瑞郁（生没年不詳）の著になる『十四経発揮』の注解書。全三巻。元禄七年（一六九四）の和気伯雄序、同年の自序、同年の和気潭淳の跋を付して、同年刊。瑞郁は江戸の人で、字は一壺、号は鶏口斎。和気伯雄は寺島良安の『和漢三才図会』にも序を寄せていて、半井成明（瑞英）と同一人物かと思われる。瑞都は伯雄の門人であり、瑞の字は師から承けたものであろう。

このほか『十四経発揮』の解説書としては、林玄厚の『経絡捷径』（一六七四刊）、雨森桂洲の『十四経秘訣』（一六八六刊）などが知られる。また、著者不詳の『十四経発揮俗解』（一六八〇刊）、岡本一抱の『十四経絡発揮和解（十四経和語鈔）』（一六九三刊）など和文で解説を加えたものも出版され、特に後者は広く流布した。十九世紀にも衡山幸珉の『十四経発揮箋註』（一八〇六刊）が著されている。江戸中期には『十四経発揮』の内容を種々の古典を用いて検証研究あるいは弁誤する書として、中生寸木子の『十四経発揮評誤』（一六八二刊）、菊池玄蔵の『経絡発明（十四経早合点）』（一七五三刊）、広瀬見龍の『非十四経弁』（一七七八刊）なども刊行された。

小児針

小児を対象にして行う針治療は古来中国から行われていたが、特に日本で独自に発達した特殊針法を小児針という。現代では、生後数カ月から対象となり一～二歳を中心とした乳幼児に対して、疳の虫（夜泣き、食欲不振、不機嫌、奇声など）を主とした症状の治療や健康増進を目的に、極細い針や特殊な形状（へら状や棒状など）の針を用い、軽微な皮膚接触・摩擦刺激（刺入しない針）を短時間（五～一〇分程度）で行うことが多い。

小児針の歴史は残された資料の少なさもあり不明なところが多い。近年の研究成果によると、小児針のルーツとして、中世には定着していたであろう丹毒（皮膚病の一種、小児にも多い）、胎毒（母体由来の熱毒が乳幼児に残存し病因となるもの）への刺絡治療が指摘されている。

江戸時代前期までには明刊医書の影響のもと、雲海士流や妙針流などが青筋（痧病・日腫とも。皮膚に腫れものを生じたり重篤な状態になることが多い病）に対し砭針（刃針）を用いて刺絡治療し、あるいは丹毒の発した局所を磁器の鋭利な破片で刺絡するといった治療が行われた。

江戸中期になると関西では小児按摩師がでて、按摩によって飲食物の消化吸収を促し食気を巡らせる養生法を行った。大阪では小児針師が分科独立し、丹毒のみでなく疳疾（かんしつ）や他の疾患に対しての治療も行われるようになった。

江戸後期には小児針が関西で広く行われるようになった。

明治期には小石を用いて体を撫で按じて治病や病気予防を図るという小児按摩の変法も出現した。小児針は、小児按摩やその変法などと融合して、摩擦・接触刺激により刺さない針が主流になり、多様な小児針具が開発されてさらに盛行し、関東そして全国に広がった。

中国における灸

灸法は、艾（もぐさ）を皮膚上で燃焼させることにより温熱刺激を人体に与え、冷えを温め、気を補い血をめぐらせる治療法である。「やいと」ともいわれる。湯液・針とともに東洋医学の一つとして、また民間における治病・養生の法として重用されてきた。灸が庶民の生活に根づいていたことは、物事のしはじめを表す「皮切り」という言葉が最初にすえる灸の意から生じたものであることからも知れよう。

灸に用いる艾は、キク科の多年草のヨモギの葉を乾燥させ石臼で挽き精製したもの。夾雑物の混入の程度により等級分けされ、使用用途も異なる。この艾を、病症や施灸部位の状態に従った大きさ・形で撚り艾炷（がいしゅ）を作成する。艾炷を数える単位は「壮（そう）」を用いる。現代では艾炷を手で施灸部位にすえ線香を用いて点火するが、往古は箸で艾炷をつまみ灯火具（行灯・燭台）で点火した後に施灸部位にすえていた。また現代では精製した艾（散艾）を手で撚り艾炷を作るのが一般的だが、往古では艾を和紙で円柱状に巻き適度な長さに切れ目を入れ使用時に紙からバラして艾炷をすえる切艾が盛んに用いられた。

中国では古くから灸が行われ、生活の一部となっていたことが詩集や年中行事記に残されている。中国最古の詩集で春秋時代中期までの詩を収める『詩経』や、戦国時代の楚の詩歌集『楚辞』、後漢・崔寔により著された当時の年中行事記『四民月令』、南北朝・宗懍により著された荊楚（長江中流一帯）の年中行事記『荊楚歳時記』などに灸に関する記載がみえる。

医書に残された灸の記載も古く、前漢時代の出土文献である馬王堆・張家山出土医書にはすでに灸に関する記述がある。『五十二病方』では主に外科的処置に用いられた。例えば「イボには、ぼろぼろのガマ製のむしろ、または敷物の若い葉を取って、縄をない、すぐにその端を燃やして、それでイボの先に灸をすえる。熱くなったら、すぐにイボを引き抜いて取り去る」という記述がある。『足臂十一脈灸経』では経脈の変動による症候・病に対してその経脈への施灸を指示している。前述の通り、これら出土医書には漢字として「灸」字はみられず、灸療法と解釈されるものには「久」字を用いている。

漢の書籍では、『史記』扁鵲倉公伝には前漢の名医・倉公が治療に灸を用いていたことが記録されている。『霊枢』では陥下を施灸の指標とした（経脈篇など）。陥下は脈血が停滞し冷えている状態を表すために灸をするという（禁服篇）。また、背腧穴（背部の経穴）は灸が適しており、施灸には補瀉法があることを説いている（背腧篇）。張仲景の『傷寒論』には施灸の禁忌（太陽病中）が示され、あるいは少陰病などに施灸を活用した（少陰病）。

晋の医籍では、皇甫謐の『針灸甲乙経』では各穴の施灸壮数は三、五壮を主体に記載される。葛洪が著した一般向け救急処方集の『肘後救卒方』では、施灸部位は専門的な経絡経穴名によらず、部位の分寸や、縄などを用いた簡便な方法で記される。本書は一般向けのため、針治療は危険なので記されていない。のちに梁・陶弘景により補訂され、『肘後備急方』という名で伝わっている。

南朝宋・陳延之（ちんえんし）の『小品方』（しょうひんほう）（五世紀後半成）は十一世紀には失われていたが、一九八四年に前田育徳会尊経閣文庫にその巻一が見いだされたことにより様々なことが分かった。前述のように、巻一に録された目録から同書の巻十二が「灸法要穴一巻」であったことが判明したのもその一つである。『小品方』は唐代に国定医学教科書に採用され、日本に伝えられて以降、平安時代を通じ、医方書の首位の座を占めた書である。その末巻に灸法が付されていたことは、当時灸法がいかに重視されていたかを物語っていよう。

隋・巣元方らの『諸病源候論』には背部兪穴に一〇〇壮などの多壮灸が録される。

唐・孫思邈の『千金方』では、針灸薬いずれも用いることができる者が良医であると述べられ

（巻三十・針灸下・孔穴主対法第八）、灸法が多く著録される。灸の大きさは三分以上を推奨するが、大きさ・壮数ともに場合によって斟酌すべきであるという（巻二十九・灸例第六）。また施灸順は、陽部を先にし、陰部を後にすると述べる（巻二十九・灸例第六）。阿是穴への灸（同）、身体の補養に膏肓の灸がよいこと（巻三十・雑病）などを記す。同じく孫思邈が著したとされる『千金翼方』の諸病の針灸処方には、灸法が多く記されている（巻二十六〜二十八、針灸）。また風邪を防ぐには灸が最要であると灸の効能を強調し、華佗が魏の武帝の頭風治療に関わりながらその再発を防げなかったのは、治療の際に針だけを用い、灸を用いなかったからであると述べる（巻十七・中風下・防風湯）。灸の壮数・大きさについて、手足は皮が薄いため艾炷は小さく数は少なく、腹背は肉が厚いため艾炷は大きく数は多くすると述べる（巻二十八・雑法）。また、三里は気を下す効用があるため常に施灸することを勧めている（同）。

唐・王燾が著した『外台秘要方』では、針は危険であるため灸法のみを録すといい（巻三十九・明堂序）、実際、ほぼ全巻にわたり引用文中の「針」「刺」の字を「灸」に改変した。敦煌出土の『新集備急灸経』は、その首・末の記載から、長安の李家の家本（世界初の印刷本）により、咸通二年（八六一）に范子盈・氾景詢の二人が筆写したものと知られる。始めに序文（四行）、次いで疾患に対する灸法の穴名・壮数を記し、そこから引き出し線をもって人体図に穴の位置を記している。敦煌からはほかに、疾患に対する灸処方を人体図を以て記した「失名灸法図」（S六一六八・S六二六二）も出土している。これら両書には他医書には見られない経穴名も記されており、灸学・経穴学において貴重な価値を有する資料となっている。

北宋・王懐隠ら勅撰の『太平聖恵方』では巻百に「明堂」を収録。灸法に関する記述とともに各穴の位置と主治症が記され、また小児の灸法も記されている。前述のように巻百は『黄帝明堂灸経』として単行された（巻九十九は『銅人針灸経』）。のちに元・竇桂芳により『針灸四書』（一三一一刊）に編入され、また日本では単行和刻され流布し、大きな影響を与えた。

南宋・竇材（とうざい）の『扁鵲心書（へんじゃくしんしょ）』（一一四六成）は、人は晩年になると陽気が衰え、手足が温まらず、下元が虚し、動作しづらくなるので、病がないときに常に腹部に灸して、加えて丹薬を服用すれば長生きできる、と養生のための灸を記載（巻上・須識扶陽）。また関元（かんげん）穴に多壮灸を据え続け九十歳になっても衰えない人物を紹介した（巻上・住世之法）。

南宋・王執中の『針灸資生経』は巻二に灸術について『千金方』などを引き記している。

補土派で知られる金・李東垣（りとうえん）は『内外傷弁惑論（ないがいしょうべんわくろん）』（一二四七成）で、陰陽ともに不足するときには針を用いてはならず気海（きかい）穴への灸は欠くことができないとし（末篇・説形気有余不足当補当瀉之理）、一方で『蘭室秘蔵（らんしつひぞう）』（一二五一成）では、気が不足していても長年にわたる多壮の施灸は害があることを症例を挙げて注意している（巻三・頭痛門・頭痛論・清上瀉火湯）。

元・王好古（おうこうこ）の『此事難知（しじなんち）』（一二四八または一二六四成）は、脈診をして脈が浮いている場合は灸をしてはいけないと注意を促している（巻四・接経補遺）。

明代の医籍では、王綸の『明医雑著』（一五〇二自序刊）には風寒の病に対し温経通気の法として施針に灸を加える法（温針）を載せる（巻四・風症）。虞摶の『医学正伝』（一五一五成）は、灸は虚実寒熱にそれぞれ治効があるとした（灸をするとその火気によって、虚に対しては元陽を助ける、実に対しては発散させる、寒に対しては気を温める、熱に対しては鬱熱の気を外に引き出して発散させる）（巻一・医学或問）。李梴の『医学入門』（一五七五成）には冷風湿痺に対し施針した針尾を艾で焼く法が記載される（巻一・針灸・附雑病穴法）。龔信・龔廷賢の『古今医鑑』（一五七六成）は、灸は血の滞りによるしこりを消し、臓寒虚脱を治すとする（巻一・病機・病機賦）。龔廷賢は『万病回春』（一五八七成）に自ら経験した灸法のみを著録（凡例）、『寿世保元』（一六一五成）には施灸時の疼痛緩和法を記す（巻十・灸法門・定例）など灸を臨床に活用した。明・李時珍の『本草綱目』（一五七八成）の草部・艾には、久しく置いた（晒した）艾（熟艾）がよく、新しい艾（生艾）を灸に用いると肌脈を傷めると記載される。

日本における灸

日本では、奈良平安期以降、灸が広く用いられていたことが公卿の日記資料などから知れる。九条兼実（一一四九〜一二〇七）の『玉葉』（十二世紀後半の約四〇年にわたる日記）や、山科言継

（一五〇七～七九）の『言継卿記』（一五二七～七六の日記）などに当時の灸の記事が残されている。

鎌倉・惟宗具俊の『医談抄』（十三世紀後半ころ）には針治療に関する記述も散見されるものの、「療は灸に如かざる事」の篇をたてるなど灸に関する記載が多い。具俊と同時代の宮廷医・惟宗時俊の『続添要穴集』（一二九二成）には、漢籍を引用して諸病に対する灸治が録される。

曲直瀬道三は「灸穴の枢要、記憶すべし」（『切紙』五十七ヶ条）と灸法を重視、その著『針灸集要』（諸症的治応穴）、『医家要語集』（針灸要語）では灸に関する記載が多くを占める。また、月湖原著の漢文体『全九集（真名全九集）』を道三が和文で増改した『仮名全九集』には「身柱ノ穴ハ、第三椎ノ下ノクボミ也。……小児ノ驚癇ニモヨシ、三壮ヲ灸セヨ。世ニチリゲト云テヲロスハ此穴ナリ」（巻七）と、チリゲ（散気、丹毒の和俗名、燃草とも）といって身柱穴に施灸する法を書き記した。道三の跡を継いだ玄朔もまた灸を活用（『医学天正記』）、灸の要領を記した入門書『日用灸法』を著した。

江戸時代には多様な灸法書が著されるようになる。

岡本一抱が著した『灸法口訣指南』（一六八五刊）は、灸の要穴を和文で分かりやすく解説、当時の俗説などにも解説を加えており、江戸時代、広く用いられた。また一抱の著作『針灸阿是要穴』（一七〇三刊）において針は瀉法に、灸は補法に功があるとした（巻五・弁針灸之疑義）。

岩田利斎（如雲、生没年不詳）は『針灸要法』（一六八六刊）において灸の治効を「外より以て元陽を補助する」としている（巻二・灸治之事）。

人見必大（一六四二～一七〇一）の『本朝食鑑』（一六九二成・一六九七刊）は「撚灸」「切艾」「切灸」「薬灸」、「熨法（隔物灸）」「志牟灸」など当時の種々の灸法を採録（巻一・水火土部・艾火）。同書は国産の食品四四二種を収載して解説した書で、江戸の博物学書としても評価が高い。必大の字は千里、号は丹岳・北窓・松竹窩・蘢峯寺。姓は小野とも称した。父の人見玄徳は小児科医として徳川家綱に侍した。儒者人見友元（号竹洞）は必大の兄。

貝原益軒（一六三〇～一七一四）が灸法を啓蒙したことはよく知られている。その著『養生訓』（一七一三刊）は広く一般庶民を対象とした仮名書きの啓蒙的養生書で、巻一～二は総論、次いで飲食・飲茶・煙草・慎色欲・五官・二便・洗浴・慎病・択医・用薬・養老・育幼・針法・灸法の各項目について要領よくかつ具体的に解説されており、江戸時代を代表する養生書として著名。灸法は灸の効用から始まり、艾葉の製法・生産地、艾炷の大小、施灸時・施灸後の注意点など細かに述べ、一回の壮数は少なくすることを推奨、健康維持に足三里穴に毎日施灸するとよいことを紹介、あるいは灸の熱さに耐えられない場合の対処法を述べるなど、灸を積極的に取り上げている。

江戸中期には灸は独立分科し「灸科」が称されるようになる。芳村恂益（生没年不詳。十七～十八世紀）は『灸科須知』なる書を著した。恂益は夭仙子・五雨子と号した京都の医家で、名古屋玄医の門人。玄医の学を襲って儒学に通じた。のちに片倉鶴陵は、恂益の学識は深く著述も多いのにその学が継承されないことを嘆じている。他に『北山医話』（一七一四刊）や『医学正名』『温泉考』などの著がある。

三宅意安（生没年不詳）は『灸焫塩土伝』（一七五八序）で、古来の灸法を六七条にまとめ、主治、取穴法、灸法の由来、伝承者の家系などを記した。著者の意安は和方家で、貞厚・尚徳・修道・栄斎・敗鼓庵・屯倉子などと称した。

香月牛山（一六五六〜一七四〇）の『巻懐灸鏡』は、『巻懐食鏡』（一七一六刊）に付された書で、灸の概論からはじまり、灸穴を取るときに用いる分寸についてなどの基礎的な事項から、経穴の部位と主治を身体部位ごとに簡潔に記し、最後に奇穴、禁灸穴を付している。『巻懐食鏡』は四二九種の食品について気味・主治・禁忌などを記す。著者の牛山は江戸中期の後世方流の医家。通称は啓益。筑前の人。貝原益軒に儒を、鶴原玄益に医を学んだ。元禄十二年（一六九九）に京都に上り、二条高倉に医を営み、かたわら文人と交流したが、六十一歳のとき小倉に帰り、八十五歳で没するまで悠々自適の生活を送った。著書はほかに『婦人寿草』（一七〇六刊）、『小児必用養育草』（一七一四刊）、『牛山活套』（一七七九刊）などがある。

後藤艮山は、わが国古方派の祖とされる人物で、一気留滞説を提唱し、百病は一気の留滞から生じ、順気をもって治病の綱要とすべきことを説いた。灸術に精通。治療に温泉・水治・灸法を併用し、湯熊灸庵と称された。艮山は、艾炷は鼠屎・麦粒大を則とし（『師説筆記』付録・艾灸）、灸の治効を開表・行経・温導・徹底にあるとした（『良山先生往復書簡』『五極灸法』）。また撚って作る灸（撚艾）が熱くて堪えられない場合、紙で巻いたもの（切艾）の使用を勧めている（『師説筆記』）。良山の名は達、字は有成、俗称左一郎、別号養庵。江戸の人で、儒学・医学を学び、二十七歳のとき京都に移って医名を馳せた。多くの門人を育て、香川修庵・山脇東洋らが輩出した。主な著書に『師説筆記』（写本）などが知られる。

良山の門人・香川修庵（一六八三〜一七五五）もまた灸術にすぐれ、『一本堂薬選』（一七三一刊）巻中の冒頭では艾・灸術について詳述している。また灸の治効を「元気を温養活運する」とした（『一本堂行余医言』巻一・灸治）。後藤流灸法では小さい艾灶を数多くすえることが行われた（同）。修庵（秀庵とも）は播磨国姫路の生まれ。名は修徳、字は太冲。伊藤仁斎の門で古学を修め、また後藤良山に医を学んだ。『傷寒論』を尊んだが、それにも満足せず「我より古を作る」とまでいった。一方、孔孟の教えを崇拝し、儒医一本論を唱えた。一本堂の堂号はそれにちなむ。良山の子・椿庵（一六九六〜一七三八）は『艾灸通説』（一七六二序刊）を著し、後藤流灸法を伝えた。椿庵の子・敏（慕庵。一七三六〜八八）にも『針灸灯下余録』『兪穴捷径』など後藤流灸法の著がある。

内藤希哲は（一七〇一〜三五）は信州松本の人で、字は師道、号は泉庵。江戸で開業。儒家太宰春台と交流をもった。希哲は『医経解惑論』（一七七六刊）の巻下・約灸法で、艾灸の治効には温寒・散熱・解邪・導滞・瀉実・補虚があり、その用は一ではない、と述べる。また『霊枢』の「陥下則灸之」の語について考察を加えている。巻下・約灸法では、灸を妄りに行うことによる害について、精神昏衰など元陽が虚し散亡しようとしているときに反って神闕・気海などの穴に灸して、その散亡を促してしまうものが一害、など五害を挙げている。

この他、古方派の雄として知られる吉益東洞（一七〇二～七三）は、痼毒に対する施灸の有効性を説き（『医断』針灸）、また灸は結毒を解くとした（『薬徴』巻中・艾）。永富独嘯庵（一七三二～六六）は、灸をやや多い壮数をもって臨床で活用した（『漫遊雑記』）。折衷派の泰斗と称される和田東郭（一七四四～一八〇三）は灸にも精通し、「病の愈えんことを願いながら灸治などを嫌うは、譬えば書物を読まずして学者に成らんことを欲するがごとし」と灸治を重視、その臨床での活用については、門人の編録になる著述として残された『蕉窓雑話』などに多く残されている。原南陽もまた灸を頻用、灸においては艾の種類より火で焼くことが重要であると論じた（『叢桂偶記』）。

浅井南皐（一七六〇～一八二六）は名は惟亨、字は元亮。京都の人で、山田元倫と称したが、尾張藩医浅井南溟の門人となり、没後その養子となった。和気惟亨とも称す。越後守。南皐が著した『名家灸選』（一八一三刊）は、中国・日本の文献・伝承によって有用な灸法を選集し、身体部位別・急慢性・外科・婦人・小児・雑症等に門を分けて編録する。南皐にはほかに『黴瘡約言』『名家方選』『養生録』などの著述がある。『名家灸選』の続編として、南皐の門人の平井庸信（字は子謹・通称主膳）の編著になる『続名家灸選』（一八〇七序刊）、『名家灸選三編』（一八一三序刊）がある。これら『名家灸選』はのちの灸治療に影響を及ぼした。

医書ではないが松尾芭蕉（一六四四～九四）の『奥の細道』（一七〇二刊）の序文には「……そぞろ神の物につきて心をくるはせ、道祖神のまねきにあひて取もの手につかず、もも引の破をつづり、笠の緒付かえて、三里に灸すゆるより、松島の月先心にかかりて、……」とよく知られた語がある。江戸時代には灸が広く普及し、身近なものであったことを示していよう。

以上のように、灸法についての文字資料は多くはないが残されており、灸法については文献上から知ることができる。しかし、施灸の風景を詳述した文字資料は数少ないため、施灸が実際にどのように行われていたかは未だ十分に検討されておらず不明な点が多い。日本で明治以前に作られた施灸風景を含む画像資料は、書籍の挿画（一般書・養生書・医書など）、浮世絵、肉筆絵画、刷物、写真などにみられる。これらの施灸風景を描いた画像資料は、医家向けではなく、一般向けに描かれたものがほとんどである。灸が一般に広く浸透していたことがここからも知れよう。画像資料での施灸場所は自宅のほか治療所（灸点処、灸すえ所など）のものもあり、施灸者は女性が多く、被施灸者には小児も含まれている。施灸に使用した道具が細かに書き入れられているものも少なくない。このような画像資料は、現在あまり詳細が知られていない灸業の実態を考える上で有益な資料となりうる。施灸部位は背部が多く、被施灸者は座位で施灸され、その姿勢はツボを取りやすくするよう肩甲骨を広げる開甲の工夫をしているものが多い。灸への着火具は、古くは灯火具（行灯・燭台）が用いられ、十九世紀には線香が多く用いられていたことがそれら資料から示唆される。

『病草紙（やまいのそうし）』は平安末期～鎌倉初期に作られた絵巻物。『病草子』とも書き、『異疾草子（いしつそうし）』とも称する。種々の奇病の様態を描き、仮名文で解説を加えたもの。異本もあるが、代表的なのは関戸本（国宝）で、絵は土佐（とさの）（春日（かすが））光長（みつなが）（あるいはその子吉光（よしみつ）とも）の筆、詞書は寂蓮法師（じゃくれんほうし）の筆と伝えられる。この『病草紙』に「小舌の男」と称される重舌または蝦蟇腫様の口腔疾患を患った者に僧形の者が灸をすえている風景が残されている。そこでは灸箸を用い、燭台で点火し、足首に施灸している姿が描かれている。

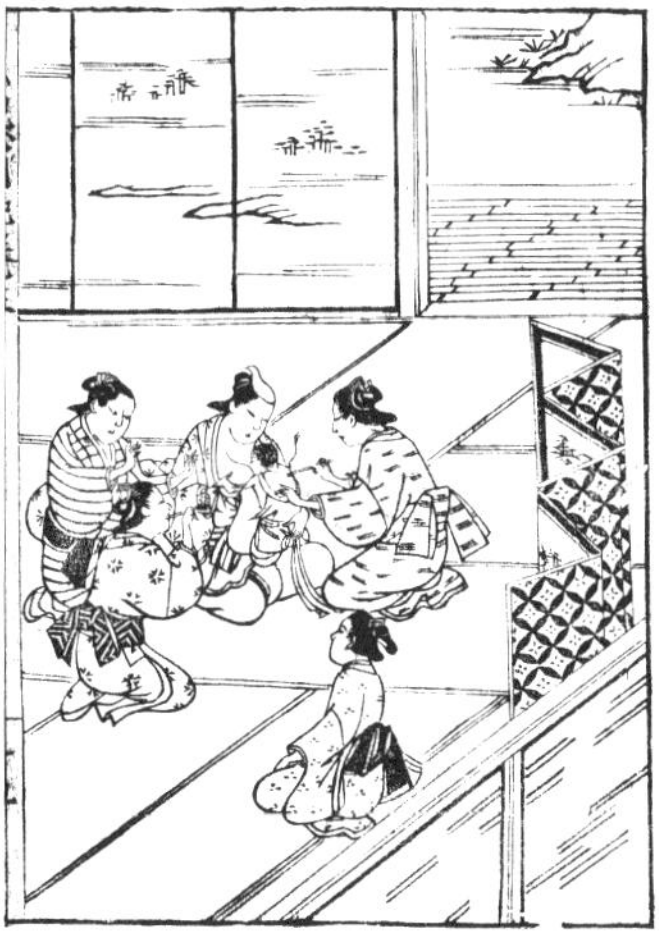

図 56　香月牛山『小児必用養育草』

香月牛山が著した小児の保健・療養書の『小児必用養育草』（一七一四刊）には母の胸に顔を埋め周囲の女性にあやされながら背部に施灸される小児が描かれ、脇坂義堂（わきさかぎどう）の『やしなひ草』（一七八四～八九刊）では父に灸熱の緩和をされながら母に背中に施灸される子供が「やいとをすやれ　孝行ものじゃ　親もよろこぶ身も無事な」「毎月一度灸をすゆる事これ御孝行のためと御心得なさるべく候」の言葉とともに描かれ、山東庵京山著・一立斎広重画『無病長寿養生手引草』（一八五八自序刊）では母（義母）の背中に施灸する娘（嫁）が描かれている。庶民の生活に灸が根ざしていたことがこれら画像資料から伝わってくる。

考証学派の活躍

江戸後期には、従来の身勝手な文献解釈に対する批判、反省のもとに考証を重視する学派が興り、その活躍は幕末に頂点をきわめた。次に考証学派の代表的人物の針灸関連の著作のうち、第十一章で取り上げなかったものからいくつかを紹介しよう。

多紀元簡（一七五五〜一八一〇）の『扁鵲倉公伝彙攷』（元簡が一八一〇年に著し、元胤が補遺し、さらに元堅が一八四六年に増補・校訂し、一八四九年に刊行）は、『史記』扁鵲倉公列伝の注解書。古今の文献を渉猟し、多紀元胤・海保元備ほかの考証も取り込んで作成された書で、同列伝の研究書としてはもっとも高水準のもの。同時に堀川舟庵（?〜一八五七）の『扁鵲倉公伝考異』『扁鵲伝備参』、また宋版南化本『史記』から当該部分を抽出・影刻した『（影宋本）扁鵲倉公伝』も刊行されている。ちなみに、同列伝の研究書として重要視されるものの一つに浅井図南（一七〇六〜八二）の『扁鵲倉公列伝割解』（一七七〇刊）があり、扁鵲伝の注解書としてはほかに村井琴山の『扁鵲伝考』（一七七七成）、中茎暘谷の『扁鵲伝正解』（一八二三刊）、石坂宗哲の『扁鵲伝解』（一八三二石坂宗圭序）、伊藤鳳山の『扁鵲伝問難』（一八五〇成）などがある。

多紀元胤（一七八九〜一八二七）の『医籍考』は中国医籍の書目資料集。元胤の没後、弟の元堅によって整理された。天保二年（一八三一）の元堅の序がある。中国歴代の厖大な数に及ぶ医薬書に関して、序跋等の資料を集成し、考証を付した一大目録学書。巻一〜八には医経類、巻九〜十四には本草類、巻十五には食治類、巻十六には蔵象類、巻十七〜二十には診法類、巻二十一〜二十二には明堂経脈類、巻二十三〜七十八には方論類、巻七十九には史伝類、巻八十には運気類を収め、約三〇〇〇種に近い中国医書を著録している。写本として伝わったが影印出版や活字出版されている。著者の元胤は多紀元簡の三男で嫡嗣。通称は安良、のち安元、字は奕禧・紹翁、号は柳沜。大田錦城に儒を、父元簡に医を学んだ。文化三年（一八〇六）医学館督事となり、文政三年（一八二〇）法眼に進んだが、同年三十九歳で没した。

多紀元堅（一七九五〜一八五七）の『診病奇侅』（一八四三成）は日本旧来の腹診に関する諸説を集成したもので、病名・予後・診断などを記す。いわゆる後世派に属する腹診法が主となっている。江戸時代には刻本にならず、写本として伝わった。伝本の多くには『五雲子腹診法』が付される。大部分は和文で書かれるが、明治前期に松井操が漢訳し、一八八八年中国に紹介された（『漢訳診病奇侅』）。また一九三一年には『診断学講義』と改題して中国で出版、さらに一九三五年には台湾で『診腹学講義』と題して再版された。同年日本では石原保秀が校訂出版、現在その重印本が流布している。

森立之（一八〇七〜八五）の『医心方提要』（一八五九頃成）は、半井本『医心方』の出現から江戸医学館影刻出版までの経緯に関する資料をまとめたもので、当時関与した人々の自筆資料も綴じ込まれている。また『医心方』異本についての記述もあり、その伝来をうかがう上での重要資料。『蔵府和名攷』（一八五九成）は、『五蔵六府倭名攷』とも称され、各蔵府（臓腑）の和名の由来（語源）を『和名類聚鈔』などにより考証したもの。『医心方』校訂時の産物。なお立之は文久三年（一八六三）には『温知薬室蔵府図』も著している。

考証学派の医家たちは、豊富な伝来医書を駆使して医書の研究、整理、復刻事業を行い多大な業績を残した。ところが、幕府の医学館に依存した日本の考証医学は、幕府の崩壊とともにその運命を共にせざるを得なかった。その生き残りの人達が世を去った明治中期、日本の考証医学も途絶えた。森鷗外の歴史小説『渋江抽斎』『伊沢蘭軒』『小島宝素』などは孤高にして亡びゆく学問に従事した人達の生きざまに美を見出し、描いたものである。

西欧に伝わった針灸

江戸時代の針灸は、当時来日していた宣教師や医師を通じて西欧に紹介された。

『日葡辞書』（一六〇三刊）は来日していたイエズス会宣教師たちにより編まれた日本語・ポルト

ガル語の辞書。ポルトガル式のローマ字で日本語の見出しを付け、ポルトガル語で語義を説明した。当時の日本語の発音や語義を知る上で重要な資料となっている。本書には針灸に関連する用語も含まれており、「Faritate（針立）」「Vchibari（打針）」「Qinxin（金針）」、「Guinxin（銀針）」などの語が見える。

江戸幕府は寛永十六年（一六三九）から安政元年（一八五四）までの間、諸外国との通商・交易を禁止あるいは制限した。その中で、オランダ東インド会社の支店として日本におかれていたオランダ商館が西洋文化流入の唯一の窓口であった。オランダ商館に滞在していた医師の一部には日本で得た情報を帰国後に執筆発表したものがいる。

オランダ人医師のウィレム・テン・ライネは一六七四年に来日、一六七六年に離日するまでに二度江戸参府し、奥医師の西玄甫（にしげんぽ）らとも交流を深めた。のちに『関節炎論』（一六八三ロンドンで刊）と題する著書を著し、その中で打針や撚針など当時日本で行われていた針灸を紹介した（「針法に関して」）。同書は針を「acupunctura（acus は針、punctura は刺すこと）」と表記する最初の書とされている。

ドイツ人の医師で博物学者のエンゲルベルト・ケンペル（一六五一〜一七一六）は、オランダ東インド会社の医師として一六九〇年に来日。滞在中に二度江戸参府した。滞在中は日本の風俗や動植物など広く観察記録し、スケッチなども多く行った。帰国後に『廻国奇観』（一七一二刊）を著した。同書には灸治療用の経穴を記した図「灸所鑑」が載録されている。またケンペルの死後刊行された『日本誌』（一七二七刊）には日本の灸治療についての記載や針具のスケッチなどが掲載された。本書は各国語に翻訳出版され、当時のヨーロッパでの日本研究に活用された。ちなみに、鎖国という言葉は『日本誌』の中の一章が「鎖国論」と題して翻訳されたことにより広まったという。

スウェーデン人の植物学者、医学者のツンベルク（ツンベリーとも、一七四三〜一八二八）は一七七五年にオランダ商館付き医師として来日、一七七九年に帰国。杉田玄白や桂川甫周らと交流を持った。日本の針灸について書き残している。

ドイツ人の医学者、博物学者のフィリップ・フランツ・フォン・シーボルトはオランダ商館の医官として一八二三年に来日、日本の動植物・地理などを研究し、診療所兼学塾の私塾・鳴滝塾を開き、伊東玄朴や高野長英らに講義をするとともに診療も行った。滞在中は大槻玄沢、桂川甫賢らと交流し、また様々な資料を多く収集した。いわゆるシーボルト事件で国外追放を命じられ一八二九年に離日（一八五九〜六二年に再度来日）。帰国後はオランダのライデンで資料整理と著作を行い、『日本』『日本植物誌』『日本動物誌』などを著した。日本滞在中に石坂宗哲と親交をもち、針灸に強い関心をもって学び、帰国の際は医書とともに針具も持ち帰った。著書『日本』には針灸の論文と針具や施療風景の図を載せており、当時を知る貴重な資料になっている。

第十三章

明治〜昭和の鍼灸

明治・大正期の針灸界

徳川幕府に代わり新政府が成立され明治時代（一八六八〜一九一二）を迎えると、西洋化が急速に押し進められた。医学も他の例に漏れず、西洋医学の導入が強く推進された。明治七年（一八七四）に東京府・京都府・大阪府に発布された「医制」により、医師・薬剤師の教育・免許制度を定め国家試験に合格した者にのみ医療行為を認めた。その経過措置として、従来開業している医師は試験なしで免許が与えられ開業が許された。明治八年（一八七五）に西洋医学による医師開業試験を実施。これらの政策に対して漢方医たちは漢方存続運動を展開したが、明治二十八年（一八九五）の国会第八議会において漢医継続願は否決されるに至った。

針灸界においては、明治四年（一八七一）に太政官布告により盲人官職および杉山流針治講習所が廃止された。明治七年（一八七四）に発布された「医制」では「針治灸治を業とする者は、内外科医の指図を受るに非ざれば、施術すべからず」と規定された（ただし現実には施行されずに終わっている）。漢方存続運動の中心となった温知社が明治十二年（一八七九）に設立され、明治十六年（一八八三）に和漢医学講習所が開校すると、針灸講説の講師に明石埜亮（あかしやりよう）（一八八〇年『杉山流三部書』を鉛活字印行した）が当たり、また杉山流関係者も温知社に参加した。明治十八年（一八八五）の内務省通達「針術灸術営業差許方」をもって、針術・灸術の営業の許可並びにその取締が各府県に委ねられ、これに基づき各府県はそれぞれ取締規則を定め、免許鑑札を与えて営業させた。

一方で明治十一年（一八七八）に私立京都盲啞院（後の京都府立盲学校）が、明治十三年（一八八〇）年には東京に私立楽善会訓盲院（一八八四年に訓盲啞院に改称、後の東京盲啞学校）が始められた。明治十八年（一八八五）に楽善会訓盲啞院は文部省管轄となるが、前近代性を理由に針治教育は教育課程から外され、按摩のみの教育となった。翌十九年に、同院第二代主幹の谷田部良吉（やたべりょうきち）から帝国大学医科大学学長の三宅秀（みやけひいず）に対し、針を視覚障害者が行うことが適当かどうかについて調査依頼がなされた。それに対し同大学助教授の片山芳林（かたやまほうりん）の答申は視覚障害者の針治療を認める内容であり、これが根拠となり盲学校に針灸科が復活することになった。そして、各地に開設された盲学校で教育が行われるようになった。

明治三十九年（一九〇六）の第二回日本連合医学会総会で、三宅秀の娘婿で東京帝国大学教授の三浦謹之助（みうらきんのすけ）は針治法について発表し、西洋医学の医師に針の効果を紹介した。

明治四十四年（一九一一）には「按摩術営業取締規則」（内務省令第一〇号）、「針術灸術営業取締規則」（内務省令第一一号）が制定され、按摩、針、灸に関する独立の中央法制が成立した。この取締規則は、針灸を行うためには四年以上の臨床実務経験を経て地方長官の行う試験に合格するか、あるいは地方長官の指定する学校を卒業するか、そしていずれかの後に営業鑑札を受けなければならないとした。この規則により徒弟制度を残しつつも学校制度が導入された。

大正二年（一九一三）には文部省嘱託の「改正経穴調査委員会」が発足。文部省主導で、医学博士の三宅秀、大沢岳太郎、富士川游、針灸・教育に関わる町田則文、富岡兵吉、吉田弘道らに「経穴調査委員」を委嘱した。大正七年（一九一八）には同委員会から改正孔穴一二〇穴の名称および孔穴数（左右合わせて二二三穴）が発表された。この改正孔穴は西洋医学的観点をもって経穴の規範を定めたものであった。すなわち、それまで用いられてきた経穴から重要でないと認められるものを除いて選定し、それらを経絡の考えを用いず身体部位ごとに分類記載し（ここより経穴の名を用いず孔穴とされた）、部位は解剖学用語や指横径をもって示した。改正孔穴については賛否が論じられたが、当時の「取締規則」に定められた試験に用いられたこともあり広く学習され、昭和二十二年（一九四七）の法改正に至るまで少なからぬ影響を及ぼした。

次に明治大正から昭和初期にかけて活躍した人物について略述しよう。

大久保適斎（一八四〇～一九一一）は江戸小石川の人。本姓は星野氏、幼名は内蔵之助、長じて適斎と称した。洋医の塩原春斎に従い医を修め、洋医師として要職を歴任、治療に従事しつつ針灸の研究を行い、現代医学的見地に基づき針灸を体系化した。著書には『針治新書』（「解剖篇」「治療篇」「手術篇」、一八九二～九四刊）などがある。

奥村三策（一八六四～一九一二）は加賀の人。幼児期に失明し、幼くして加賀金沢藩筆頭針医の久保三柳に従い針灸を修めた。楽善会訓盲唖院に入学、たちまち教員に任ぜられた。先に述べた同院における針治教育再開の活動に携わり尽力した。針灸按摩マッサージの教育に活躍し、大きく貢献した。著書には『普通按針学』（一九〇二刊）などがある。

吉田弘道（一八六五～一九三九）は武蔵の人。幼くして失明し、のち杉山流針術を修めた。針灸に関わる法制の改正を推進、また改正経穴調査委員会に参加した。教育にも注力し、杉山和一顕彰活動にも尽力した。著書には『孔穴適用針灸萃要』（一九一九刊）などがある。

松元四郎平（一八八二～一九二六）は鹿児島の人。幼くして視力を患い、よって針灸学を学び、二十歳のころには名針灸師としてその名を知られた。明治の末頃より針灸教育にも携わった。著書に『針灸経穴学』（一九一一刊）、『針灸孔穴類聚』（一九二六刊）などがある。

このほか活躍した人物に、笹川流を興し灸頭針（針頭灸）を広めた笹川智興（一八六三～?）、生理学研究とともに針灸の研究を行い、また太平洋戦争終戦直後の針灸存続活動にも尽力した京都帝国大学の石川日出鶴丸（一八七八～一九四七）、灸の研究で博士号を取得、灸の普及に貢献し、自身も施灸を欠かさず長寿日本一となった医師の原志免太郎（一八八二～一九九一）、圧痛点を用いた圧診法を提唱した小野寺直助（一八八三～一九六八）、代々の針家の家に生まれ、小児針の研究で博士号を取得、小児針の科学化と普及に貢献した藤井秀二（一八八四～一九八一）らが知られる。針灸の教育に関わる活動を行った人物に、山本新梧（一八七三～一九五〇）、久木田伊助（一八七四～一九四二）、山崎良斎（一八九〇～一九四〇）、辰井文隆（一八八七～一九四六）らがいる。

昭和の針灸界

昭和初期には、明治・大正期から引き続き針灸の西洋医学的研究が行われた。その一方で、古典に基づく針灸を研究実践する動きが興った。この動きは戦後もさらに展開し、針灸界を活性化させる一翼を担った。

沢田健（一八七七〜一九三八）は、はじめ朝鮮に渡って接骨術をもって開業、大いに振るった。その傍らで経絡経穴を考究し針灸治療を修め、針灸治療所を開設。のちに帰国して開業し、名人として世に知られた。「針灸は世界無比の物理療法」と紹介した中山忠直の『漢方医学の新研究』（一九二七刊）でも大きく取り上げられた。沢田が創始した治療は太極療法また沢田流と称され、五臓六腑の調整を主とした根本治療で、自然治癒力を高めることを主眼とした。沢田のもとで太極療法の確立普及に努めた門人として、城一格（一八七九〜一九四五）、代田文誌（一九〇〇〜七四）が知られる。代田文誌は沢田健の没後、針灸の科学化を追求、多くの著述をなした。

柳谷素霊（一九〇六〜五九）は、「古典に還れ」と唱え、臨床・古典研究・教育と多方面にわたり活躍、著述も頗る多くなし、昭和の針灸再興の礎を築いた。柳谷素霊の門下からは多くの針灸師が輩出された。

柳谷のもとに集まった針灸師たちは、昭和十四年（一九三九）に新人弥生会を結成し、研鑽を重ねた。その成果として岡部素道、井上恵理、竹山晋一郎らが中心となり経絡治療と称する治療を体

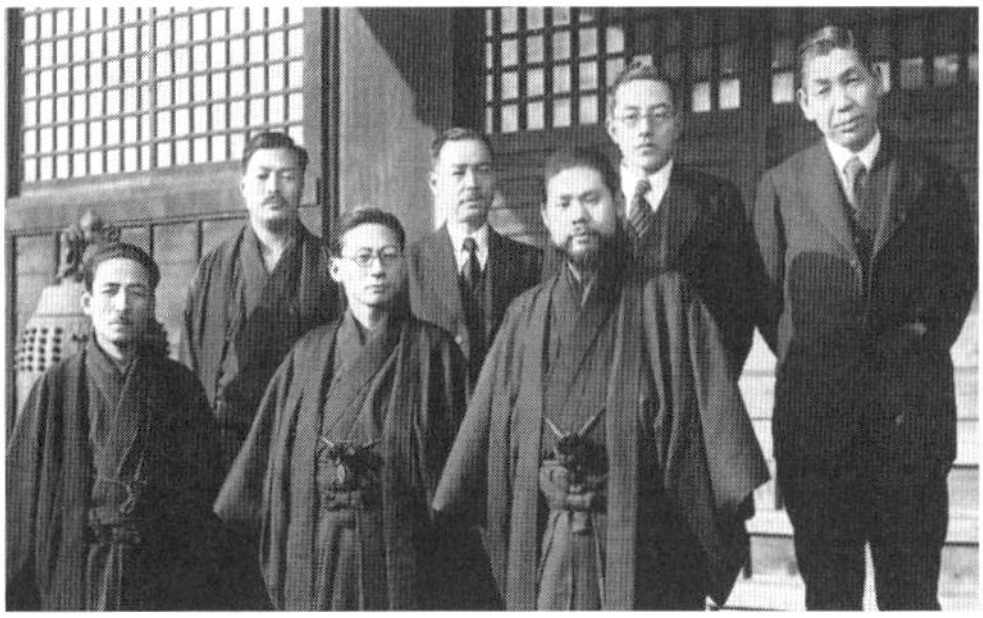

図58　昭和11年（1936）に偕行学苑が結成され、拓殖大学で漢方医学講座を開いたときの講師陣。柳谷素霊は針灸の講師として参加した。（後列左から柳谷素霊、石原保秀、木村長久、清水藤太郎。前列左から、大塚敬節、矢数有道、矢数道明）

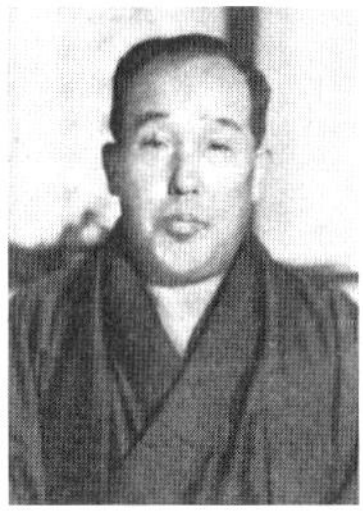

図57　沢田健

系づけた。経絡治療は病を経絡の変動としてとらえ、その変動を調整することを治療の主眼とする。経絡治療を唱導した人物には、経絡治療の発展に貢献した竹山晋一郎（一九〇〇～六九）、撚針や散針の名手として知られ長柄針などの針具を開発した井上恵理（一九〇三～六七）、独特の接触針法を創出した小野文恵（一九〇三～九七）、古典の研究・出版に注力した本間祥白（一九〇四～六二）、経絡治療の体系化に貢献、学界の要職を歴任して斯界の指導者として活躍した岡部素道（一九〇七～八四）、経絡治療を視覚障害者に広め組織化を図った福島弘道（一九一〇～九五）、学界の要職を任じ針灸界発展に貢献した小川晴通（一九一四～九九）、刺針技術の継承にも注力した岡田明祐（一九一七～二〇〇二）、江戸時代から続く針製作の家に生まれ経絡治療家と親交した神戸源蔵（一九〇七～八九）らがいる。

また、経絡治療家とも交流を持ち、針灸の研究臨床を行った医師には、漢方・針灸をともに修め妊婦への三陰交の灸が母子に有効であることを証明し広めた石野信安（一九〇七～八七）、多才をもって知られ海外での講演も積極的に行った間中喜雄（一九一一～八九）、針灸古典の研究に専心し経絡現象や刺絡治療の研究でも知られる丸山昌朗（一九一七～七五）、刺絡治療の再興に尽力した工藤訓正（一九一八～八九）、医史学者として研究・講演・執筆を精力的に行った石原明（一九二四～八〇）らがいる。

このほか昭和期の針灸臨床に影響を与えた人物に、知熱感度測定法・シーソー現象・皮内針で知られる赤羽氏法を唱えた赤羽幸兵衛（一八八五～一九八三）、吉田弘道・森道伯に学び人迎脈口診の臨床応用に注力した小椋道益（一八九九～一九八二）、昭和の名灸師と称され伝統的灸法の発掘も行った深谷灸法の創始者・深谷伊三郎（一九〇〇～七四）らがいる。

針灸の科学化を進め、また西洋医学の考え方を基礎に臨床を行った人物に、石川日出鶴丸の子で内臓体壁反射の考えに基づく皮電点を報告した石川太刀雄（一九〇八～七三）、著名な生理学者で針灸界の発展にも貢献した高木健太郎（一九一〇～九〇）、経絡否定論を発表するなど針灸の科学化を提唱した米山博久（一九一五～八五）、針灸の学術振興を推進し坐骨神経痛などの針灸治療の研究も知られる木下晴都（一九一五～九七）、針灸教育制度の整備に尽力し門人を多数輩出した芹沢勝助（一九一五～九八）らがいる。

戦前から終戦後まもなくに刊行され、針灸業界の発展に寄与した針灸関係の雑誌のうち、代表的なものを列挙しよう。

『日本針灸雑誌』（一九〇二〜四四、通巻全四八二号）は大日本針灸医学会が発行し、明治針灸学校（校長・山崎良斎）とも関わりを持っていた。

『東洋針灸雑誌』（一九一七創刊）は関西針灸学院（校長・山本新梧）が発行した。

『医道』（一九二九〜三九、通巻全一一六号）は皇漢医道会（代表・木村博昭、主幹・原田稔甫）が発行した。浅田宗伯学統に連なる木村や原田らが編集・執筆の中心となった。第一巻一号の発起者並賛成者には針灸師として久米嵓、笹川智興、沢田健の名前が見える。

『帝国針灸医報』（一九三三〜四一）は小林北洲が主幹となり帝国針灸医報社が発行した。当時の営業取締規則に定められた検定試験の情報を掲載していたほか、全国の秘伝と称する名灸を図解して掲載した。のち『針灸報国』（一九四一）、『針灸之世界』（一九四一〜四四）となり刊行された。

『実験針灸医学誌』（一九三四創刊）は日本経穴治方学会（会長・駒井一雄）が発行した。その後『東邦医学』（一九三六〜四四）と改題され東邦医学社が発行、竹山晋一郎が編集にあたってからは経絡治療を大きく取りあげた。

『漢方と漢薬』（一九三四〜四四、通巻全一二五号）は日本漢方医学会が発行した。気賀林一編集の漢方と針灸の総合雑誌。その後を受け『東亜医学』（一九三九〜四一、通巻全二六号）を東亜医学協会が発行した。同協会は、終戦後は『漢方の臨床』（一九五四〜現在も続刊中）を発行している。

『医道の日本』は、日本高等針灸学院（校長・柳谷素霊）の同窓会誌「蓬松」（一九三七創刊）を受け継ぎ、戸部宗七郎によって創刊された（一九三八〜現在も続刊中）。

『望真小誌』（一九三八〜三四、通巻全二八号）は望真会（会長・代田文誌）が発行した。

『針灸医学』（一九四五創刊）は大東亜針灸医学会（会長・石川日出鶴丸）が発行した。同会は石川を中心に針灸の科学化を目指して設立された。

『針灸月報（針灸治療）』（一九四六〜五〇、通巻全三八号）はよもぎ書院（編集発行人・気賀林一）が発行した。一九四九年に『針灸治療』と改題。執筆者は代田文誌、柳谷素霊、岡部素道、米山博久、間中喜雄など幅広い。

『日本針灸医術』（一九四六〜四八、通巻全八号）は日本針灸医術発行所（発行編集人・竹山晋一郎）が発行した。竹山晋一郎が戦後に編集発行した雑誌で、東京の針灸家が中心に執筆した。

このような雑誌を通して研究啓蒙が精力的に行われ、戦後の針灸界の基盤が培われた。

戦後になると針灸に関わる法制がさらに整備されたが、その契機となったのが終戦直後のいわゆるGHQ旋風（マッカーサー旋風）である。昭和二十年（一九四五）太平洋戦争終結ののち、連合国軍の対日占領機関であるGHQ（連合国軍最高司令官総司令部）は日本の種々の制度改革を試み、それは医療制度にも及んだ。昭和二十二年（一九四七）九月、その一つとして針灸按摩などを禁止する要望が厚生省法務局の職員および医療制度審議会の委員らに提出された。その理由としては、教育制度が整備されていない、治療効果の科学的根拠が示されていない、などが挙げられた。これに対し業界は種々の反対運動を展開。同年十月には厚生省がGHQに対して答申を行うとともに、針灸が日本に深く浸透していることを伝えた。これらが奏効してGHQの要望は譲歩され、同年十二月には現在の身分法の前身である「あん摩、はり、きゅう、柔道整復等営業法」(法律第二一七号)が制定された。本法によって営業免許から資格免許となり、免許は公に認定された学校または養成施設を卒業した上、さらに都道府県知事の行う試験に合格しなければ得られなくなった。このような背景もあり、昭和二十五年前後には相次いで針灸専門学校が設立された。昭和三十九年(一九六四)に法改正が行われ、「あん摩マッサージ指圧師、はり師、きゅう師、柔道整復師に関する法律」(法律第一二〇号)となり、ほぼ現行法の形式となった。昭和四十五年(一九七〇)に柔道整復師法が制定されると、その附則によって法律の題名が「あん摩マッサージ指圧師、はり師、きゅう師等に関する法律」に改められた。

昭和四十六年(一九七一)に訪中したニューヨーク・タイムズ誌の記者による針麻酔報道が、翌四十七年(一九七二)の米・ニクソン大統領の訪中とあいまって世界中に知られ、針が大きく注目を集めた。これを契機として針麻酔の機序について世界的に研究が進められ、針刺激の作用機序が明らかになっていった。また、同じく昭和四十七年に日中共同声明によって中国との国交が回復、以降、現代中国で体系化された針灸理論が日本の針灸界に紹介されるようになった。

日本針灸界の現状

一九七〇年代に世界に紹介された針灸はその後、基礎的・臨床的研究が重ねられ、八〇年代になると一定の研究成果が示されるようになった。この頃、国際東洋医学会（ISOM、一九七五設立）や世界針灸学会連合会（WFAS、一九八七設立）といった針灸関連の国際学会も組織された。一九八九年にはジュネーブの世界保健機関（WHO）本部にて針用語標準化国際会議が開かれ、針用語の表記法などを合議して決めた。この時決められたものに、基本的用語の英語表記、十二正経・奇経八脈の英語表記、正穴数（三六一）・奇穴数（四八）およびそれらの表記法、針具・古代九針の英語表記などがある。九〇年代になると、WHO西太平洋事務局（WHO／WPRO）の『針灸臨床研究ガイドライン（Guidelines for Clinical Research on Acupuncture）』（一九九五）、WHOの『針治療の基礎教育と安全性に関するガイドライン（Guidelines on Basic Training and Safety in Acupuncture）』（一九九九）などのガイドラインが提示された。一九九七年の米国衛生研究所（NIH）による針に関する合意形成声明、二〇〇〇年の英国医師会（BMA）による針に関する報告書などにより一定の疾患への針治療の有効性が支持された。

経絡経穴の国際標準化について、日本では一九六五年に経絡経穴の国際的統一を目的に日本経絡経穴委員会が設立され、第一回国際針灸世界学会において経絡経穴名の表記の統一を提案した。一九七三年には経穴部位の標準化を目的に（第一次）日本経穴委員会が組織され経穴の表記や部位の検討を重ね、一九八九年に『標準経穴学』を発刊、翌年には発展的解散をした。二〇〇三年からはＷＨＯ／ＷＰＲＯによる経穴部位国際標準化プロジェクトが開始され、日本では（第二次）経穴委員会が組織された。日中韓の三国を中心に議論を重ね、二〇〇六年の経穴部位標準化公式会議において三六一穴の部位を合意し、その合意事項が二〇〇八年に公式英語版として出版され、翌二〇〇九年には公式日本語版『ＷＨＯ／ＷＰＲＯ標準経穴部位』として刊行された。これを受けて、針灸学校で使用される教科書も全面的に改訂され『新版経絡経穴概論』（二〇〇九刊）となった。

国際標準化の流れは経穴部位に止まらず、近年各方面で急速に押し進められている。二〇〇七年には東洋医学用語の標準化として四〇〇〇語以上の用語について表記と定義を収録した『ＷＨＯ／ＷＰＲＯ東洋医学国際標準用語集（WHO International Standard Terminologies on Traditional Medicine in the Western Pacific Region）』が刊行された。

また現在では、ＷＨＯが二〇一五年に改訂する国際疾病分類（ＩＣＤ）の第十一版（ICD-11）に伝統医学を導入すべく作業が進められている。あるいは、伝統医学の国際標準化を推進するための組織であるISO / TC249（国際標準化機構中医薬標準化技術委員会）では、生薬・エキス製剤・針灸・医療機器・教育等を含む伝統医学の医療情報の五つの作業部会で、規格の国際標準化について論議されている。

日本国内においては、戦前戦後を通じ針灸および関連する学術団体が組織され、研究普及活動が精力的に行われている。代表的な団体について略述しよう。

一般社団法人日本医史学会は、明治二十五年（一八九二）に富士川游らが先人の偉業を顕彰して医道の昂揚を図るために設立した私立奨進医会を前身とし、昭和二年（一九二七）に日本医史学会として発会された。昭和九年（一九三四）に日本医学会に加盟、その第一分科会である。医史学を研究しその普及をはかることを目的とする。西洋・東洋に関わらず医学の歴史に関する研究が発表される。年一回の学術大会では針灸史の演題も活発に発表されている。会員は約八〇〇名。

一般社団法人日本東洋医学会は、昭和二十五年（一九五〇）に設立。東洋医学に関する事業を行い、その進歩普及を図り、学術文化の発展並びに人類・社会の福祉に寄与することを目的とする。東洋医学界最大の学会。平成元年（一九八九）には専門医制度（日本東洋医学会認定漢方専門医）が発足。平成三年（一九九一）には日本医学会の加盟学会となった。研究発表は湯液の臨床に関わるものが多く、そのほか生薬・針灸・医史の研究も発表され対象分野は幅広い。会員は約九〇〇〇名。正会員の多くは医師（約七五〇〇名）で、針灸師は約四〇〇名。

公益社団法人全日本針灸学会は、日本針灸医学会（一九四八年に日本針灸学会として創設、一九七五年に改名）と日本針灸治療学会（一九五一年に創設）が改組され昭和五十五年（一九八〇）に社団法人全日本針灸学会となり、平成二十五年（二〇一三）に公益社団法人となった。針灸系の学術団体としては最も大きく、様々な立場や学派の針灸師が会員となっている。研究発表は針灸臨床に関するものが中心で、それらは西洋医学的観点からなされるものが多い。会員は約五〇〇〇名。

日本伝統針灸学会は、昭和四十八年（一九七三）に経絡治療に関わる団体が中心となり日本経絡学会として設立された。平成十三年（二〇〇一）に現在の学会名に改称。中国医学思想を基礎として日本で培われてきた伝統針灸医学の学術の構築と普及を目的とする。いわゆる東洋医学的視点に立脚した針灸師が多く所属し、古典を重視した研究発表が中心である。会員は約四〇〇〇名。

このほか、種々の学会や学派が団体を作り研究・講習活動を行っている。

現代の日本で針灸あるいは按摩・マッサージ・指圧を業として行うためには、法律で認められた学校または養成施設で三年以上学んだのちに国家試験を受験し、合格して厚生労働大臣から免許を受けなければならならない。すなわち国家資格が必要となる。この資格には「はり師」「きゅう師」「あん摩マッサージ指圧師」の三種がある。

学校・養成施設は「はり師きゅう師課程」（はき課程）を持つものと「あん摩マッサージ指圧師はり師きゅう師課程」（あはき課程）を持つものに大別される。一九九八年に福岡地裁で「柔道整復師養成施設不指定処分取消請求事件判決」がなされて以降、はき課程を持つ専門学校が相次いで新設された。現在、はき課程を持つ専門学校が九四校、あはき課程を持つ専門学校が二〇校ある（重複あり。厚生労働省発表、二〇一四年一月）。教育機関には四年制大学もあり、はき課程を持つ大学が一一校、あはき課程を持つ大学が一校ある（文部科学省発表、二〇一三年五月）。ちなみに、針灸専門学校の教員には、医師、特別支援学校の理療科の教員免許状を有する者、厚生労働大臣の指定したあん摩マッサージ指圧はりきゅう教員養成機関を卒業した者などが当たっている。

平成二十五年（二〇一三）度に行われた第二二回の国家試験の受験者数（括弧内の数字は合格者数、合格率）は、あん摩マッサージ指圧師が一七四七人（一四六六人、八三・九%）、はり師が五〇三六人（三八九二人、七七・三%）、きゅう師が四九九八人（三九四六人、七九・〇%）であった。

近年の針灸学校急増により、教育・教員の質の低下や、大量に生み出される針灸師の質の低下を懸念する声も上がっている。

平成二十四年末現在での就業者数・施術所数は次の通りである（厚生労働省発表、括弧内の数字は平成十四年末との比較）。就業あん摩マッサージ指圧師は一〇万九三〇九人（一一二%）、就業はり師は一〇万八八一人（一三六%）、就業きゅう師は九万九一一八人（一三七%）であった。また、「あん摩、マッサージ及び指圧を行う施術所」は一万九八八〇カ所（九六%）、「はり及びきゅうを行う施術所」は二万三一四五カ所（一六五%）、「あん摩、マッサージ及び指圧、はり並びにきゅうを行う施術所」は三万七一八五カ所（一一四%）であった。

針灸治療を行うに当たり健康保険が適用となる場合がある。しかしそれは、神経痛・リウマチ・腰痛症・五十肩・頸腕症候群・頸椎捻挫後遺症の六疾患について、医師の同意書がある場合に限られる。医療施設で針灸治療を行う所は増加してきているようだが、混合診療禁止の規則などが障害となり、十分に行われているとは言えないのが現状である。一方で医科大学病院の約四割で針灸治療を行っているという報告もある。医療機関において針灸治療がどのように活用されていくのか、今後の展開が期待される。

現代の針灸臨床は大きく分けて次の様式があるとされる。すなわち、西洋医学的な考え方をもって行う治療、東洋医学的な考え方をもって行う治療、現代中医学の影響を強く受けた治療、これらを折衷して行う治療、である。さらに近年では針灸治療の専門分化が進み、いわゆるスポーツ針灸、レディース針灸、美容針灸など専門領域を扱う治療も行われるようになってきている。

針灸治療は、針と灸という単純素朴な用具を用いて、患家の肌に直接触れながら行う治療法である。灸法は一般家庭でも容易に行うことができる治療法であり、健康増進・疾病予防に役立つとともに、家族間のコミュニケーションをはかることができるという点でも意義がある。一方、針法および灸法の専門家である針灸師は、現行法制下では診療現場で使える診察機器も限られており、自らに備わった知識と技量をもって治病に当たるよりほかない。針や灸を施す時は、術者と患家のみが相対している。この点で、物質文化が進んだ現代においても針灸臨床は古代のそれと大差なく行われていると言えよう。現代医学の恩恵を受けながらも、針灸の学術を歴史に学び、加えて術者個人の技量を高め修養を積んでいくことが、針灸治療の伝統の継承を可能にするのであろう。

あとがき

小曽戸が『漢方の歴史』を出版してから一五年。漢方とは漢（中国）の方技（医術）のことであるから当然針灸も含まれる。それで小曽戸は針灸学校の教員養成科のテキストに『漢方の歴史』を用い、ほかの先生も針灸学校のテキストに採用してくださった。その先生方と購読者にはまず厚く御礼申し上げたい。その間『針灸の歴史』も書いてほしいという声を多くの方からいただいた。なるほど、針灸の歴史についてはこれまでコンパクトな通史というものがない。しいてあげても、それぞれの著者には専門分野があり、中国三千年、日本一五〇〇年の歴史に通じた著述は見当たらないし、それを書くにふさわしい研究者も数少ない。むろん小曽戸もそうであり、長らく躊躇していた。

さて、お陰様で『漢方の歴史』が七刷を重ねるにあたり、大修館書店にそろそろ増補改訂したいと申し出たところ、快諾して下さった。同時に『針灸の歴史』も書いてはどうかとのご提案もいただいた。小曽戸はとくに中国近代、日本近世の針灸史についての知識が足らないことを自覚している。わが研究室の長野仁氏、大浦宏勝氏ほか、その分野で小曽戸を越える専門家は何人もいる。そこで当初は各章それぞれ専門の研究者に分担執筆していただくことも考えた。まずリーダー的存在である宮川浩也氏に相談したところ、約一〇名もの著者の原稿をやりくりするよりも、若手天野を起用するほうがスムーズだろうという助言を得たので、小曽戸も同意し、それに従うことにした。以上が本書執筆に至る経緯である。

第一章と第三章から第十一章までは小曽戸が主体的に執筆した。従来、雑誌等に連載したものから流用したものが過半であるが、このたび書き下ろした部分も少なくない。第二章と第十二章・十三章は天野が担当した。このうち第十二章については、先に挙げた長野・大浦両氏の研究に拠るところが大きいことを付言しておく。ただし、それぞれ情報を共有し、手を入れ合ったところも多くある。前述のごとく漢方には針灸も含まれるから、当然前著『漢方の歴史』と重複する内容はある。しかしながら同じ表現は極力避けるよう配慮した。

小曽戸、天野はこれまで多くの先達の学恩を受けてきた。立場が異なるので、ここに特定の人名をあげて謝辞を述べることは控えるが、出版にあたっては大修館書店の向井みちよ編集員にはたいへんお世話になった。また校正刷の校閲をお願いし、誤謬をご指摘いただいた荒川緑氏にはとくに御礼申し上げる。さらに、誤謬、不備の点については、読者の忌憚ないご意見を賜りたくお願いするものである。

平成二十六年十一月二十五日　　著者記す

針灸関連年表

〈中国〉

- 甲骨文字
- 金文
- 馬王堆医帛・張家山竹簡
- 『史記』扁鵲倉公列伝編纂される
- 『黄帝内経』『神農本草経』の原書成立
- 『難経』成る
- 三世紀初　張仲景『傷寒論』『金匱要略』の原書を著す
- 三世紀後半　『脈経』『甲乙経』成る
- 六一〇　『諸病源候論』著される

前一五〇〇	殷
前一一〇〇頃	西周
前七七〇	東周　春秋時代
前四〇三	東周　戦国時代
前二五六	
前二二一	秦
前二〇二	前漢
九	新
二五	後漢
二二〇	三国時代
二六五	西晋
三一七	東晋（五胡十六国）
四二〇	南北朝時代
五八九	隋
六一八	

〈日本〉

	縄文
前三〇〇頃	弥生
二七〇頃	大和
	飛鳥

- 五六二？　明堂図の伝来

・六五〇年代　孫思邈『千金方』を著す
・七五二　王燾『外台秘要方』を著す
・九九二　『太平聖恵方』編纂される
・一〇二七　『銅人腧穴針灸図経』出版される／『難経集註』成る
・一二二〇　王執中『針灸資生経』出版される
・一三四一　滑寿『十四経発揮』成る
・一五二九　高武『針灸聚英』成る
・一五八六・八八　馬蒔『黄帝内経註証発微』出版される
・一六〇一　『針灸大成』出版される
・一六二四　張介賓『類経』著される
・一八二二　針灸廃止令発令される
・一九三四～三五　承淡安来日する
・一九五〇頃　中医学整理される

	唐
九〇七	五代十国
九六〇	北宋（遼）
一一二七	南宋（金）
一二七九	元
一三六八	明
一六四四	清
一九一二	中華民国
一九四九	中華人民共和国

七一〇	奈良
七九四	平安
一一九二	鎌倉
一三三六	室町
一五七三	安土桃山
一六〇三	江戸
一八六八	明治
一九一二	大正
一九二六	昭和
一九八九	平成

・九八四　丹波康頼『医心方』成る
・十六世紀中頃　曲直瀬道三『針灸集要』成る
・この頃、御薗意斎活躍する
・一六九二　杉山和一関東総検校となる
・一八一七　三輪東朔『刺絡聞見録』出版される
・一九一八　「改正孔穴」発表される
・一九四七　ＧＨＱ旋風起こる
・一九七二頃　針麻酔ブーム起こる
・一九九三　あはき師第一回国家試験実施される

難経本義抄　136,206
難経文字攷　210
難経或問　207
【に】
日用灸法　184,214,241
日本針灸医術　262
日本針灸雑誌　261
【は】
馬玄台（馬蒔）　145,146,148,149,152,153
原志免太郎　161,257
原南陽　194,231,245
針聞書　224
氾景詢　114,238
范子盈　114,238
【ひ】
匹地喜庵　186,225
秘穴授調　185
人見必大　242
標準経穴学　265
標幽賦　131,144
広岡蘇仙　208
【ふ】
福島弘道　259
福田道折　186,225
福田方　181
藤井秀二　257
勿聴子俗解八十一難経　154,200,205
古林正禎　207
聞人耆年　129
【へ】
扁鵲心書　239
扁鵲真流針書　183
扁鵲倉公伝彙攷　248
砭寿軒圭庵　222
【ほ】
望真小誌　262
抱朴子　72,99,101
堀元厚　190～192,228,229
堀元昌　192,229
本郷正豊　29,189,190
本草綱目　240
本朝食鑑　242
【ま】
松沢浄室　226
松元四郎平　162,257
間中喜雄　163,164,260,262
曲直瀬玄朔　135,184,206,214,228,241
曲直瀬玄由（寿徳院玄由）136,199,206,207
万安方　126,180
万病回春　240
【み】
御薗意斎　40,183,188,190,219,220
脈訣　93,168
脈訣正義　149
脈書　49,60～65
三宅意安　243
三輪東朔　195,217,218
【む】
無分一伝書　219
村上宗占　191,230
【め】
明医雑著　240
名家灸選　195,245,246
明堂孔穴　90,91,166,231
明堂流注　90,108,166
【も】
森嶋玄勝　198
森立之　81,188,196,201,203,250
森共之　188,220
【や】
やしなひ草　247
康富記　182
柳谷素霊　163,258,262
病草紙（病草子）　247
山瀬琢一　221,225
山田業広　136,204
薬真途医語　217
山脇東門　216,231
【ゆ】
有林（有隣）　181
兪穴捷径　231,244
兪穴弁解　230
【よ】
楊継洲　143,145,159
楊玄操　85,112,121,124,171
養生訓　242
楊上善　79,82,83,121,147,152,169,171,172,175,202,203,205
吉田意休　224
吉田元卓　199
吉田弘道　256,257,260
吉益東洞　215,217,245
芳村恂益　242
米山博久　260,262
【ら】
蘭室秘蔵　239
【り】
李東垣　132,145,150,153,212
李東郭　197
劉温舒　124
劉瑾　138
林億　75～77,80,94,169,204
【る】
類経図翼　149,152,184,188,228
類経附翼　149,152
【れ】
霊枢講義　81,202
霊枢識　201
【ろ】
呂広　84,85,92,124
【わ】
和気伯雄　233
和田東郭　24,25,245
和田養安　186,191

針道秘訣集　40,187,220,221
新版経絡経穴概論　265
診病奇侅　249
針法口訣指南　186,191
針法弁惑　192
【す】
隧輸通攷　191,228
菅沼周桂　192,215,216
杉本忠温　194,209
杉山真伝流　222,223
杉山流三部書（療治之大概、選針三要集、医学節要集）　185,222,223,254
杉山和一　161,185,221～223,257
【せ】
聖済総録　133,180,209
赤烏神針経　91,93,168
薛己　133,150,232
薛氏医案　133,232
全九集　213,241
【そ】
巣元方　106,237
荘綽　127
臓腑経絡詳解　187,230
蔵府和名攷　250
続添要穴集　104,179,241
素難評　199,200
素問記聞　201
素問研　200
素問考　201
素問攷注　81,201,203
素問参楊　203
素問識　201,203
素問次注集疏　204
素問釈義　204
素問紹識　81,201,203
素問劄記　203
素問評　200
孫思邈　54,106～108,110,127,238
孫真人玉函方　108,127,180
【た】
内経探賾　199
内経知新論　197
内経病機撮要　197,199
内経病機撮要弁証　198
太素経攷異　202
大同類聚方　85,169
大明琢周針法　186,225
大明琢周針法一軸　186,225
大明琢周針法鈔　186,225
高津敬節　188,189
多紀元堅　81,201,203,204,209,248,249
多紀元孝　193,231
多紀元胤　209,248,249
多紀元悳　193,231
多紀元簡　36,193,194,201,203,204,209,229,231,248,249
竹田景淳　192,231
竹中通庵　185,197,198
竹山晋一郎　258,259,261,262
田中智新　191
谷野一栢　205
谷村玄仙　233
端座流易極病穴之抜書　184,226
丹波康頼　80,172,174
丹波頼基　80
【ち】
竹閣経験備急薬方　130
竹杏伯　188,189
注解傷寒論　135
中国針灸治療学　162
趙栄寿　199
張介賓　23,30,145,149～153,188,222,228
張仲景　47,52,76,84,98,102,132,237
陳会　138
【て】
帝国針灸医報　261
寺尾隆純　229
伝屍病廿五方　181
【と】
東亜医学　261
導引図　56,58
道器　205
銅人腧穴針灸図経　85,121～123,141,158,181,183,228,232
銅人針灸経　120,239
道伴（中野市右衛門）148,206
竇默　130,140
東洋医学概論　38
東洋針灸雑誌　261
頓医抄　126,180,181
【な】
内外傷弁惑論　239
内藤希哲　244
中神琴渓　217,218
永富独嘯庵　216,244
名古屋玄医　185,206,207,242
那須資信　197
夏井透玄　187,230
難経韻語図解　209
難経雲庵抄　205
難経開委　85,86,169
難経滑義補正　209
難経口問口伝鈔　208
難経古義　208
難経集註　85,122,124,135,208,209
難経釈義　192,208
難経抄　206
難経正義　149
難経疏　128,180
難経疏証　209
難経註疏　207
難経鉄鑑　208
難経蓬庵抄　205
難経本義諺解　136,207,230
難経本義首書　206

玉函方　101,102
玉匱針経　84,91,92,171,172,178
玉砕臓図　216
金匱要略　28,94,95,196,210
今新流針法伝書　219,224
金徳拝　226
錦囊針灸秘録　194
金蘭循経　132,133,141
【く】
久志本常光　183
衢昌栢　191,228
虞搏　220,240
桑名将監　225
【け】
景岳全書　23,30,153
経穴彙解　194,231
経穴饕要　194,231
経穴密語集　189,230
啓迪庵日用灸法　214
啓迪集　36,212
経脈図説　187,230
経絡捷径　185,233
経絡発明　191,208,234
穴名捜捷　202,232
穴名備考　192,231
【こ】
広益針灸抜粋　186
皇漢医学叢書　162,201,203,209,216
広恵済急方　193
黄帝蝦蟇経　93,115,178
黄帝針経　76,91,93,108,168,171
黄帝素問　89～91,170
黄帝内経素問諺解　199,230
黄帝内経素問要語意翼　198
黄帝内経素問要語集註　198
黄帝内経霊枢弁鈔　197
黄帝内経霊枢要語意翼　198
黄帝内経霊枢要語集註　198
黄帝秘伝経脈発揮　184,228
黄帝明堂灸経　115,120,131,214,225,232,239
高武　140～142
皇甫謐　84,95～98,152,237
合類針灸抜粋　186
五雲子腹診法　249
古今医鑑　240
古今養性録　198
小阪元祐　194,197,231
小島宝素　80,204,250
五十二病方　56,58,59,66,236
骨度正誤図説　191,230
後藤艮山　243,244
後藤椿庵　184,244
惟宗時俊　104,179,241
惟宗具俊　179,241
困学穴法　196
【さ】
坂井豊作　196
笹川智興　257,261
座右抄　115,178
沢田健　258,261
参考挨穴編　202,229
【し】
刺灸心法要訣　157
此事難知　239
実験針灸医学誌　261
渋江抽斎　81,202,204,250
十四経眸子　233
十四経絡腧穴弁解　229
十四経絡発揮鈔　233
十四経絡発揮和解　229,233
寿世保元　240
城一格　258
傷寒論　26,27,37,47,72,76,77,84,94,95,119,135,196,210,237,244
蕉窓雑話　25,245
承淡安　162～164
小児必用養育草　243,247
葉秉敬　150
徐鳳　140
刺絡聞見録　195,217
刺絡編　192,216
代田文誌　162～164,258,262
針灸阿是要穴　189,230,241
針灸医学　262
針灸月報　262
針灸合類　184
針灸五蘊抄　191,226
針灸極秘伝　193
針灸指掌　196
針灸指南　141,183,188
針灸集要　140,142,183,213,232,241
針灸聚英発揮　141
針灸初心鈔　188,189,230
針灸枢要　185
針灸説約　194
針灸遡洄集　188,189
針灸則　192,216
針灸知要一言　195
針灸重宝記　29,186,189
針灸手引草　193
針灸日用綱目　190
針灸抜粋　186,189,221
針灸抜粋大成　189,230
針灸備要　196,231
針灸要歌集　187
針灸要法　187,241
針灸和解大全　188
甄権　54,110～112,121
新集備急灸経　114,238
新修本草　169,170,180
針術秘要　196
針治新書　256
針道発秘　195

主要書名・人名索引

(ゴシック体は書名、明朝体は人名。なお、本文中の見出しに立つものは省略した)

【あ】

藍川玄慎　202,229,232
挨穴集説　229,231
挨穴捷径　229,231
挨穴寸法　229
挨穴明弁　192,229
饗庭東庵　184,197,198,228
青山道醇　196
明石埜亮　185,254
赤羽幸兵衛　163,260
浅井周伯　188,190,197,199
浅井図南　192,248
浅井南皐　195,245
味岡三伯　190,197,229
葦原検校　195

【い】

医学詳解　190
医学至要抄　189,229
医学正伝　220,240
医学天正記　214,241
医学入門　144,240
医家千字文註　179
医家要語集　214,241
医経小学　144,220
伊沢蘭軒　203,204,250
石川元混　195
石川日出鶴丸　257,260,262
石坂宗哲　158,194,195,248,252
医賸　36
医心方提要　250
出雲広貞　85,169
医籍考　249
医宗金鑑　157
医談抄　179,241
意仲玄奥　183,188,220
一本堂薬選　244
医道　261
医道日用綱目　190
医道の日本　262
伊藤鹿里　195,217
稲葉通達　200,204
井上恵理　258,259
茨木二介　224
入江頼明　221,224
岩田利斎　187,241
陰虚本病　183,220
引書　60

【う】

宇佐美灊水　200

【え】

衛生針灸玄機秘要　143
偃側図　90,93,168
煙蘿子針灸法　182

【お】

王好古　153,239
王執中　128,228,239
王叔和　84,93,95,98
王燾　111,113,238
王冰　74〜76,146,148,149,169,204
大久保適斎　256
岡田静安　209
岡田明祐　259
岡部素道　164,258,259,262
岡本一抱　125,136,143,186〜189,197,199,207,229,230,233,241
岡本玄冶　195
小川朔庵　190,197,229
小川晴通　259
荻野元凱　192,193,216,217
荻生徂徠　199,200
奥村三策　256
小瀬甫庵　134,232
小野寺直助　257
小原峒山　229

【か】

艾灸通説　184,244
貝原益軒　242,243
香川修庵　244
垣本針源　193,216
梶原性全　126,180
粕谷仲意　226
香月牛山　125,243,247
葛洪　99,101,237
加藤万卿　208
門真嘉寛　199
仮名全九集　241
巻懐灸鏡　243
関節炎論　251
漢方と漢薬　261
漢方の臨床　68,261
管蠡草灸診抄　183
管蠡備急方　183

【き】

菊池玄蔵　191,192,208,234
奇経八脈考　230
熙載録　193,216
逵瑞郁　233
喜多村直寛　203,204
騎竹馬灸法　130
吉日抄　105,115,178
岐伯　22,71,93,98
灸穴図解　195
灸所抜書之秘伝　184
灸焫塩土伝　243
灸焫要覧　190,229
灸草考　190
灸法口訣指南　186,230,241
灸法要穴（経穴機要）104,188,190,237
龔廷賢　240

［著者略歴］

小曽戸 洋（こそと　ひろし）

1950年、山口県下関市生まれ。北里大学東洋医学総合研究所医史学研究部部長、日本医史学会理事長。

主な編著書に『中国医学古典と日本』（塙書房）、『日本漢方典籍辞典』『新版 漢方の歴史』（以上、大修館書店）、『馬王堆訳注叢書・五十二病方』（東方書店）など。

天野　陽介（あまの　ようすけ）

1972年、静岡県静岡市生まれ。東海医療学園専門学校卒業。2012年より、日本大学大学院文学研究科中国学専攻博士後期課程在籍。東亜医学協会幹事長、日本東洋医学会辞書編纂委員会委員長・編集委員会委員、日本医史学会編集委員、日本伝統鍼灸学会理事。

〈あじあブックス〉

針灸の歴史——悠久の東洋医術

NDC490/xviii, 277p/19cm

初版第1刷——2015年1月30日

著者——小曽戸 洋・天野陽介

発行者——鈴木一行

発行所——株式会社大修館書店

〒113-8541 東京都文京区湯島2-1-1

電話 03-3868-2651（販売部）03-3868-2290（編集部）

振替 00190-7-40504

［出版情報］ http://www.taishukan.co.jp

装丁者——本永惠子

印刷所——壮光舎印刷

製本所——ブロケード

ISBN978-4-469-23317-9　　Printed in Japan